AF340740

DES
ANOMALIES
ARTÉRIELLES,

CONSIDÉRÉES DANS LEURS RAPPORTS

AVEC

LA PATHOLOGIE ET LES OPÉRATIONS CHIRURGICALES,

PAR

J. M. DUBRUEIL,

Professeur d'anatomie à la Faculté de médecine de Montpellier,
officier de la Légion-d'Honneur, membre correspondant de l'Académie royale de médecine,
et de plusieurs Sociétés savantes nationales et étrangères.

OUVRAGE ACCOMPAGNÉ

d'un Atlas in-4° de 17 planches coloriées.

Is certé errandi periculum creat, qui in iis partibus quæ minus
oculis expositæ sunt, omnia quasi perpetua describit : utilior autem
est is qui, aut sæpé aut interdum, quæ variare possint, ostendit.
MORGAGNI, lib. I, *De morbis capitis*, epist. XLV.

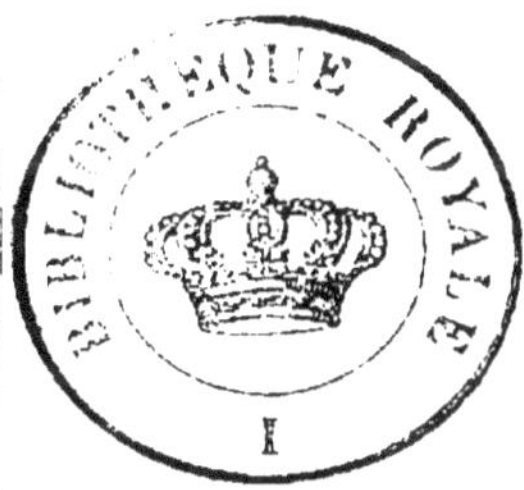

A PARIS,

CHEZ J.-B. BAILLIÈRE,

LIBRAIRE DE L'ACADÉMIE ROYALE DE MÉDECINE,
17, rue de l'École-de-Médecine.

A LONDRES, CHEZ H. BAILLIÈRE, 219, REGENT-STREET.

1847.

1846

INTRODUCTION.

De tous les systèmes de l'organisme, le système artériel est un de ceux dont la texture bien connue, les altérations exactement décrites et appréciées, ont préparé une ère nouvelle à la chirurgie : communications anastomotiques étendues, mises hors de doute par les injections, données presque certaines quant aux rapports des artères avec les parties voisines, et de là simplicité et sécurité dans l'emploi des moyens hémostatiques, tout ne semble-t-il pas ici réuni pour assurer à la médecine opératoire des résultats rigoureusement conformes aux prévisions de la théorie? Il est loin cependant d'en être ainsi, et les archives de la science nous apprennent que telle opération pratiquée sur une grosse artère, dans des circonstances où la nature du mal et l'habileté du chirurgien promettaient le succès, a eu une issue fatale, qu'on doit souvent attribuer à des anomalies artérielles. Que de résultats malheureux, laissés volontairement dans l'ombre, viendraient grossir la masse de ceux qui, loyalement publiés, préservent du danger en le signalant! Cette conviction m'a inspiré la pensée de recueillir la plupart des faits d'anomalies artérielles (1) dont j'ai été témoin, quelques uns de ceux colligés par d'autres, et de chercher à les féconder tous par l'application pratique, sans laquelle ils sont stériles ou de pure curiosité.

Ordinairement indivise jusqu'au lieu de sa bifurcation, la carotide primitive offre ainsi une condition favorable quand il faut intercepter le cours du sang dans ce vaisseau ; mais qu'une branche d'un certain calibre émerge de l'artère au-dessus et au voisinage de la ligature, il n'y a plus à compter sur la formation d'un caillot salutaire, ni à espérer, en semblable occurrence, en la méthode de Brasdor, qui consiste à placer la ligature entre la tumeur anévrismale et les vaisseaux capillaires, méthode toute de nécessité, réservée pour des cas extrêmes où la maladie est trop rapprochée du centre circulatoire.

L'indication de lier l'artère sous-clavière à son passage entre les scalènes, est l'unique moyen d'arracher le malade à une mort certaine : l'opérateur se dirige d'après les règles de l'art ; mais, arrivé entre les deux muscles, ses recherches sont vaines, il ne peut trouver

---

(1) Je désigne par l'expression d'*anomalie*, appliquée au système artériel, tout ce qui s'écartant de la disposition ordinaire, devient ainsi insolite ; mais pour éviter de fastidieuses répétitions, je me servirai aussi du mot *variété*, quoiqu'il indique une déviation existant avec une sorte d'innocuité, alors qu'il peut en être autrement de l'anomalie. Celle-ci et la variété désignent donc deux degrés d'un état dévié du type normal. Récemment emprunté par la zoologie à l'anatomie, le mot anomalie, dit M. Is. Geoffroy-Saint-Hilaire dans son excellent *Traité de tératologie*, diffère peu de celui d'irrégularité et ne doit jamais être pris dans un sens déduit littéralement de sa composition étymologique.

le vaisseau, qui est situé au-devant du scalène antérieur. On sait aussi que quelquefois, déviée de sa position naturelle, la veine sous-clavière est placée dans
l'intervalle des scalènes, antérieurement à l'artère
qu'elle dérobe à la vue.

La brachiale est ouverte dans une phlébotomie
malheureuse ; le vaisseau est mis à nu et lié ; néanmoins l'hémorrhagie persiste : c'est que l'artère est
double, et que celle étreinte par le fil n'est pas celle
qui a été lésée. Ignorer cette dualité de la brachiale,
c'est faire une opération au moins inutile.

Parlerai-je d'une ligature assez fréquemment pratiquée, celle de la crurale, suivant la méthode de
Hunter, ou mieux de D. Anel, et dans la région de la
cuisse indiquée par Scarpa? Le fil embrasse l'artère
plus ou moins près, au-dessus de la profonde ; une
hémorrhagie foudroyante et souvent mortelle vient
tardivement apprendre qu'une simple variété relative
à l'origine de la profonde a mis en défaut des calculs
reposant sur une disposition réputée ordinaire, tandis
qu'elle est inconstante.

On exerce la compression sur le pubis, afin de se
rendre maître du sang pendant une amputation de
cuisse, et néanmoins il sort à grands flots : c'est qu'ici
la crurale est rudimentaire, et que le vaisseau qui
fournit la poplitée sort par l'échancrure sciatique. A
ces faits je pourrais en annexer plusieurs autres, ten-
dant à prouver que la connaissance des artères à l'état
normal ne suffit pas pour le médecin opérateur. Il
importe que le souvenir des anomalies déjà observées
le tienne en garde contre celles qu'il peut rencontrer
dans ces graves circonstances où la vie, s'écoulant avec

le sang, n'admettant point de temporisation, impose la nécessité de penser vite et d'agir de même. Ce qui glorifie la puissance de notre art, n'est-ce point la prévision ? Ne pas prévoir, c'est presque ignorer ; et l'on a dit avec raison : se confier au hasard, c'est devenir son complice.

L'étude des anomalies artérielles n'inspirerait-elle d'intérêt qu'au chirurgien? Peu importe, dit Georges Cuvier (1), qu'une branche naisse plus tôt ou plus tard d'un même tronc; que deux branches se détachent séparément de ce tronc, ou soient la bifurcation d'un autre tronc sorti du premier, que trois, quatre, cinq branches ou même plus, soient produites successivement par une même artère, ou qu'elles naissent les unes des autres, pourvu qu'elles parviennent aux parties auxquelles elles sont destinées, et que leur disposition n'influe pas sur le mouvement du sang, soit pour accélérer sa marche plus qu'à l'ordinaire, soit pour la retarder. Malgré ces paroles de l'Aristote français, n'oublions pas que les progrès récents de l'organogénésie rendent parfois raison d'une manière assez satisfaisante, par exemple, de l'ectopie ou de l'inversion des gros vaisseaux qui partent du cœur ou y aboutissent. Avouons-le, les révélations d'une anatomie dite transcendante ont porté quelques hommes haut placés dans la science, à considérer le système artériel comme formateur, régulateur des autres, en le douant d'une puissance créatrice ; on a même cru, par ses déviations, arriver à la théorie de quelques

(1) *Leçons d'anatomie comparée*, description des vaisseaux des mammifères (25e).

monstruosités, où il ne faut voir en réalité qu'une coïncidence et non un rapport de causalité. Mais mon but est d'étudier les variétés artérielles d'une manière seulement pratique. Signaler leur longue série, l'absence ou la multiplicité des vaisseaux, leur déviation d'origine, trajet, connexion, anastomoses, ce n'est qu'envisager une des faces du sujet. Ce qui devient surtout utile avant de pratiquer une opération sur une artère volumineuse, c'est d'avoir présentes à l'esprit les aberrations dont elle peut être le siége. Il faut, répète-t-on, que le corps humain soit, pour l'œil du chirurgien, transparent comme le cristal le plus pur : banale et insignifiante phraséologie, plus propre à nous dissimuler la difficulté qu'à nous mettre en garde contre elle.

Pour les artères des membres, et sauf les cas d'obésité extrême des individus, une investigation attentive à l'aide du toucher nous éclaire. Pour reconnaître la régularité ou la disposition contraire des principaux troncs, il est un précepte que nous ne saurions trop recommander à la méditation des praticiens : quand on découvre une artère pour l'entourer d'un fil, on doit aller droit et hardiment vers elle, ne pas multiplier les petites incisions successives, et se garder de déchirer, contondre avec les doigts ou même un instrument le tissu cellulaire environnant l'artère, détruire ainsi les *vasa vasorum*, et la priver de ses moyens de nutrition. Le vaisseau une fois découvert dans une certaine étendue, condition de rigueur, on s'assure si une artère de quelque importance naît près du lieu où l'on placera la ligature. Que toute collatérale tant soit peu volumineuse soit aussi-

tôt liée , sans que la crainte de sacrifier quelques artères arrête l'opérateur. Ne sait-on pas que dans la
plupart de ces circonstances on a moins à redouter la
gangrène que le retour de l'hémorrhagie ou la continuation du passage du sang dans les tumeurs anévrismales?

S'agit-il des plaies artérielles, avec division incomplète des parois du vaisseau? qu'il soit mis à nu, si la
solution de continuité ne permet pas de le saisir et de
le lier aisément. Mais ici qu'on se rappelle le sage
conseil donné par G. J. Guthrie (1), qui recommande de
porter le fil sur les deux bouts de l'artère ; précaution
sans laquelle l'hémorrhagie peut se reproduire, même
par le bout inférieur. Inutile de faire remarquer que
la situation profonde du vaisseau , son ramollisse-
ment, contre-indiquent alors la méthode du chirurgien anglais.

Jetons un coup d'œil historique sur les principaux
auteurs qui mentionnent d'une manière spéciale les
anomalies artérielles. L'ouvrage de A. Haller (2) est un
véritable chef-d'œuvre de description en ce qui concerne le système artériel et ses aberrations ; tout porte
ici ce cachet de perfection qui distingue les œuvres de
cet homme illustre. On regrette cependant que les
planches aient été copiées sur de jeunes enfants et
non sur des adultes.

La savante Allemagne a payé son tribut à la question qui nous occupe. On consultera avec avantage

(1) *On the diseases and injuries of arteries*, London, 1830, in-8.
(2) *Icones anatomicæ quibus præcipuæ aliquæ partes corporis humani delineatæ proponuntur et arteriarum potissimum historia*, etc.
Goettingue, 1753-1759 VIII fas. in-fol. fig.

Sœmmerring (1). Qui ne connaît le bel ouvrage de F. Tiedemann (2) ? A côté de la disposition régulière des vaisseaux, on distingue, sur des planches exécutées avec soin, les anomalies dont ils offrent l'exemple. Les artères sont ici trop isolées, et sous ce point elles laissent à désirer; il serait utile de voir figurer à côté d'elles leurs veines satellites, car on sait que l'anatomie est toute dans les rapports.

Je ne passerai pas sous silence le *Manuel d'anatomie générale, descriptive et pathologique*, le *Traité d'anatomie comparée* et quelques mémoires, tous dus à l'immense savoir de J.-F. Meckel.

Le professeur F.-G. Theile vient de publier un bon *Traité d'angéiologie* dans lequel il s'est occupé avec détail des anomalies artérielles (3).

En Italie, A. Scarpa (4) a borné ses importantes recherches à une partie du système artériel, dont il a indiqué les déviations. Ce travail, où brille l'admirable talent du professeur de Pavie, paraît avoir été spécialement entrepris pour rassurer les praticiens, en leur montrant les riches communications vasculaires destinées à remplacer un tronc artériel après son oblitération, assertion mieux prouvée encore de nos jours par une longue expérience chirurgicale.

(1) *De corporis humani fabricâ* (Trajecti ad moenum) 1800, t. V, in-8.

(2) *Tabulæ arteriarum corporis humani fabricâ.* Carlsruh , 1822, in-4 et atlas grand in-fol. de 38 planches doubles.

(3) *Encyclopédie anatomique*, traduit par A.-J -L. Jourdan, t. III. Paris, 1843, in-8.

(4) *Réflexions et observations anatomico-chirurgicales sur l'anévrisme*, traduit par J. Delech. Paris, 1809, in-8 et atlas in-folio de 10 planches.

Notre France ne pouvait être dépassée à l'occasion des anomalies artérielles, et dans des ouvrages classiques d'anatomie graphique, on trouve annexées, à la description normale des artères, leurs aberrations, comme on le voit dans Cruveilhier (1) et Bourgery (2), etc. Les progrès de l'anatomie chirurgicale ont surtout enrichi l'histoire des variétés artérielles, de déductions pratiques d'une grande valeur. Les livres de MM. Blandin (3), Malgaigne (4), Pétrequin (5), et surtout le Traité du professeur Velpeau (6), en sont la preuve.

M. Is. Geoffroy-Saint-Hilaire a réuni, dans son ouvrage de tératologie (7) plusieurs observations curieuses sur les embranchements anormaux des artères.

J'ai mis à profit quelques monographies et mémoires particuliers, entre autres les recherches de E. A. Lauth sur les anomalies dans la distribution des artères de l'homme (8).

J'ai aussi eu recours à un travail intéressant du

(1) *Traité d'anatomie descriptive*, 2ᵉ édition. Paris, 1843, t II, III, in-8. — *Anatomie pathologique du corps humain.* Paris, 1830-1842, livraisons III, X, XXVII et XL, in-fol. fig.

(2) *Traité d'anatomie de l'homme.* Paris, 1835, t. IV, in-fol. fig.

(3) *Traité d'anatomie topographique.* Paris, 1834, in-8 et atlas.

(4) *Traité d'anatomie chirurgicale et de chirurgie expérimentale.* Paris, 1838. 2 vol. in-8.

(5) *Traité d'anatomie médico-chirurgicale et topographique.* Paris, 1843, in-8.

(6) *Traité complet d'anatomie chirurgicale, générale et topographique du corps humain,* 3ᵉ édition. Paris, 1836, 2 vol. in-8 et atlas.

(7) *Histoire générale et particulière des anomalies de l'organisation.* Paris, 1832-1836, 3 vol. in-8 et atlas.

(8) *Mémoires de la Société d'histoire naturelle de Strasbourg.* Strasbourg, 1833, t. I, 2ᵉ livraison.

docteur P. Robert (1). Enfin, un ancien aide-anatomiste
de la faculté de Paris, le docteur Rendu, a rassemblé
plusieurs cas pour servir à l'histoire des anomalies
artérielles (2).

Parmi quelques productions afférentes à notre
sujet, et qui honorent nos voisins d'outre-mer, je me
hâte de signaler le seul ouvrage vraiment classique
que la science possède sur les anomalies du système
artériel. Il est dû à Richard Quain, professeur d'anatomie au collége de l'université de Londres (3). Les
artères sont produites sous trois états : sans leurs veines satellites, en connexité avec les plus grosses veines et les nerfs, enfin dans leurs anomalies.

L'auteur s'est attaché à faire ressortir la plupart
des cas d'application pratique. Ce qui frappe dans
l'œuvre de l'anatomiste anglais et au milieu des variétés artérielles qu'il a groupées, c'est que l'esprit découvre une sorte de transition conduisant de l'une à
l'autre; car la nature, dans ces énormités les plus
extraordinaires en apparence, suit une marche pro-
gressive, sans jamais procéder d'une manière brusque.

Il m'eût été facile d'étendre cet aperçu historique
en rappelant d'autres travaux que je citerai à l'occasion des emprunts que j'ai été conduit à leur faire.

Dans mes observations sur les aberrations du sys-

(1) De l'influence des variétés anatomiques, sur les opérations
chirurgicales. *Journal des progrès des sciences et institutions médi-*
cales, Paris, 1828, t. VII, p. 182; t. VIII, p. 188

(2) *Gazette médicale de Paris*, 1842, t. X, n° 9.

(3) *The anatomy of the arteries of the human body, with its ap-*
plications to the pathology and operative surgery, *with practical*
commentaries. London, 1840-1844, in-8, avec atlas de 87 planches
grand in-fol.

tème artériel, j'ai procédé de manière à établir quelques formules générales, et je ne l'ai fait qu'avec une
extrême réserve. Les résultats auxquels je suis parvenu n'ont pas toujours été concluants. J'ai dû considérer les artères dans leurs rapports avec les veines
satellites, qui le plus souvent ne partagent point les
variétés des premières. M'en rapportant à ce que j'ai
vu et noté, je dirai avec Meckel (1) que les variétés se
manifestent plus fréquentes dans les artères que dans
les veines ; je ne parle que des satellites.

J'ai rencontré des anomalies en plus grand nombre
du côté gauche que du côté opposé ; mais je dois ajouter que je n'ai pas, dans toutes les circonstances, été
à même d'observer les deux côtés. On se bornait à me
présenter celui qui s'écartait de l'état normal, et l'autre était souvent inaperçu ou négligé.

Les variétés atteignent surtout le système artériel
là où ses divisions sont naturellement les plus multipliées.

Elles sont plus communes aux membres supérieurs
qu'aux inférieurs.

Ce qui est hors de doute, c'est qu'une anomalie artérielle existe rarement isolée : j'ai observé des sujets
dont le système artériel n'était qu'une longue suite de
variétés. Quant aux modes d'anomalies, celui qui intéresse leur origine est plus ordinaire ; les autres en
sont la conséquence, quoique pouvant d'ailleurs avoir
lieu, la naissance des vaisseaux restant normale.

Sous l'inspiration de la pensée que les anomalies

(1) Parallèle entre les artères et les veines, sous le rapport des
variétés de leur distribution. *Journal complémentaire des sciences
médicales*, t. III.

artérielles observées dans l'espèce humaine correspondent à une disposition normale des animaux,
quand on étudie ceux-ci dans la série, j'avais d'abord
conçu le projet, ainsi que l'a exécuté Tiedemann pour
quelques artères, d'étendre ces recherches à toutes les
artères d'un certain calibre; déjà même j'avais amassé
quelques matériaux; mais j'ai dû bientôt renoncer à
un travail qui m'éloignait du but tout-à-fait pratique
que je me propose.

D'ailleurs, l'anatomie comparative, quant aux connaissances relatives à l'artériologie, est-elle assez
avancée pour permettre de traiter complétement un
tel sujet?

S'il est une science descriptive qui demande la re-
production des objets, c'est l'anatomie, quand surtout
ceux-ci affectent une disposition insolite. Il devient
nécessaire de substituer l'image à la réalité pour être
compris de celui qui n'a pas été à même de la juger :
comme on l'a dit, le dessin est une sorte de mnémo-
nique artificielle, immuable, que ne saurait remplacer
la description la plus claire et la plus précise.

Les figures qui composent notre atlas retracent les
anomalies artérielles les plus intéressantes prises sur
le cadavre et sous nos yeux, par le docteur Cabrol. Le
zèle, le dévouement qu'il a mis à me seconder, l'ont
rendu mon collaborateur. J'ai confié à l'habile crayon
de M. Jacob, si honorablement connu par sa participation au grand ouvrage qu'il publie avec le docteur
Bourgery, le soin de revoir les dessins et de les reproduire par la lithographie. L'exactitude et le fini qui
les distinguent, les rendent dignes de la réputation de
cet estimable artiste.

Je termine cette introduction par un devoir doux à accomplir, puisqu'il est l'expression de ma vive gratitude envers ceux qui me sont venus en aide dans l'ouvrage que je publie. C'est justice de placer en première ligne MM. les docteurs Vergez et Sappey, l'un ancien prosecteur de notre Faculté, l'autre prosecteur de l'amphithéâtre des hôpitaux de Paris, tous deux anatomistes consommés ; ils m'ont été d'un grand secours par leurs dissections et leurs bienveillantes communications. Que ne dois je pas aussi à mon honorable collègue de Strasbourg, le professeur Ehrmann, qui a eu l'obligeance et la patience de copier à la plume les principales anomalies artérielles déposées dans le riche musée de cette école ! Je n'aurais osé réclamer un tel service, dont j'apprécie l'importance. Je n'oublie pas ceux qui ont bien voulu mettre à ma disposition des pièces d'anatomie méritant toute mon attention, quant à la distribution du système artériel, et j'adresse mes remerciements à M. le docteur Alquié, chef des travaux anatomiques, à mes amis les docteurs Patron et Rabassa, à MM. Bouliech, Moutet, aides anatomistes, et à M. le docteur Courty, ancien aide anatomiste à la Faculté de Montpellier.

ANOMALIES ARTÉRIELLES.

CHAPITRE PREMIER.

DE QUELQUES ANOMALIES DES GROS TRONCS VASCULAIRES QUI NAISSENT DU CŒUR OU QUI S'Y RENDENT.

ARTICLE PREMIER.

Ectopie des veines pulmonaires droites, s'insérant dans l'oreillette de ce côté. Large ouverture de la cloison inter-auriculaire. Hypertrophie générale du cœur. Absence de cyanose (1).

(PLANCHE I, FIGURE 2.)

Deux ans se sont écoulés depuis qu'à l'invitation du docteur Broussonnet fils, je me rendis à l'hôpital général pour assister à la nécropsie d'un homme mort dans le service de mon confrère. L'individu dont j'esquisse l'histoire à grands traits avait atteint quarante-trois ans ; d'un tempérament marqué par la prédominance du système lymphatique, il n'a jamais joui d'une bonne santé. Forcé de travailler la terre

(1) Cette observation a été longuement et bien décrite dans le *Journal de médecine pratique de Montpellier*, par M. Lacroix, interne des hôpitaux ; j'emprunte à son travail les détails relatifs au fait en question.

afin de pourvoir à sa subsistance et à celle de sa famille, il a dû souvent, pour cause de maladie, suspendre ses occupations. Enfin, ne pouvant les reprendre, il est admis dans une maison de mendicité, et de là évacué sur le dépôt de police de Montpellier. A son arrivée dans cet établissement, on reconnaît l'existence de deux affections indépendantes, dont chacune est très grave. Un vaste abcès occupe la région iliaque droite; le sujet est en proie à une dyspnée extrême avec douleur vive au côté gauche de la poitrine. Ces accidents sont consécutifs à ceux qui ont éclaté vers l'abdomen. L'ouverture du dépôt donne issue à environ un litre de pus; la percussion du thorax fait entendre un son mat envahissant toute la partie gauche; l'auscultation de la région précordiale permet de distinguer un bruit tumultueux, difficile à analyser, et dans lequel se confondent la diastole et la systole, sans isochronisme avec les battements du pouls; la succussion fait éprouver la sensation d'un liquide épanché. Une circonstance importante, c'est que dans aucun point le système tégumentaire ne présente de coloration. La muqueuse labiale est pâle; les membres inférieurs sont infiltrés. Malgré un traitement rationnel, c'est quatre jours après son entrée à l'hôpital, que le sujet succombe à une péritonite suraiguë.

J'écarterai tout ce qui n'a point de relation avec l'anomalie que je signale, me bornant à dire qu'un épanchement séreux de plus d'un litre distend le péricarde et refoule en arrière le poumon gauche. Le cœur a acquis près du double de son volume ordinaire. La cavité de l'oreillette droite, agrandie, est occupée par des masses fibrineuses compactes. Ce qui a lieu de surprendre, c'est que quatre vaisseaux s'ouvrent dans son intérieur, savoir : en haut, la veine cave supérieure; en bas, l'inférieure; entre elles et à droite, les deux veines pulmonaires de ce côté, ayant leur calibre naturel. Au pourtour de l'insertion des veines pulmonaires, les parois de l'oreillette sont amincies, ce qui contraste avec l'épaisseur augmentée de celle-ci. L'oreillette gauche ne reçoit que les deux veines pulmonaires de son côté. L'épaisseur du ventricule droit a acquis plus de treize millimètres, et l'élargissement de la cavité constitue une hypertrophie excentrique. Bien que réelle, l'hypertrophie du ventricule gauche est moindre proportionnellement. La valvule d'Eustache est plus développée que de coutume; la cloison inter-auriculaire est percée d'une très grande ouverture, régulièrement circulaire, dont le diamètre transversal a trois centimètres et demi, le perpendiculaire un demi-centimètre de moins. Le bord inférieur de l'ouverture se continue avec le repli valvulaire de la veine cave ascendante, alors que le supérieur se confond avec les plicatures de l'oreillette. La communication établie entre les oreillettes augmente encore par une légère pression, au point qu'en peut ainsi affaisser, faire momentanément disparaître ce qui reste de la cloison arrêtée dans son développement, et rien ici n'indique un état pathologique, mais au contraire une disposition congénitale. En bas et en avant de la cloison rudimentaire, on aperçoit une scissure longitudinale, dont les bords coupés en biseau s'appliquent l'un sur l'autre, et sans offrir de connexions avec la grande valvule d'Eustache. Peut-on, dans la forme, la disposition de cette scissure, retrouver le vestige du trou de Botal? supposition très contestable. L'ouverture de la veine coronaire présente une embouchure dépourvue de valvule, et quatre fois plus grande qu'à l'ordinaire ; les valvules cardiaques, aortiques et pulmonaires sont à l'état naturel.

Les malformations que je viens de signaler se résument en ces termes : insertion dans l'oreillette droite des veines pulmonaires droites ; large communication entre les oreillettes ; hypertrophie cardiaque.

A l'ectopie des vaisseaux reportant au cœur le sang du poumon droit, se joint une autre anomalie marquée par la persistance, après la vie fœtale, d'une disposition, s'opposant à la délimitation des deux côtés du cœur et les plaçant dans une dépendance immédiate. La simple exposition du fait n'inspire-t-elle pas le désir de rechercher comment, avec une modification aussi profonde de l'appareil circulatoire, la vie s'est prolongée quarante-trois ans et l'eût été au-delà sans l'intervention d'une maladie étrangère ? Des voies insolites ouvertes dans une grande étendue favorisaient le mélange du sang qui, d'une manière absolue, n'était ni artériel, ni veineux, mais participait de la nature des deux. Versé dans l'oreillette droite par les veines caves, le liquide s'y combinait avec celui des veines pulmonaires droites : ainsi le sang veineux n'était plus, suivant l'expression d'un illustre physiologiste moderne, une puissance chimique ayant perdu son action : confondu avec un sang oxigéné, il se revivifiait en partie. Plus abondante qu'elle n'a coutume de l'être dans l'oreillette droite, l'ondée sanguine trouvait un moyen de dérivation dans cette grande ouverture envahissant la cloison inter-auriculaire. Le reflux d'une petite portion de liquide devait aussi s'opérer par l'immense embouchure de la veine coronaire privée de valvule. En tenant compte de l'hypertrophie générale du cœur, on n'est pas moins surpris de l'augmentation de capacité de la veine coronaire hors de toute proportion avec celles de ses artères satellites. Quant à l'oreillette droite, avec l'amplitude exagérée de sa cavité coïncidait l'épaisseur de ses parois, si l'on en excepte toutefois le point d'insertion des veines pulmonaires, où la minceur était sensible, surtout comparativement au reste de l'oreillette. Le ventricule droit pouvait servir de type comme hypertrophie excentrique, mode d'altération qui s'explique ici par la quantité, comme par la qualité stimulante du sang qui y abordait et les efforts nécessaires pour le pousser dans l'artère pulmonaire. C'est à un bien moindre degré que l'oreillette et le ventricule gauches partageaient l'hypertrophie des cavités opposées.

On le voit, l'artère pulmonaire projetait aux organes respiratoires un sang déjà oxidé, alors que l'aorte lançait dans tout le système artériel un sang qui, loin d'être pur, se combinait avec du sang veineux. N'est-on pas d'abord étonné de l'absence d'un phénomène morbide qui, d'après quelques auteurs, paraît comme la conséquence inévitable des vices de conformation, permettant au sang noir et rouge de se mélanger? Je veux parler de la cyanose, ou coloration bleue, qui n'a que la valeur d'un symptôme. Pour tout esprit dégagé d'idée théorique préconçue, l'essence de la cyanopathie n'est pas dans le mélange des deux espèces de sang, et, sans rejeter tout-à-fait cette cause, il faut avouer qu'on l'a trop généralisée. Combien de fois n'ai-je pas vu et démontré des communications anormales, surtout à travers la cloison des oreillettes, entraînant, et sans apparence de suffusion bleue des téguments, la mixtion la plus intime des deux sangs! Dans les vices de conformation si nombreux et si variés, dont le cœur semble destiné à nous donner l'exemple, qu'il soit, comme on l'a vu, à une seule oreillette et à un ventricule unique ; triloculaire, ou à deux oreillettes et un ventricule pendant la courte et frêle existence des sujets, la cyanodermie a souvent manqué. Un individu, âgé de vingt-quatre ans, observé par le docteur Wirch, et qui n'avait qu'un ventricule et deux oreillettes, se trouvait dans cette catégorie. Inutile de dire que sa vie ne fut qu'un état continuel de maladie et de souffrance. La cyanose se manifeste quand la masse du liquide sanguin à oxigéner n'est plus en rapport avec les besoins de l'économie, quand l'oxidation n'est pas suffisante, ou qu'elle est retardée. C'est surtout dans la coarctation, l'angustie de l'artère pulmonaire qu'elle apparaît et devient alors un symptôme significatif. Il est encore d'autres causes que je n'ai point à examiner, comme la communication de l'aorte et de l'artère pulmonaire, la stase du sang dans les capillaires veineux, peut-être aussi un état spécial, pathologique de ce fluide.

Il y a longtemps que l'on a cru trouver quelque rapport entre la circulation pulmonaire de l'adulte et la circulation placentale du fœtus : pour le premier c'est le sang, modifié par les actes nutritifs, qui vient s'artérialiser au poumon ; comme pour le fœtus, c'est celui qui a servi aux mêmes usages qui se rend au placenta. M. Lacroix fait aussi observer que chez le sujet qui nous occupe, la circulation s'accomplissait à l'instar de celle du fœtus parvenu au dernier terme de son développement, analogie peut-être plus ingénieuse qu'exacte. Assimiler ici au point de vue physiologique le poumon droit au placenta, les veines pulmonaires à la veine ombilicale, c'est d'abord admettre comme réel ce qui n'est que supposé. Si on ne peut douter que dans les poumons s'effectue la conversion du sang veineux en artériel, est-on aussi avancé dans l'appréciation du placenta considéré comme organe d'hématose, bien qu'on ne puisse nier qu'une sorte d'élaboration s'opère dans le placenta, et que par sa couleur le sang de la veine ombilicale diffère de celui parvenu au placenta par les artères utérines?

Je ne me perdrai pas en conjectures dans la recherche des causes qui ont pu déterminer l'ectopie des veines pulmonaires. Les globules sanguins ou leur courant, qui sont, dit Burdach, du sang dans l'espace et qui précèdent les parois vasculaires, ont-ils été déviés dans leur trajet et anormalement déjetés à droite? En organogénie, sans jamais perdre de vue la puissance plastique, formatrice, il faut encore se rappeler que, dans certaines abnormités congénitales du cœur et des gros vaisseaux, il importe aussi de tenir compte de l'influence toute mécanique de ses propres contractions et même du tiraillement que lui font éprouver les vaisseaux qui y aboutissent; c'est ainsi que l'artère pulmonaire se forme par le prolongement du canal artériel, ou mieux par son impulsion; et si elle paraît quand on ne peut distinguer de trace des poumons, dont le développement est tardif, c'est qu'elle est un instrument indispensable de la circulation embryonnaire, à une époque où il n'y a aucune connexité entre l'artère et les veines pulmonaires. Celles-ci, comme le dit le docteur Gendrin, dans son mémoire relatif aux vices de conformation du cœur, s'ouvrent, dès l'origine de l'être, dans la veine cave supérieure, et chose digne de remarque, c'est que les veines pulmonaires ne s'insèrent dans l'oreillette que lorsque commence à paraître la cloison destinée à la diviser, la rendant biloculaire de simple qu'elle était d'abord. J'ai vu deux autres cas semblables d'inversion, quant à l'ouverture des veines pulmonaires droites et toujours avec coïncidence de l'imperfection ou arrêt de développement de la cloison inter-auriculaire, ou avec persistance du trou de Botal et absence de sa valvule. Dans l'observation précédente, la cloison est restée rudimentaire, telle qu'elle est du troisième au quatrième mois de la vie intra-utérine. Ouverture de la cloison, ectopie des veines pulmonaires, voilà deux vices de conformation pouvant coexister en quelque sorte dans la subordination de cause à effet; et si le dernier n'entraîne pas toujours le premier, et l'histoire des vices de conformation est là pour le démontrer, l'anomalie qui a pour caractère le changement du lieu, quant à l'ouverture des veines pulmonaires, se rencontre presque toujours avec l'arrêt de développement de la cloison des oreil-lettes (1).

(1) Alors que parut l'observation précédente, elle souleva une polémique entre le rédacteur et un de ses condisciples, aujourd'hui

ARTICLE II.

Oblitération presque complète de l'artère pulmonaire ; ectopie de l'aorte naissant du ventricule droit ; communication des deux ventricules, inversion du tronc brachio-céphalique.

(PLANCHE I, FIGURE 1.)

Parmi les objets qui composent la riche collection de notre Faculté, pour ce qui concerne les altérations du cœur, des gros vaisseaux ainsi que leurs anomalies,

interne dans un hôpital, polémique qui avait pour objet, non seulement l'interprétation et les inductions du fait, mais la matérialité même. Dans l'esprit de M. Mattei, ici les anomalies sont la suite d'un véritable état pathologique : ainsi la vaste ouverture inter-auriculaire n'est que le rétablissement de ce qui existait durant la vie intra-utérine ; l'ectopie des veines pulmonaires droites lui semble la conséquence de l'extrème distension de l'oreillette : elles s'ouvrent ordinairement dans la gauche au voisinage de la cloison. Si, par une circonstance morbide, la partie de la cloison postérieure au trou de Botal vient à être détruite, ces veines tendront à verser le sang dans l'oreillette droite. La brièveté, jointe au tiraillement qui s'opère durant les mouvements respiratoires du poumon correspondant et le redressement pendant le passage de l'ondée sanguine, auront facilité ce déversement. Bien qu'il reconnaisse que l'anomalie n'ait eu lieu que d'une manière successive, je ne saurais admettre cette explication mécanico-pathologique. J'ai plusieurs fois examiné la pièce d'étude dont il s'agit, je l'ai même sous les yeux en ce moment, et je ne puis retrouver dans les vices de conformation que des dispositions congénitales et nullement acquises. Sans trop accorder en tératologie aux arrêts de développement pour reconnaitre, pendant la vie fœtale, l'influence des causes morbides, c'est à l'intervention de la première cause qu'il faut recourir dans la plupart des cas d'ouvertures cardiaques, auriculaires ou ventriculaires de quelque étendue. Les caractères anatomiques propres à distinguer les unes des autres sont faciles à saisir pour celui qui a été à même d'étudier le mode de développement du cœur, ainsi que les altérations diverses dont il peut être atteint.

il est une pièce d'étude d'un haut intérêt et dont voici l'histoire (1).

Une petite fille âgée de neuf ans, née de parents jeunes, bien constitués, est transportée d'un village du département de la Charente dans l'hôpital de Bordeaux. La peau de l'enfant est partout cyanosée au plus haut degré ; les ongles et les lèvres sont d'un bleu foncé, la conjonctive et la sclérotique offrent une coloration bleuâtre. A l'auscultation, les battements du cœur produisent, derrière le sternum, comme de violents coups de marteau, et le pouls, petit, n'est pas en harmonie, par sa force, avec les pulsations du cœur. La poitrine, bien développée , est sonore à la percussion , et toutefois la respiration s'exécute avec une gêne , une anxiété continuelles. L'enfant éprouve presque toujours un sentiment de froid. La plus légère contrariété provoque des accès de colère, ou plutôt de fureur, qui rendent la suffocation imminente : c'est durant un de ces accès, et peu de jours après l'entrée de la malade à l'hôpital, que la mort eut lieu subitement, comme si une cause mécanique avait arrêté tout à coup la circulation et la respiration.

Les particularités remarquables de la nécropsie sont surtout relatives au centre circulatoire et aux vaisseaux qui en partent. Je n'omettrai pas de faire observer que l'accumulation du sang dans les vais-

(1) Je suis redevable de cette pièce au docteur Rey, professeur à l'École préparatoire de Bordeaux et l'un des élèves distingués de la Faculté de Montpellier. En soumettant ce fait à mon investigation, notre ancien disciple et ami désira qu'il fût profitable à d'autres : aussi ai-je , il y a déjà quelques années , publié cette observation.

seaux de l'encéphale, était assez considérable pour
avoir déterminé une véritable apoplexie par congestion. Il nous a semblé que les poumons ne se trouvaient pas en rapport de volume avec le cœur; il est
vrai que, quand je les ai étudiés, ils macéraient depuis
longtemps dans l'alcool : ils étaient engoués et sans
crépitation.

Le volume du cœur est plus considérable qu'il n'a
coutume de l'être à l'âge du sujet; la forme globuleuse
de l'organe rappelle assez celle du cœur des chélo-
niens, où le ventricule unique représente un large
segment de cercle; le sillon inter-ventriculaire a moins
d'obliquité que dans l'état normal; le poids du cœur
s'élève à 128 grammes. Rien ne mérite de fixer l'attention dans l'examen des oreillettes ; on ne distingue
aucune trace du trou de Botal : seulement il existe une
légère dépression au centre de la cloison inter-auriculaire, dépression plus marquée dans l'oreillette
gauche que dans l'autre. Une sorte de relief, placé
sous l'endocarde, indique le rebord qui circonscrit
une partie de la fosse ovale. Le ventricule droit est
arrondi, non affaissé sur lui-même, et accru dans ses
fibres musculaires, au point d'être le siége d'une hypertrophie excentrique très prononcée. L'épaisseur
des parois de la base est de 9 millimètres (1). Le ventricule offre partout, dans l'exagération des colonnes
charnues qui occupent son intérieur, l'aspect et les
caractères propres au ventricule gauche. L'orifice
auriculo-ventriculaire droit ne s'éloigne pas de la

(1) La mensuration de la même région ventriculaire du cœur,
chez l'adulte, donne pour moyenne 6 millimètres.

disposition naturelle et donne insertion à une valvulve tricuspide bien conformée. Les artères *aorte et pulmo-naire naissent de la région antérieure et supérieure du ventricule droit*. La première, par une singulière aberration, tire son origine de la partie gauche du ventricule droit, de cette cavité infundibuliforme d'où provient ordinairement l'artère pulmonaire. L'aorte volumineuse, loin d'être recouverte par l'artère pulmonaire, la recouvre de manière même à la refouler tout-à-fait à gauche et à la comprimer. L'aorte se porte directement en arrière, et, après 4 centimètres de trajet, se contourne à gauche pour descendre le long du rachis. L'orifice aortique est garni de trois valvules sigmoïdes. Les troncs artériels qui partent de la convexité de la crosse aortique sont disposés de telle manière que l'artère brachio-céphalique se trouve placée à gauche, la carotide primitive et la sous-clavière droites naissant isolément. L'artère pulmonaire tire son origine du ventricule droit : elle s'est entièrement déviée à gauche, au point qu'elle paraît, au premier aspect, naître en partie du côté de la cloison inter-ventriculaire. L'oblitération de l'artère vers son embouchure au ventricule est presque complète (1). Le diamètre du vaisseau est réduit à 2 millimètres : son pourtour vers le lieu rétréci est occupé par des concrétions calcaires, non lamelleuses et de forme irrégulière. Les valvules sigmoïdes, placées au-dessus du rétrécissement du tronc pulmonaire, sont groupées, tassées les unes sur les autres. A leur niveau on voit

(1) L'oblitération de l'artère pulmonaire à son insertion au ventricule droit a dû me conduire à examiner avec attention les artères bronchiques, dont le calibre n'était pas augmenté.

l'ouverture de l'artère pulmonaire, reprenant son calibre, qui cependant ici n'excède pas celui de la crurale. Les membranes interne et moyenne du tronc pulmonaire sont ramollies et colorées en rouge lie vin. Le sang est coagulé dans l'intérieur du vaisseau, qui offre les traces manifestes d'une artérite. Le tronc de la pulmonaire est divisé, en haut et à la partie postérieure, en deux branches comme à l'ordinaire. Il y a absence de tout vestige du ligament artériel. L'on ne saurait considérer comme indiquant le lieu où il devait exister, pendant la vie intra-utérine, une dilatation circonscrite placée sur le trajet de l'artère pulmonaire. Le ventricule gauche a perdu en développement, quant aux fibres charnues, ce que présente d'insolite celui du côté opposé ; toutefois sa cavité est plus ample que la droite. L'orifice auriculo-ventriculaire gauche paraît à l'état normal, ainsi que la valvule mitrale. Les colonnes charnues sont peu prononcées. On cherche en vain des vestiges de l'orifice aortique. Une ouverture ovalaire, à grand diamètre vertical, occupe la partie supérieure de la base de la cloison qui sépare les ventricules : cette ouverture, assez vaste pour admettre l'extrémité du doigt annulaire, établit une facile communication entre les deux cavités ventriculaires ; sa circonférence lisse indique une disposition congéniale et écarte toute idée de perforation accidentelle ou pathologique.

Je ne me bornerai pas à la simple exposition des vices de conformation que je viens de faire connaître ; il faut, comme l'a dit notre savant collègue le professeur Breschet, rattacher la connaissance des monstruosités à la physiologie ou aux lois générales de la vie. Si l'on ne procède ainsi, cette étude, n'étant plus que descriptive, perd le seul charme qu'elle inspire au médecin, comme la seule utilité dont elle puisse être dans la science.

Après des recherches assez nombreuses, je suis arrivé à constater des faits plus ou moins analogues à celui que je viens de retracer ; cependant je n'en ai découvert qu'un à peu près identique. Il est dû à Abernethy : il s'agit d'un enfant qui succomba peu de jours après sa naissance. L'orifice aortique était dans le ventricule droit à côté de celui de l'artère pulmonaire ; le ventricule ne donnait naissance à aucun vaisseau. Une petite ouverture de communication dans la cloison interventriculaire, transmettait dans le ventricule droit le sang des cavités gauches du cœur.

Analysant les détails de notre observation, je dirai les pensées qu'elle me suggère, dans la solution des questions suivantes :

1° Quelle influence physiologique les anomalies énoncées ont-elles exercée sur la circulation du sang, pendant et après la vie intra-utérine ?

2° Quelle a été la cause de la mort, et la vie pouvait-elle se prolonger longtemps encore ?

3° Les déviations et les vices de conformation que nous venons de signaler sont-ils des arrêts de formation ou des arrêts de développement ? et dans le premier cas, par exemple, sont-ils susceptibles d'explication ?

Pour répondre à la première question, j'insisterai sur une circonstance anatomique qui me paraît importante, savoir, l'absence très probable du canal artériel. J'ai vainement cherché quelques rudiments du ligament qui lui succède, alors qu'il a cessé d'être perméable au sang. Eh bien, le simple raisonnement fait comprendre comment l'existence s'est soutenue sans le secours de ce canal, si indispensable dans les conditions ordinaires de la vie embryonnaire ou fœtale. Moyen de dérivation, son usage est de détourner le sang des poumons, qui n'agissent pas encore comme agents respiratoires, et de le porter dans l'aorte. La malformation des parties suppléé ici en quelque sorte à l'office du conduit pulmo-aortique. Les résultats de l'autopsie cadavérique ne démontrent-ils pas la perforation de la cloison interventriculaire, l'aorte naissant du même ventricule que l'artère pulmonaire, et recevant une quantité de sang beaucoup plus considérable qu'elle, comme on en peut juger par l'inégale capacité du diamètre respectif de ces deux vaisseaux. Peut-on rattacher à cette double cause l'impossibilité de trouver quelques vestiges du trou inter-auriculaire?

Arrivé dans l'oreillette droite, le sang est transmis dans le ventricule du même côté, qui, à l'aide d'un mouvement de systole, le projette en même temps, mais en proportion si différente, et dans l'aorte et dans l'artère pulmonaire. Ramené dans l'oreillette gauche par les veines pulmonaires, le sang est transmis par celle-ci dans le côté droit du cœur, au moyen des ouvertures inter-auriculaire et ventriculaire, si tant est pour la première que le trou de Botal se soit maintenu ouvert, ce qui est pour moi, je le répète encore, l'objet d'un doute. Une partie du sang pénétrait après la systole auriculaire dans le ventricule gauche, mais pour refluer incessamment à gauche, puisque le ventricule était imperforé là où devait exister l'embouchure aortique.

Voilà donc une circulation fœtale accomplie, pour les résultats du moins, comme à l'état normal; mais quelle différence en ce qui concerne la disposition des instruments qui concourent à l'exécution de la fonction? Ainsi, d'une part, au lieu du canal artériel, on voit les artères aorte et pulmonaire recevoir le sang du ventricule; d'autre part, la communication des cavités droite et gauche du cœur est ici représentée par la perforation de la cloison des ventricules.

A l'époque de la naissance, des changements surviennent et établissent le mode définitif d'organisation du cœur, changements devenus nécessaires pour coordonner la circulation du sang, avec une nouvelle fonction qui entre en exercice, et dont le but immédiat est de former du sang rouge. Par une opposition remarquable, l'enfant n'a ici prolongé sa vie languissante, durant huit années, que parce que le cœur est resté après la naissance ce qu'il était auparavant.

La systole des oreillettes s'exécutant simultanément, tandis que la droite recevait le sang veineux de tout le corps, à la gauche se rendait une petite quantité de sang artérialisé; il y avait donc dans le ventricule droit mélange des deux espèces de sang; mais pour la quantité, avec prédominance marquée du noir. La circulation n'était pas complète dans l'acception rigoureuse du mot, puisqu'une fraction seule du sang était portée aux poumons, pour y subir l'oxydation.

Si, de nos jours, les inductions à déduire de l'étude

embryonnaire conduisent à penser que nos organes, dans leurs successives évolutions, répètent d'une manière fugitive les formes permanentes chez les animaux placés plus bas dans l'échelle, à la circulation de quels êtres devrons-nous assimiler celle de l'enfant qui est le sujet de ce travail? La famille des reptiles se présente naturellement : chez elle, il n'y a qu'une partie du sang qui respire à chaque circuit. J'établis la comparaison pour le résultat fonctionnel; quant à l'analogie des moyens ou du rapport des instruments circulatoires, elle se trouverait assez bien exprimée par le rapprochement du cœur humain en question, avec le cœur d'une espèce d'ophidiens, la *couleuvre à colliers* (1).

Dans l'observation que je rapporte, c'est instantanément, c'est dans un accès de fureur que la vie a cessé. L'énorme quantité de sang remplissant l'appareil vasculaire cérébral m'a fait considérer la mort comme suite de l'*apoplexie*, et, dans ce cas, ce mot n'est pas, à mon sens, synonyme d'hémorrhagie cérébrale (2). Je l'emploie comme indiquant la congestion,

(1) Voir l'*Anatomie analytique de la circulation du sang*, par le docteur Martin Saint-Ange. — Quoique dans la classe des serpents il n'y ait ordinairement que deux oreillettes et un ventricule, l'étude du cœur de la couleuvre à colliers fait voir distinctement deux cavités ventriculaires communiquant entre elles.

(2) L'observation de quelques apoplexies promptement mortelles, l'examen des cadavres, m'ayant présenté la distension des sinus et de tous les vaisseaux encéphaliques, par une quantité surabondante de sang, en même temps que l'absence d'autres lésions quelconques, n'autorisaient-ils pas à admettre une *apoplexie par congestion* sans déchirure vasculaire? Celle-ci ne serait-elle pas cette apoplexie dite *nerveuse* par les anciens, et assez vaguement exprimée par quelques

la stagnation du sang dans les vaisseaux encéphaliques. C'est l'*ictus apoplecticus*, le coup de sang qui, par une sorte de sidération de l'innervation cérébrale, a tué cette malheureuse enfant, dont l'existence était menacée à chaque moment. On n'a point oublié que le ventricule droit était hypertrophié. Une telle disposition devenait une conséquence inévitable du surcroît d'action de ce ventricule à la fois pulmo-aortique, c'est-à-dire servant à la circulation pulmonaire et à la grande. Trouvera-t-on une liaison entre l'apoplexie et l'hypertrophie du ventricule?

Ainsi la mort du cerveau a déterminé la mort générale, qui l'eût été par l'altération profonde de la circulation. L'enfant devait bientôt succomber, si l'on songe au rétrécissement du tronc artériel pulmonaire. On conçoit à peine comment l'existence pouvait se soutenir avec l'exiguïté du filet de sang porté aux poumons. La persistance de la vie, avec une telle perturbation dans la formation du sang artériel, était l'effet d'une sorte d'assuétude de l'organisme. Des caractères non équivoques d'*artérite* se remarquaient dans la partie du tronc pulmonaire en rapport avec le ventricule. Des incrustations calcaires y témoignaient d'une ancienne et profonde lésion de nutrition. Sans faire intervenir l'influence d'une cause toute mécanique pour rendre raison de l'artérite et du rétrécissement qui en est la suite, je ferai toutefois remarquer que les rapports de position de l'aorte et de l'artère pulmonaire expliquent le mode de compression que le

modernes, sous la dénomination d'apoplexie sans cause matérielle appréciable?

premier de ces vaisseaux devait nécessairement exercer sur l'autre.

Pour revenir sur la disposition de l'artère pulmonaire, je rappellerai qu'ils ne laissent pas d'être multipliés, les exemples d'oblitération de l'artère pulmonaire à son insertion au ventricule droit. Ainsi ce tronc
est le plus souvent imperméable au sang, et jusqu'au canal artériel, quand l'aorte naît à la fois des deux ventricules. Serait-il vrai, comme l'a pensé le docteur Gendrin,
qui a rattaché avec sagacité à quelques chefs principaux, indiquant comme leurs degrés de subordination,
les vices de conformation du cœur, que le canal artériel n'est jamais oblitéré alors que l'artère pulmonaire
l'est? Applicable au plus grand nombre de cas, cette
proposition devient par trop absolue; et, m'étayant
du seul fait que je cite, j'admettrai la possibilité
d'absence du canal artériel, pourvu que la communication inter-auriculaire ou ventriculaire persiste.
Enfin l'imperforation de l'artère ne peut figurer que
d'une manière relative parmi les causes d'inviabilité.
Dans une observation due à Jacobson, cette artère
manquante était suppléée par les artères bronchiques. Faut-il donc, en organogénésie, plaçant l'artère
pulmonaire sous l'immédiate dépendance du conduit
pulmo-aortique, admettre que son développement s'o-
père par l'impulsion qu'il lui transmet?

Privé de détails cliniques suffisants, je dois négliger
les rapports de causalité existant entre les vices de
conformation du cœur et les symptômes observés
durant la vie.

Si, dans certaines anomalies du cœur, dont le résultat est la communication immédiate des deux côtés

entre eux, la cyanose manque; si, au contraire, ce signe se rencontre dans d'autres maladies sans mélange des deux espèces de sang, cependant dans le plus grand nombre de cas la cyanose coïncide, comme le dit M. Louis, avec un rétrécissement bien marqué de l'artère pulmonaire. A part cette circonstance, signalée dans le fait que j'ai indiqué, l'ectopie de l'aorte, la perforation interventriculaire, entraînaient aussi la presque nécessité de la cyanose : ici la couleur répandue sur toute l'habitude du corps était noire : c'était plutôt en réalité une teinte mélanique que cyanique. Bien qu'on l'ait prétendu, le mélange du sang noir et du rouge, la quantité du premier étant même beaucoup plus considérable, n'agit pas toujours sur nos parties par une influence sédative, pourvu que ce mélange ne soit pas instantané ou accidentel. Sans l'oblitération de l'artère pulmonaire, la vie pouvait encore se prolonger, la vie que, dans la difficulté d'une définition convenable, un célèbre physiologiste ne craint pas de regarder comme le résultat du contact du sang artériel avec les organes, et particulièrement avec le cerveau.

J'arrive à la partie la plus difficile de cet article, celle où je voudrais essayer l'explication des anomalies, si tant est cependant qu'elles soient toutes de nature à se prêter à des suppositions de quelque vraisemblance. Ces déviations ne pouvant être traduites de la même manière, nous les classerons en diverses catégories, et, pour parler le langage de M. Isidore Geoffroy-Saint-Hilaire, qui a comblé une lacune de la science par la publication d'un Traité complet de tératologie, je dirai : 1° insertion anormale, dissimilaire,

de l'aorte au ventricule droit ; 2° agénésie du canal
artériel ; 3° arrêt de développement de la cloison inter-
ventriculaire.

Ectopie de l'aorte. On chercherait en vain à se le dissimuler, c'est une grande difficulté de dégager son
esprit de ces formes anatomiques parachevées, connues, pour étudier les organes commençant à paraître,
se développant par de successives évolutions. Toutefois ce genre de recherches est indispensable, car, dans
une science comme l'organogénésie, ce qui est ne saurait indiquer toujours ce qui fut à une autre époque.
Au demeurant, ce n'est qu'avec une sage réserve qu'il
convient de rapporter à l'homme les études qu'il nous
est donné de faire sur les animaux. Pour ne parler
que du cœur, que de changements dans sa norme, ses
connexions et même sa position ! Ne l'oublions pas :
le cœur ne se forme pas en place ; il n'est d'abord
qu'un seul vaisseau, puis plusieurs, que renforcent
bientôt des molécules de substance musculaire.

Il faut s'élever ici de ce qui est, en embryogénie, la
disposition normale, pour être conduit à présumer ce
qui peut advenir dans un état opposé, et, sans discuter sur la priorité d'apparition des vaisseaux ou du
cœur, il me semble, comme à beaucoup d'autres, que
l'on distingue la partie périphérique du système vasculaire avant la partie centrale. Ne sait-on pas que les
globules sanguins préexistent au cœur, et que, réunis
en courants, ils se creusent des vaisseaux dans la
masse organisée ? Que d'allées et de venues dans ces
courants que l'on dirait avancer incertains de la voie
qu'ils doivent suivre, attirés, repoussés par des forces
dont l'essence est encore peu connue ! Sans prétendre

expliquer le comment, l'on comprend que, dans les premiers jours de la vie embryonnaire, des perturbations plus ou moins profondes, des causes dynamiques ou d'une autre nature préparent des déviations, des anomalies, des monstruosités enfin. Mais, pour ne nous occuper que de l'embranchement de l'aorte au ventricule droit, je rappellerai que les cavités gauches du cœur se forment avant les autres. Sur trois embryons humains de quatre à cinq semaines, j'ai évidemment constaté l'origine de l'aorte, sans rien trouver du côté du ventricule droit qui indiquât l'artère pulmonaire : celle-ci, dans les premiers temps de la vie embryonnaire, n'existe pas, comme l'a prouvé Meckel dans un excellent Mémoire sur le développement du cœur et des poumons. Ce qui m'a frappé dans mes recherches et observations sur quelques embryons humains peu avancés, c'est qu'alors que la distinction entre les ventricules est assez nettement établie, on voit le droit s'élever au-dessus du gauche, qui est le plus volumineux. Je suis ici réduit à supposer une sorte d'erreur de lieu dans les courants sanguins, ou peut-être précocité dans ceux qui doivent former l'artère pulmonaire, ou retard dans ceux qui constituent l'aorte. Peut-être encore que, contre l'ordre de primogéniture des ventricules, le droit s'est manifesté avant le gauche (1), l'aorte paraissant avant l'artère pul-

---

(1) Si les cavités du cœur n'avaient été ouvertes quand je l'ai reçu, et qu'on n'eût séparé, isolé par la dissection les deux côtés de l'organe, n'aurait-on pas pu s'assurer si le ventricule droit était formé avant le gauche en constatant, au lieu de l'emboîtement de la convexité du ventricule gauche dans la concavité du ventricule droit, une disposition contraire?

monaire. Ne voyant dans cette dernière qu'une division de l'aorte par le prolongement de la cloison inter-
ventriculaire, on pourrait encore chercher à expliquer
l'anomalie, qui deviendrait plus facile à concevoir si
l'aorte naissait simultanément des deux ventricules ;
car le mode de formation du ventricule droit diffère
de celui du gauche, en ce que le premier est formé
par deux branches qui ne se rapprochent jamais entièrement, et qui représentent la lettre V. Ceci dépend,
comme l'a dit Rolando, de la manière dont le ventricule droit s'appuie sur le gauche, et qui est telle que
sa naissance peut être comprise dans les branches de
division de la base ventriculaire. Abandonnons ces
hypothèses pour ce qu'elles valent, et renonçons à
soumettre à des explications un fait qui n'en admet
guère de plausibles, car l'embryogénie ne nous fournit
pas toujours les éléments nécessaires pour formuler
la théorie des malformations.

Canal artériel. Il y a eu, suivant moi, agénésie, arrêt
de développement, ou mieux absence. Cette assertion,
je ne l'établis pas sur ce que l'analyse anatomique ne
m'a permis de découvrir aucune trace de ligament
artériel, mais bien sur ce que, par suite d'une sorte
de solidarité fonctionnelle, certaines parties arrêtées
dans leur développement ont remplacé le canal artériel.

Perforation de la cloison interventriculaire à sa base.
Ici ce ne sont plus des doutes, des suppositions que je
hasarde, c'est un fait avéré que j'énonce. En effet,
c'est toujours de la partie inférieure, pour s'élever
perpendiculairement vis-à-vis l'ouverture de l'aorte,
que se développe la cloison qui sépare les ventricules ;

quand on observe la communication ventriculaire primordiale, c'est à la base de la cloison qu'on trouve ce véritable arrêt de développement.

Considérés isolément, les anomalies et les vices de conformation que je viens de faire connaître doivent à leur liaison, à leur coordination, une gravité moindre sous le rapport physiologique. Cette vérité, toute paradoxale qu'elle paraisse d'abord, a été proclamée par les auteurs qui, en éclairant la tératologie, lui ont fait perdre ce caractère fabuleux qui la défigurait. Supposons que l'ectopie de l'aorte existât seule et sans ouverture interventriculaire, comment le sang des veines pulmonaires serait-il parvenu du ventricule gauche à toutes les parties du corps, alors que l'ouverture aortique était imperforée? Enfin, je le dirai en terminant, la vie n'a pu se soutenir pendant huit ans que parce qu'il y a eu plusieurs anomalies dans les instruments de la circulation. Une seule, et l'enfant pouvait mourir en naissant. Ainsi une anomalie, une déviation, en entraîne une autre, et nous retrouvons une sorte de nécessité de rapport harmonique là où tout, au premier aspect, paraît confusion, désordre.

ARTICLE III.

Anomalies relatives à la crosse de l'aorte.

§ I. Anomalie générale de la crosse de l'aorte (1).

PLANCHE II, FIGURE 1.

Cette anomalie intéresse à la fois la situation, la direction et le mode de division de cette crosse.

(1) La pièce qui représente cette anomalie est injectée depuis

1. *Situation.* — L'aorte, après avoir atteint le côté droit de la trachée-artère, s'engage entre ce conduit et l'œsophage pour se porter transversalement à gauche, et reprendre ensuite son siége normal sur les parties latérales gauches de la colonne dorsale. Près de la terminaison de cette crosse, on voit naître un cordon d'apparence fibreuse qui se dirige obliquement en avant et en bas, pour se fixer à la branche gauche de l'artère pulmonaire, sensiblement plus volumineuse que la branche droite; ce cordon paraît être le vestige du canal artériel. Il résulte de cette anomalie de situation :

1° Que sur le fœtus la trachée-artère était entourée d'un cercle artériel, constitué en avant par le tronc de l'artère pulmonaire, en arrière par la portion horizontale de la crosse aortique, à droite par la partie verticale de cette même crosse, et à gauche par le canal artériel.

2° Que la portion transversale de la crosse aortique offrant une longueur plus considérable, le canal artériel a été repoussé en quelque sorte plus en dehors, a cessé de correspondre au tronc de l'artère pulmonaire et s'est ouvert dans la branche gauche de cette artère; le siége du canal artériel sur cette branche explique le volume plus considérable qu'elle présente.

3° Que la superposition de l'aorte et de l'œsophage pouvait être préjudiciable, soit à la déglutition, par l'état d'affaissement dans lequel la présence de l'ar-

longues années; celui qui m'en a fait don m'a assuré la tenir lui-même d'un chirurgien qui a été prosecteur de Bichat; je n'ai, du reste, pu obtenir d'autre renseignement.

tère maintenait cette partie du tube digestif ; soit à la circulation, lorsqu'un bol alimentaire un peu volumineux venait à dilater fortement le conduit œsophagien.

II. *Direction.* — Le plan qui représente la direction générale de la crosse aortique est plus transversal que dans l'état normal ; la première partie, ou portion ascendante de cette crosse, se porte verticalement en haut, en suivant un trajet parallèle à celui de la veine cave supérieure ; parvenue au-dessus de la bronche droite, l'aorte s'infléchit à angle droit pour s'engager entre la trachée et l'œsophage, qu'elle coupe perpendiculairement, et s'appliquer ensuite sur le côté gauche du rachis. L'anomalie de direction porte principalement sur la partie originaire de la crosse aortique, qui a échangé sa position oblique contre une portion verticale. Ce changement de direction a pour effet de rendre beaucoup moins intimes les rapports de l'aorte et de l'artère pulmonaire, et d'éloigner le premier de ces vaisseaux du sternum, en le rapportant vers la veine cave supérieure, dont il pouvait troubler les fonctions en la comprimant.

III. *Mode de division.* — Les trois troncs qui naissent ordinairement de la crosse de l'aorte, et qui prennent collectivement le nom d'aorte ascendante, sont ici réunis en un tronc unique extrêmement court ; ce tronc, qui offre une longueur de 3 à 4 millimètres, se divise en trois branches : la branche droite représente l'artère brachio-céphalique ; la gauche, qui passe au-devant de la trachée, comme l'aorte dans l'état normal, forme la sous-clavière gauche ; la branche moyenne constitue la carotide primitive gauche. Ce

dernier vaisseau, situé, comme la sous-clavière gauche, sur un plan antérieur à la trachée-artère, monte
obliquement sur le conduit aérien, le croise à angle
aigu, et se place plus haut à son côté gauche. Il suit
de cette direction que la carotide primitive gauche
correspondait, dans une partie de son trajet, à la ligne
médiane du cou, et qu'elle aurait pu être facilement
blessée dans une opération faite sur cette région,
dans la trachéotomie, par exemple, par un chirurgien
qui n'aurait pas exploré ses pulsations, ou qui les
aurait confondues avec le pouls veineux.

§ II. Anomalies des valvules sigmoïdes.

Les variétés de nombre relatives aux valvules sigmoïdes, aortiques et pulmonaires sont peu fréquentes.
Celui-ci devient plus souvent supérieur qu'inférieur,
moins rare dans l'artère pulmonaire que dans l'aorte.
Sur le corps d'un homme de quarante sept ans, enlevé
par une gastro-entérite aiguë, j'ai observé quatre valvules semi-lunaires aortiques. Plus petite que les
autres, organisée comme elles, la quatrième présentait, à la partie moyenne de son bord libre, un globule
d'Arantius; elle occupait le côté gauche de l'embouchure de la grande artère dans le ventricule. Mesurant
la capacité du vaisseau au lieu de son origine, je
m'assurai que, contrairement à la disposition normale, il avait là plus d'amplitude que vers la naissance
du tronc innominé. Quand l'aorte se bifurque à sa
sortie du cœur, on compte ordinairement cinq valvules sigmoïdes (1).

(1) Tiedmann, pl. IV, fig. 7.

Sur l'artère pulmonaire d'un vieillard, j'ai trouvé une valvule sigmoïde de plus, placée aussi à gauche, moins développée d'un millimètre en hauteur que les trois autres, et du reste parfaitement semblable à elles. Quand il n'existe que deux valvules sigmoïdes, leur grandeur est généralement inégale : l'une occupe les deux tiers, l'autre le reste de la circonférence de l'artère. Dans un cas de cette nature rapporté par le docteur J. Bizot (1), le bord libre de la plus grande offrait, dans son milieu, un tubercule d'Arantius; au fond de cette valvule, seulement dans son quart inférieur, on apercevait une cloison intermédiaire, divisant la cavité en deux portions symétriques.

En résumé, que les valvules sigmoïdes ne soient qu'au nombre de deux, que l'on en rencontre quatre ou plus, elles sont toujours disposées de telle manière que leurs bords se rejoignent assez exactement pour oblitérer l'aire du vaisseau; et n'est-il point digne de remarque que, lors de la multiplicité des valvules, les anomales ont un nodule d'Arantius, se juxtaposant avec les corpuscules que possèdent les autres replis valvulaires, et servant à remplir le vide qui résulte de l'adossement de leur courbe? Encore une fois, la simple dualité n'établit pas l'insuffisance de ces sortes de soupapes.

§ III. Anomalies des artères coronaires.

Les artères cardiaques ou coronaires sont normalement les seules qui tirent leur origine de l'aorte ascendante : leur naissance, comme le fait observer le

(1) *Recherches sur le cœur et le système artériel* (*Mémoires de la Société médicale d'observation*, Paris, 1836, t. I, p. 262.

professeur Blandin (1), a lieu au-dessus, au niveau, ou même au-dessous des valvules sigmoïdes. Le docteur Bourgery a précisé le point de l'aorte d'où émanent les artères nourricières du cœur. Leurs orifices sont situés à la partie supérieure des lacunes de l'aorte, peu au-dessous des attaches des tendons valvulaires. La coronaire antérieure correspond à la partie moyenne de la valvule sigmoïde antérieure, tandis que la coronaire postérieure se trouve au centre de la lacune postérieure, et a pour limite, d'un côté, l'artère pulmonaire, de l'autre, l'oreillette gauche.

Je dois d'abord rétablir dans son exactitude ce qui est relatif au volume des vaisseaux en question, considérés à leur origine. Quelques auteurs classiques avancent que la coronaire droite ou postérieure est plus considérable que la gauche. D'autres prétendent que leur diamètre comparatif est sujet à varier. R. Vieussens affirme avec raison que, dans l'état régulier, celui de la gauche l'emporte; quelques modernes répètent l'assertion de l'anatomiste de Montpellier. Les recherches du docteur Bizot montrent que, lorsque les parois du cœur diffèrent à peine d'épaisseur, circonstance assez rare quand il est parvenu à son entier développement, les deux coronaires se rapprochent pour leur circonférence, mais que le plus souvent celle de la gauche est plus considérable que celle de la droite, la moyenne étant pour la gauche de 11 millim., et pour la droite de 9 millimètres (2).

_____

(1) *Nouveaux éléments d'anatomie descriptive.* Paris, 1838, t. II. p. 375.

(2) J'ai recueilli, chez quelques vieillards des deux sexes, des artères cardiaques, plus ou moins complétement ossifiées, et j'ai vé-

On a vu les artères du cœur provenir d'un tronc commun, se divisant après un court trajet. Ruysch, dans la planche consacrée à la démonstration des vaisseaux coronaires, a fait représenter un tronc unique, sans indiquer le fait comme exceptionnel (1). Bartholin faisait-il allusion à l'absence d'une coronaire, quand il a dit : *coronaria modo simplex modo gemina?* Parfois les coronaires, ordinairement éloignées à leur origine, deviennent très rapprochées, mode qui semble conduire à la fusion des deux vaisseaux. Quand on rencontre trois coronaires, comme l'a observé Meckel, la plus petite est toujours la surnuméraire. Sa naissance se remarque, non au-dessus d'une valvule particulière, mais au-dessus de l'une de celles correspondant aux deux autres. Le même anatomiste a constaté l'existence de quatre artères coronaires ; mais ici chacune n'a pas une origine isolée : les vaisseaux qui sont en plus sont des branches prématurément détachées du tronc.

Mayer a vu une des artères coronaires fournie par l'artère sous-clavière droite.

rifié qu'alors même que les concrétions calcaires ont oblitéré la lumière du vaisseau, le cylindre plein représenté par la coronaire gauche surpassait toujours celui de la droite : je ferai observer, à cette occasion, que les individus sur lesquels j'ai rencontré des ossifications n'avaient éprouvé, durant leur longue existence, aucun symptôme d'angine de poitrine. J'ai vu succomber deux personnes dans la force de l'âge, avec les signes non équivoques de la sténocardie, et l'ouverture des corps a prouvé l'intégrité des artères coronaires.

(1) Le fait fut regardé par Boerhaave comme une découverte précieuse, tant il est vrai, ajoute Senac (*Traité de la structure du cœur et de ses maladies*), que les fautes mêmes deviennent respectables, à l'abri d'un grand nom!

Sur deux sujets adultes, j'ai observé que la coronaire droite cessait entre les oreillettes et les ventricules, c'est-à-dire qu'elle se bornait à produire des branches circonflexes. La coronaire gauche la suppléait, pour donner la branche ventriculaire, ou mieux celle qui occupe le sillon longitudinal inférieur.

CHAPITRE II.

ANOMALIES DU TRONC BRACHIO-CÉPHALIQUE.
PLANCHE III.

Depuis qu'une hardiesse raisonnée semble avoir, de nos jours, autorisé la ligature du tronc brachiocéphalique profondément placé au sommet du thorax et la plus volumineuse des artères après l'aorte, ce qui concerne l'histoire anatomique de ce tronc inspire un nouvel intérêt. J'espère, toutefois, qu'un succès avéré viendra justifier cette tentative chirurgicale, dont la science a enregistré six observations, et à côté six morts. Les fauteurs de l'opération attribuent l'insuccès plutôt à la gravité de la maladie qu'à l'opération elle-même; mais c'est, à mon sens, ne pas faire à celle-ci et aux suites qu'elle entraine une part assez large. Suffit-il donc, pour avoir recours à un moyen aussi extrême, que des recherches posthumes aient démontré l'oblitération de l'innominée vers la fin du vaisseau, oblitération obtenue par les ressources de la nature, en même temps que celle des sous-clavière et carotide primitive droites, ou que

des expériences faites dans les amphithéâtres aient
prouvé comment, l'artère étant liée, une injection ordinaire parvient, par des communications vasculaires
assez amples, à la tête et au membre supérieur? Ce
n'est point tout encore d'avoir acquis la certitude
qu'un caillot peut s'organiser, malgré le voisinage du
plus grand courant sanguin de l'économie, et qu'un
opéré n'a succombé qu'au bout du cinquante-huitième
jours. Devant l'authenticité de tels faits, et ce qu'ils
ont de rassurant, je placerai ici le doute à côté de
l'espérance, en attendant une réussite après la ligature de l'artère brachio-céphalique. Les revers sont
décourageants, alors surtout qu'on ne saurait leur
opposer aucun succès; d'ailleurs ce n'est pas l'opération seule qui est chanceuse : tout ne semble-t-il pas
incertain dans l'indication des cas qui la réclament?
Le souvenir de plus d'une méprise, à laquelle se rattachent des noms célèbres, pourrait, au besoin, confirmer cette assertion; comme si le diagnostic, voire
même la détermination du siège des tumeurs anévrismales, se manifestant au haut de la poitrine, au cou (1)
ou dans la région sus-claviculaire droite, n'était pas
un des points les plus délicats et les plus difficiles de
l'art; comme si encore l'anévrisme de l'innominée

(1) On lit, dans le *Dictionnaire de chirurgie pratique*, de Samuel
Cooper, qu'il n'est pas de partie du corps où il soit plus facile de
se tromper, quant au siège de l'anévrisme, qu'au cou. La tumeur se
manifeste-t-elle au côté droit et inférieur de la région cervicale
droite, la difficulté consiste à déterminer si la tumeur s'est développée à l'origine de la sous-clavière ou carotide primitive droite,
ou dans le tronc brachio-céphalique ou dans la crosse aortique.
Voir notre travail publié en 1841, sur les *Anévrismes de la portion
ascendante et de la crosse de l'aorte.*

n'était pas tantôt isolé, tantôt consécutif à celui de la crosse aortique, et de là de nouvelles incertitudes.

Peu d'artères sont plus variables dans leurs dimensions que la brachio-céphalique, dont la longueur peut être comprise entre 4 et 5 centimètres, terme au-delà duquel commence l'anomalie.

L'on voit figuré, dans la planche III, un tronc innominé injecté et dont la longueur s'élève à 7 centimètres, dimension insolite et qui vient modifier les rapports ordinaires du vaisseau avec les parties voisines. Agé de vingt-huit ans, le sujet a une stature moyenne ; l'artère naît de l'aorte au lieu accoutumé ; sans se bifurquer et après un certain trajet, l'innominée pénètre dans la région cervicale, jusqu'à l'articulation de la cinquième avec la sixième vertèbre, pour se diviser en carotide primitive et sous-clavière. A ne considérer que la direction, on pourrait supposer un tronc carotidien prenant son origine de la crosse aortique et donnant lui-même la sous-clavière droite, remarquable par sa brièveté, se détachant à angle droit pour passer sous la jugulaire interne, quand elle se jette dans la veine sous-clavière. La veine jugulaire interne droite est située plus en dehors de l'artère innominée qu'elle n'a coutume de l'être. La veine innominée du même côté ne recouvre le tronc brachio-céphalique que dans une étendue peu considérable ; tandis que la connexité du nerf pneumo-gastrique est plus immédiate et plus prolongée. L'artère brachio-céphalique correspond à cinq ou six cerceaux de la trachée, sur lesquels elle est appuyée par sa face postérieure ; le calibre de l'artère n'est pas diminué.

Ce fait en rappelle un autre cité par Allans Burns (1), et où le tronc innominé atteignait jusqu'au corps thyroïde. L'esprit observateur du professeur R. Harrison (2) avait signalé l'allongement de l'innominée. Il ajoute que, chez quelques personnes, on sent distinctement les pulsations sur la trachée-artère, au-dessus du sternum, ainsi qu'on l'observe chez les individus maigres et particulièrement chez les femmes.

Dans le mode de variété mentionnée, une blessure du cou, l'extirpation du corps thyroïde, la trachéotomie pourraient produire une hémorrhagie mortelle par l'ouverture de l'innominée, dont la situation superficielle rendrait, il est vrai, la ligature plus facile; enfin, l'anévrisme ne serait que fortuitement rapporté au vaisseau qui en est le siége (3).

Qu'un corps étranger fût engagé au côté droit de l'œsophage, et qu'il y eût nécessité de pratiquer dans ce point, opposé au lieu d'élection, l'ouverture de ce canal, la lésion du tronc brachio-céphalique serait à craindre.

Dans les tumeurs cystiques de la région cervicale (hydrocèle du cou, Maunoir) ou dans l'hydro-bron-

(1) *Observations on the surgical anatomy of the head and neck.* London, 1824, in-8.

(2) *The surgical anatomy of the arteries of the human body.* London, 1833, 2 vol. in-12.

(3) Peut-on, avec quelque vraisemblance, rattacher à l'anomalie artérielle en question le malheureux événement rapporté par Walter, dans les mémoires de Berlin, événement interprété si diversement, alors que la nécropsie n'a point été faite et que l'on doit se borner à des conjectures? Un célèbre professeur en chirurgie pratique la bronchotomie à la fille d'un de ses collègues; la patiente meurt d'hémorrhagie pendant l'opération, sans qu'il soit possible de reconnaître la source du sang.

chocèle de la partie droite du corps thyroïde, il convient, si l'on a recours à la ponction ou à l'incision, de
se tenir en garde contre la variété indiquée (1). Par
une assez triste compensation des dangers qui lui
sont inhérents, est-on conduit à tenter la ligature du
tronc innominé, l'opération devient moins difficile, et,
le vaisseau découvert, il n'y a guère à s'y méprendre ;
la bifurcation s'effectuant très haut, on saisit l'artère
sans qu'elle ait à subir ces tiraillements si souvent fu-
nestes ; enfin, la ligature se trouve placée à une certaine
distance de l'aorte, et, certes, voilà quelques chances
de succès, si tant est qu'une indication précise légitime
l'opération et qu'elle réussisse un jour.

Envisagée au point de vue du diagnostic, l'élévation
insolite du tronc brachio-céphalique devient, dans quelques circonstances pathologiques, cause d'erreur : par
exemple, qu'une tumeur anévrismale ayant déjà
acquis un certain volume existe non loin de la terminaison de l'innominée et dans la direction de la carotide
primitive, il y a lieu à équivoque sur le véritable siége
du mal, que l'on place assez naturellement vers l'origine de la carotide ; et si l'on porte une ligature au-
dessous de la tumeur, c'est la carotide qu'on croira
avoir embrassée, tandis qu'en réalité ce sera l'innominée.

Assez fréquemment, le tronc brachio-céphalique
dépasse un peu l'échancrure sternale, sans toutefois
qu'il y ait exagération dans le diamètre longitudinal du
vaisseau, disposition qu'il importe de signaler comme
fréquente chez la femme, et qui, en réalité, dépend
moins de la longueur absolue de l'artère que de la

(1) La vue et le toucher préserveront de toute méprise.

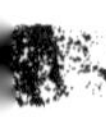

brièveté et de l'aplatissement de la poitrine en avant.

Sur deux jeunes filles, l'une morte d'affection scro-fuleuse, l'autre de pneumonie chronique, j'ai été frappé de la brièveté du sternum. Chez l'une, il n'avait pas tout-à-fait 16 centimètres, tandis que la longueur de l'artère s'élevait à 4 centimètres ; sur l'autre, l'os offrait 1 centimètre de plus, et l'artère seulement 1 millimètre : ainsi, chez le sexe, la ligature du tronc brachio-céphalique deviendrait d'une exécution plus facile (1). Je ne balance point à publier une méprise que j'ai commise : voici dans quelles circonstances. Je fus consulté, il y a deux ans environ, par un de nos confrères, pour une femme mariée, âgée de trente-deux ans, et d'une bonne constitution. L'on distin-guait et l'on voyait, pour ainsi dire, sous les téguments recouvrant la fourchette sternale, les pulsations de l'innominée. Le sujet éprouvait, dit-on, des conges-tions cérébrales, et avait, depuis un mois, été saigné trois fois du bras. Ma première pensée fut de confirmer l'opinion du médecin traitant ; plus tard, de nouvelles investigations me firent remarquer le raccourcisse-ment du sternum. Je reconnus mon erreur quant à la prétendue lésion organique artérielle : tout traitement fut cessé, la femme reprit ses occupations habituelles ; mais il fallut quelque temps pour la convaincre qu'il n'y avait pas anévrisme.

Chez certains individus, l'artère, sans être accrue dans ses dimensions, vient battre au-dessus de l'é-

(1) Chez quelques femmes maigres et âgées, on perçoit assez dis-tinctement les pulsations de l'innominée, plus élevée que de coutume, la tête légèrement fléchie et inclinée à gauche, en refoulant en avant et à l'aide des doigts l'insertion sternale du muscle sterno-mastoïdien.

chancrure sus-sternale, surtout alors que la première
pièce du sternum est plus courte que de coutume.

Faut-il rappeler que, chez les personnes avancées
en âge, la dilatation du tronc brachio-céphalique,
spécialement vers son origine, peut devenir considérable par la capacité augmentée du grand sinus de
l'aorte, et dans cette circonstance, le tronc innominé
bat plus ou moins haut, dans la région cervicale droite,
quoiqu'une partie du vaisseau soit cachée dans le
thorax? L'on sait que la crosse aortique se rapproche du sternum en raison directe de l'âge. J'ai mesuré comparativement plusieurs artères brachio-
céphaliques d'adultes et de vieillards : le diamètre du
vaisseau varie de 10 à 12 millimètres chez les premiers, et pour les autres de 12 à 18 millimètres.

L'exagération de longueur du tronc brachio-céphalique me conduit à signaler un état opposé de l'artère,
genre d'anomalie moins fréquente, il est vrai, que la
première. Le vaisseau peut varier depuis 6 millimètres jusqu'à 7 centimètres, la largeur étant la même.
La carotide primitive et la sous-clavière gagnent en
longueur ce que le tronc d'où elles viennent a perdu. Les
rapports avec les parties voisines subissent des changements : ainsi, le tronc veineux brachio-céphalique
du côté gauche recouvre presque entièrement l'artère.
Sur deux sujets où j'ai rencontré ce vaisseau, une fois
long de 1 centim., l'autre de 13 millim., la vertébrale
gauche, artère si variable dans son origine, naissait de
la crosse aortique. Ici, la présence d'une tumeur anévrismale, développée près du lieu d'émergence des carotide et sous-clavière droites, induirait en erreur,
quant au siége de la maladie, faisant rapporter à l'inno-

minée ce qui existerait ailleurs. La ligature de la brachio-céphalique ne deviendrait-elle point impraticable à cause de sa brièveté? Et si l'on prétendait la lier, il est probable que le fil serait plutôt porté sur la carotide primitive que sur l'autre vaisseau.

Des observations assez multipliées attestent que le tronc brachio-céphalique peut manquer même des deux côtés et constituer une anomalie qui, loin d'être unique, en entraîne d'autres, et se confond avec les variétés d'origine isolée des carotide et sous-clavière.

Il advint, par un singulier hasard, que, pendant que je décrivais dans mes leçons la crosse de l'aorte, en rattachant à son étude les variétés qu'elle présente, on transporta à l'amphithéâtre le cadavre d'un enfant mâle, venu à terme, d'un beau développement, et qui avait succombé peu de jours après sa naissance (1). Je cherchai vainement l'artère innominée. Du point le plus saillant de la courbure de la crosse aortique, vis-à vis la trachée-artère, naissaient deux vaisseaux se portant directement en haut : c'étaient les carotides primitives, ne provenant pas immédiatement de l'aorte, mais d'une sorte de tubercule qui, certes, ne mérite pas le nom de tronc, puisqu'il n'offrait à peine que 4 millimètres de longueur. A gauche, la sous-clavière de ce côté avait son mode d'origine accoutumé; tandis que la droite, dont nous parlerons plus tard, naissait de la partie postérieure de l'aorte thoracique.

Après de nombreuses recherches, je pense que la science possède des faits analogues à celui-ci, sans

____

(1) J'ai déposé la pièce [dans le Musée anatomique de notre Faculté.

être peut-être identiques. Il en est un, entre autres, qui a plus d'un trait de ressemblance avec lui; on le voit représenté par Tiedemann (1) : il s'agit d'un fœtus de huit mois, chez lequel on trouve l'inversion de l'artère brachio-céphalique donnant les carotide et sous-clavière gauches. Ici, la similitude se trouve dans l'émergence de la sous-clavière droite : j'ignore quelles étaient les connexions dans la pièce mentionnée par le professeur d'Heidelberg, car les artères figurent isolées et sans le cœur; tandis que, dans la nôtre, la veine innominée existait avec ses rapports ordinaires.

Sur le corps d'un homme de cinquante-six ans, j'ai constaté de nouveau la non-existence de l'artère brachio-céphalique; les carotides primitives naissaient d'une sorte de tronc rudimentaire, long à peu près de 5 millimètres. Quant aux sous-clavières, la gauche venait de la partie antérieure et supérieure de la crosse aortique; la droite se voyait à 5 millimètres au-dessous de l'autre, et gagnait dans une direction transversale le membre supérieur. Comparant le dessin qui retrace cette disposition à celui que Tiedemann a emprunté de Walter (2), on est d'abord surpris de la parfaite ressemblance qui réunit ces deux observations; mais, avec quelque attention, on saisit bientôt certains caractères différentiels. Ainsi, dans l'anomalie rencontrée par le professeur de Berlin, les carotides prennent naissance d'un tronc distinct, et la manière dont la sous-clavière droite croise l'aorte n'est plus la même;

(1) *Tabulæ arteriarum*, pl. II.
(2) Planche II, n° 8.

dans le cas qui nous appartient, les vaisseaux tendent à converger : la disposition contraire se remarque dans l'autre.

En résumé, l'absence du tronc brachio-céphalique se présente ou complète, ou remplacée par une saillie peu marquée, un léger relief, situé plus près du centre de la crosse, et pouvant être nommé *bi-carotidien*, comme dans les observations que je viens de citer.

Raisonnant dans la pensée que la nature, lors même qu'elle s'éloigne le plus du type normal, ne perd jamais ses droits, mais conserve toujours quelque vestige de ce qui est ordinairement, prétendrait-on reconnaître ici une ébauche ; un rudiment de l'artère innominée? Il suffira de rappeler que les vaisseaux qui en proviennent ne se distribuent nullement aux membres supérieurs, mais au cou et à la tête. Je n'hésite donc pas à rattacher cette variété à la caté-gorie de celles relatives à l'absence du tronc brachio-céphalique.

Deux fois j'ai rencontré ce qui a été indiqué par plusieurs anatomistes, c'est-à-dire deux troncs bra-chio-céphaliques, placés parallèlement sur la crosse de l'aorte, l'un à droite, l'autre à gauche, et dans cette dualité d'une artère ordinairement unique, il y avait rapport organique entre elles dans les dimensions comme dans le lieu d'émergence : chaque tronc pro-duisait la carotide primitive et la sous-clavière de son côté. Cependant une telle disposition n'est pas la plus fréquente ; quand il existe deux troncs brachio-cépha-liques, le droit est le plus volumineux. Cette variété rappelle l'état normal de certains animaux, et semble, comme le dit le professeur Cruveilhier (1), la disposition ordinaire, à la symétrie près, des deux troncs veineux brachio-céphaliques, l'un droit, l'autre gauche, se réunissant pour former la veine cave supérieure.

Parfois on observe, sans coïncidence de transposition générale des viscères, l'inversion du tronc brachio-céphalique, tirant son origine de la courbure aortique; mais à gauche, et dans cette circonstance, il arrive qu'il fournit tantôt les mêmes vaisseaux qui partent de l'innominée normale, tantôt les deux carotides et la sous-clavière. Sur un jeune soldat qui périt d'une phthisie pulmonaire, que je dirai aiguë, l'innominée était trifide et donnait la carotide primitive, la sous-clavière et la vertébrale gauches, tandis qu'à droite se détachaient, d'une manière isolée et du point le plus culminant de la crosse, la carotide et la sous-clavière droites. Je dois noter la brièveté du cou chez ce sujet. Le cadavre d'un forçat, âgé de quarante-deux ans, m'a permis de voir une inversion de l'innominée, mais d'une autre espèce, et qui s'est reproduite quelquefois. Ici à droite de l'aorte se détachait la sous-clavière droite, et à gauche le tronc innominé donnait naissance aux carotides et à la sous-clavière gauche.

Si, dans les conditions ordinaires, l'artère brachio-céphalique n'émet aucune branche avant de se bifurquer, il n'en est pas toujours de même; on la voit donner naissance tantôt à la mammaire interne, tantôt à la thyroïdienne inférieure droite ou à la thyroïdienne moyenne dite de *Neubauer*. Quel anato-

____

(1) *Traité d'anatomie descriptive.*

miste n'a trouvé, dans ses dissections, de petites
artères tirant leur origine de l'innominée, pour se
distribuer au thymus, au péricarde, à la trachée-artère et aux muscles euvironnants? Une variété plus
importante est celle de la carotide primitive gauche,
se détachant de la brachio-céphalique au-dessous de
sa division. Je dois un fait semblable à l'obligeance
du docteur Alquié, agrégé près de la Faculté de
médecine : le sujet était une femme de moyen âge
et sur laquelle je l'avais prié de mesurer la longueur
de l'artère innominée. M. Bourgery a fait représenter un cas analogue qui, sans être commun,
n'est pas d'une rareté extrême. Cette variété est en
quelque sorte préparée et arrive comme par grada-
tions; on sait que parfois le tronc brachio-céphalique
naît très rapproché de la carotide primitive gauche.
Un degré de plus, et il y a fusion des vaisseaux à leur
origine; voilà donc une circonstance qui, dans la ligature du tronc brachio-céphalique, ajouterait encore
au danger d'une opération si chanceuse par elle-
même. La ligature, placée à 15 millimètres au-dessous
de la division de l'innominée, correspondrait au lieu
d'émergence de la carotide primitive gauche. Oserait-
on, pour obvier à ce grave inconvénient, tenter l'oblitération de celle-ci en même temps que celle de
l'innominée? Ce serait une témérité difficile à justifier.

Je termine ce qui est relatif au tronc brachio-
céphalique, en rappelant que sa direction offre assez
souvent quelque différence. Au lieu de se porter
obliquement de gauche à droite et d'arrière en avant,
il paraît rectiligne; tandis que chez d'autres, au con-

traire, il s'infléchit à droite. Dans le premier sens, la carotide primitive semble sa continuation naturelle, comme le pensait Vésale, alors que, dans le second, ce serait plutôt la sous-clavière, ainsi que l'a avancé Riolan.

Qu'il y a loin de ces légères variétés, dans le trajet que parcourt le tronc brachio-céphalique, à celle, par exemple, si remarquable et bien autrement importante pour les conséquences, variété dont le professeur Velpeau a été trois fois témoin (1)! L'artère se portait à gauche, couvrant la trachée-artère, qu'elle contournait d'avant en arrière, pour revenir, après avoir croisé la face postérieure de l'œsophage et la colonne vertébrale, gagner le niveau de la première côte où sa distribution devenait normale. L'on comprend, avec une telle disposition, le danger de la trachéotomie et de l'œsophagotomie, bien que le volume considérable du vaisseau, sa situation insolite, ses pulsations, doivent mettre en garde l'opérateur.

Si le tronc brachio-céphalique eût été atteint d'anévrisme, et que, dans ce cas extrême, on recourût à un moyen tout aussi extrême, je veux parler de la ligature simultanée de la carotide et de la sous-clavière droites, il est facile de prévoir l'issue d'une telle entreprise chirurgicale, plus rationnelle, peut-être, que la ligature d'une seule artère (2).

(1) *Anatomie chirurgicale* (région supérieure de la poitrine).

(2) Un mémoire du docteur Diday, concernant l'application de la méthode de Brasdor, comme moyen à opposer aux anévrismes du tronc brachio-céphalique, souleva naguère, au sein de l'Académie royale de médecine, une polémique qui n'a pas été perdue pour la science (*Bulletin de l'Académie royale de médecine*, Paris, 1843,

CHAPITRE III.

ANOMALIES DES ARTÈRES CAROTIDES PRIMITIVES
ET DES BRANCHES QUI EN PROVIENNENT.

La ligature de la carotide primitive a pris rang parmi les conquêtes de la chirurgie moderne, et bien que de nombreux succès aient couronné cette opération, nullement innocente par elle-même, n'en aurait-on point aussi abusé? Elle ne sera sans doute pas imitée, la conduite plus que hardie de M. Preston, qui a lié la carotide primitive dans l'espoir de guérir une hémi-

t. VIII, pag. 963 et suiv.). Quant aux observations de M. Liston (*Annales de la chirurgie*, Paris, 1842, t. VI, pag. 385) et du chirurgien hollandais M. Nieps, invoquées par ceux qui ne veulent ici lier qu'un vaisseau, sans trop justifier la préférence accordée à l'un plutôt qu'à l'autre, je répéterai que quand l'innominée est anévrismatique, une de ses branches peut être oblitérée par la seule compression de la tumeur. Je suis autorisé à tenir ce langage, alors que j'ai rencontré une fois la sous-clavière imperméable au sang; dans une autre circonstance, c'était la carotide primitive; mais il faut convenir que le plus souvent il n'en est pas ainsi, et que les deux conservent leur calibre et offrent même une dilatation vers le lieu de leur naissance. Cependant, Valentin Mott a guéri, par la seule ligature de la carotide primitive, un anévrisme de l'innominée (*The American Journal of the medical sciences.* Rebnay, 1830). Fearn a traité avec succès un anévrisme du tronc innominé, par la ligature des artères carotide primitive et sous-clavière (*Gazette médicale*, t. VIII, 1839, n° 16.

plégie, oubliant que cette affection est quelquefois la conséquence de l'opération. M. Liston mérite encore le même blâme pour avoir osé porter un fil sur ce vaisseau, dans un cas de névralgie de la tête, dont les accès étaient annoncés par des congestions cérébrales, et j'ajoute que le sujet ne continua pas moins à souffrir de son mal (1).

(1) Ce n'est pas sans surprise que l'on voit un habile physiologiste d'outre-mer prétendre s'étayer de données d'anatomie comparée, pour concevoir la malheureuse idée d'opposer la ligature des troncs carotidiens à l'imminence de l'apoplexie; parce que chez les grands quadrupèdes la carotide forme de nombreuses circonvolutions avant de pénétrer dans la masse encéphalique, ne s'est-il pas imaginé que la ligature des carotides primitives, dans l'espèce humaine, produirait peut-être le même résultat en diminuant la violence du choc du sang? Cette opinion est assez bizarre pour porter avec elle sa réfutation, et mettre en garde contre la tendance de rapporter à l'homme certaines expérimentations faites sur les animaux : elles nous apprennent, par exemple, que, le cours du sang intercepté dans les deux carotides primitives, les vertébrales porteront au cerveau une quantité de sang suffisante; mais l'encéphale de l'homme n'est-il pas séparé, en raison de sa masse et de son admirable développement, par une immense distance, de celui des animaux? D'ailleurs le médecin n'a-t-il donc à se préoccuper ici que de la quantité de fluide artériel qui aborde à l'encéphale? Quand on songe que les vertébrales, renfermées dans un canal osseux, sont peu susceptibles de dilatation; quand on réfléchit à cette brusque interruption qu'entraîne la suppression de deux courants sanguins aussi considérables que les troncs carotidiens, on arrive à se persuader que l'on a, en trop généralisant, rapporté à l'encéphale les préoccupations que l'on dut tout d'abord éprouver après la ligature des grosses artères, dans les diverses régions du corps. Ce que l'on redoute toujours, c'est que le sang ne soit plus assez abondant pour entretenir la vie. Eh bien! dans un organe mou et délicat comme le cerveau, il y a souvent à craindre qu'une condition contraire compromette son intégrité. La distension subite, la force tout à coup augmentée des vaisseaux auxiliaires, leur ténuité naturelle, les in-

La disposition anatomique de la carotide primitive ne semble-t-elle pas rendre raison des réussites assez fréquentes après son oblitération artificielle? Longue, indivise, car il est rare que cette artère dans son trajet fournisse des branches de quelque importance, quand une tumeur anévrismale ne permet point de placer un fil près de l'origine du vaisseau, aucun autre ne réunit autant de chances pour l'application de la méthode de

crustations calcaires dans un âge avancé, sont surtout des causes d'hémorrhagies, ou de ramollissements cérébraux, accidents qui ne sont pas illusoires; et si je les mentionne, c'est que je les ai vus et étudiés, se manifestant même après la ligature d'une seule carotide primitive. Je l'avouerai, pour moi la conclusion qui ressort des observations dont j'ai été témoin est contraire à celles qu'on serait porté à en déduire : le cerveau, assure-t-on, recevait assez de sang : j'affirmerai que, d'une manière relative et pour certaines régions, il en recevait trop. Je rapporterai ici une proposition vraie, émise par Burdach dans son *Traité de physiologie* à l'occasion des effets du sang sur l'organisme. Ce savant s'exprime en ces termes : Ce n'est jamais à la proportion absolue de sang qu'il faut avoir égard, mais à la proportion entre ce liquide et l'économie. Il peut donc être abondant d'une manière relative et déterminer les symptômes de pléthore, lorsqu'il y a défaut de corrélation entre lui et le pouvoir réactionnaire des organes et la capacité du système vasculaire.

Loin de moi, néanmoins, la pensée que dans des circonstances extrêmes, et ce n'est pas ici le lieu de les indiquer, on ne soit autorisé à lier les carotides primitives. Deux faits significatifs sont là pour donner aujourd'hui la solution du problème relatif au rétablissement de la circulation cérébrale, à la suite de cette double et périlleuse opération : ainsi le professeur Mussay, de Darmouth (*American Journal of medical sciences*, vol. V), a lié pour une tumeur érectile, et à quinze jours de distance, les carotides primitives, et cela, il est vrai, sans profit pour le patient, qui a guéri de l'opération, mais non de la maladie. Maggill (*New-York medical and physical Journal*, vol. IV) a mis l'intervalle d'un mois entre la ligature des deux vaisseaux,

Brasdor, ou de la ligature entre la tumeur et le système capillaire. Anastomoses artérielles cérébrales multipliées, liquide sanguin circulant contre l'action de la pesanteur, voilà, certes, autant de circonstances qui préparent le succès : une belle observation de Wardrop ne laisse aucun doute sur la possibilité d'une issue heureuse par cette méthode.

Deux faits du plus haut intérêt sont venus démontrer que des anévrismes, dont on plaçait le siége dans la carotide primitive gauche, alors qu'ils appartenaient en réalité à la crosse aortique, ont été combattus avec succès par la ligature de la carotide primitive. Un caillot blanc, solidement organisé, s'était formé dans l'aorte, au point dilaté, amenant les apparences de la guérison. Les individus ont vécu quelque temps, et leur mort a été étrangère à l'affection qui nous occupe. Malgré l'erreur du diagnostic, si facile en telle occurrence, combien ces observations sont dignes d'être méditées, et ne porteraient-elles pas à penser, du moins à l'occasion de la carotide, que la méthode de Brasdor est peut-être susceptible d'une plus grande extension ?

Déjà j'ai dû, m'occupant de l'artère brachio-céphalique, signaler certaines variétés relatives au mode d'origine des carotides primitives. Quand elles proviennent d'un tronc bicarotidien, quelle que soit la longueur de celui-ci, sa situation entre les artères sous-clavières, ou à leur droite, cette anomalie mérite d'être prise en considération lorsqu'on porte l'instrument tranchant sur la partie antérieure de la région cervicale. Le tronc anormal a-t-il une certaine étendue, comme dans les observations rapportées par Walter,

Tiedemann, Jazorsky, et dans deux cas dont j'ai moi-même été témoin, la présence insolite d'un vaisseau considérable au-devant de la trachée-artère, vaisseau qu'il n'est pas permis de prendre pour la thyroïdienne moyenne ou de Neubauer, est annoncée par l'ampleur du calibre artériel et sa force impulsive. Placées alors sur un plan plus antérieur que de coutume, les carotides sont moins divergentes, presque rectilignes, plus superficielles, et embrassent la trachée. C'est surtout la carotide gauche, et au lieu d'émergence, qui perd de sa profondeur. Éloignée de la jugulaire interne, du nerf pneumo-gastrique, en même temps que de l'apophyse transverse de la sixième vertèbre cervicale, elle présente des chances moins favorables pour être comprimée sur son tubercule antérieur, d'après le conseil donné par M. Chassaignac (1).

Que l'artère d'où émanent les carotides devienne anévrismatique, on peut croire au siège de la maladie, existant à la partie moyenne de l'arc aortique; et si le tronc du vaisseau anormal acquiert une certaine hauteur, il pourrait advenir qu'on l'embrassât dans une ligature, avec toutefois l'intention de ne la porter que sur une des branches qui en naissent, se privant ainsi d'anastomoses importantes. La ligature des carotides primitives serait accompagnée de moins de difficultés, il est vrai, que dans les circonstances ordinaires : en pratiquant l'œsophagotomie, on n'aurait pas à

(1) Cette compression, même dans les circonstances ordinaires, est assez peu exacte et ne saurait être que passagère; cependant Acrell assure avoir guéri, en cinq ou six mois, un anévrisme vrai de la carotide primitive, en exerçant une compression graduée aussi forte que le permet la position de l'artère.

redouter le voisinage de la carotide primitive gauche, qui se trouve ici à une certaine distance du canal œsophagien ; mais la trachéotomie deviendrait d'une exécution dangereuse.

L'absence complète de l'innominée entraîne une assez curieuse disposition de la carotide primitive gauche, comme l'a montré Walter (1). C'est de la crosse aortique que les carotides prennent naissance : la gauche, dont l'origine est antérieure et inférieure à la droite, s'applique immédiatement sur l'artère sous-clavière du même côté, dans sa portion intra-thoracique, et de telle manière que, par suite de cette insolite connexité, la lésion traumatique ou organique d'un de ces vaisseaux pourrait être rapportée à l'autre, comme dans la nécessité de lier à l'endroit de leur juxta-position , il serait facile de prendre l'un pour l'autre.

J'ai été à même de remarquer, sur deux cadavres où le tronc brachio-céphalique était double, que la carotide gauche se trouvait placée à une distance plus grande de la trachée-artère que la droite , disposition qui établissait, quant à la première, des relations plus intimes entre le pneumo-gastrique , la jugulaire interne, et venait favoriser la compression du vaisseau déjeté en dehors.

Il est une anomalie que je ne passerai pas sous silence : elle intéresse encore la carotide gauche naissant de l'innominée, mais toujours inférieurement aux vaisseaux que fournit ce tronc. L'on voit cette

(1) *Mémoire de l'Académie de Berlin*, 1783, fait reproduit dans l'Atlas de Tiedemann.

carotide recouvrir et croiser obliquement la trachée-
artère, de telle façon que toute opération pratiquée
sur le conduit aérien devient grave; si un anévrisme
occupe la carotide près du tronc innominé, et qu'on
ne soit point prévenu de la possibilité d'une semblable
aberration, on sera porté à placer le siége du mal dans
l'artère brachio-céphalique ou la crosse de l'aorte :
la supposition d'une tumeur anévrismale de la carotide gauche, fournie par l'innominée, n'est point
gratuite. A. Scarpa (1) a publié le fait suivant, accompagné d'une planche : les deux carotides primitives
venaient de l'innominée, et un anévrisme volumineux
envahissait la gauche au voisinage de son origine. Le
sujet était une femme de quarante-quatre ans, admise
dans l'hôpital de Bergame, et placée dans le service
du docteur Piccinelle. La tumeur faisait saillie dans
l'espace compris entre la clavicule et l'angle du
maxillaire inférieur; la mort survint par hémorrhagie.
N'oublions pas que cette observation date de plus de
quarante ans, époque à laquelle on n'avait pas osé,
même dans la Grande-Bretagne, là où la hardiesse
des chirurgiens semble avoir, quant à la ligature des
plus gros troncs artériels, dépassé les bornes du
possible, on n'avait pas encore osé porter un fil sur
la carotide primitive. Les partisans de la ligature de
la brachio-céphalique ne trouveraient-ils pas, dans
cet exemple, l'indication de recourir à cette opération? Pour moi, s'il est permis de juger après l'événement, j'estime que la seule chance de salut pour la

____

(1) *Réflexions et observations anatomico-chirurgicales sur l'anévrisme,* traduction de Delpech.

malade se rattachait à la méthode de Brasdor; car lier entre la tumeur et le cœur était ici chose impossible. Au reste, tout acte opératoire était subordonné à un bon diagnostic (1). Et que de difficultés pour y arriver dans une semblable circonstance, en écartant même l'existence de l'anomalie !

Enfin on a vu, les carotides primitives manquant tout-à-fait, les carotides externe et interne naître immédiatement de l'aorte; et à ce sujet, qui ne connaît l'anomalie si étrange rapportée par Malacarne, et si souvent citée par les auteurs? La crosse aortique représentait un anneau; de la partie droite sortaient la sous-clavière, les carotides externe et interne droites, tandis qu'à gauche on distinguait la même origine pour les artères opposées.

Ce n'est pas toujours suivant une ligne droite que les carotides primitives parcourent leur trajet; il arrive qu'elles présentent des flexuosités consécutives à des incurvations de la région trachélienne, flexuosités qui apparaissent le plus souvent comme traduisant l'état pathologique des os qui la composent. Il ne faut point ici considérer ces courbures artérielles comme le résultat d'une disposition congéniale, et si je les signale, c'est pour établir leur nature et mettre ainsi en garde contre toute méprise de ce genre.

Sur le corps d'une femme septuagénaire, trans-

____

(1) Dans l'anévrisme de la carotide gauche provenant de l'innominée, le pouls doit battre de ce côté suivant son rhythme normal, tandis que les pulsations de la carotide primitive et de ses branches explorées au-dessus de la tumeur, sont obscures et irrégulières.

portée dans l'amphithéâtre de la faculté, la plupart des os longs se faisaient remarquer par cette sorte d'éburnation succédant au rachitisme comme gage de sa guérison, éburnation d'ailleurs si bien décrite par le docteur Guérin. Flexueuse, repliée sur elle-même dans toute son étendue, la carotide primitive gauche coïncidait avec un déversement considérable de la région cervicale de ce côté. Les sinuosités décrites par le vaisseau étant effacées et celui-ci isolé, je le restituai dans sa longueur naturelle presque double de celle qu'il offrait au cou, où il était accidentellement raccourci. Le calibre de la carotide rétréci contrastait avec l'ampleur excessive de la jugulaire interne ; je dois noter que le rachis était le siége de trois courbures latérales, dont la principale occupait les vertèbres dorsales ; quant aux autres incurvations, elles paraissaient subsidiaires. M. Chassaignac a publié (1) un fait analogue à celui-ci, et un caractère qui les rapproche encore, c'est que le tubercule carotidien était situé en dedans de l'artère, au lieu de l'être en dehors. Inutile de faire remarquer qu'en raison des circonvolutions décrites par le vaisseau, il éludait toute compression médiate Les courbures de la carotide primitive, en brisant la colonne de sang qui la parcourt, n'offriraient-elles point quelque avantage chez les sujets prédisposés aux congestions sanguines ou aux hémorrhagies cérébrales ? Ces courbures consécutives au rachitisme peuvent, à l'aide du toucher, être reconnues pendant la vie.

---

(1) *Bulletin de la Société anatomique de Paris.*

J'ai été à même de constater sur deux sujets âgés, dont l'un décrépit, des flexuosités très prononcées de la carotide primitive, et c'est encore à gauche qu'elles existaient. Dans un des cas, que j'ai soigneusement étudiés avec mon infortuné et illustre ami Delpech, l'inflexion du cou avait, sans nul doute, entraîné les courbures artérielles, et celles-ci provenaient de l'atrophie de quelques fibro-cartilages inter-vertébraux. Dans l'autre cas, le squelette du cou était exempt d'altérations, et c'est à la seule hypertrophie des tuniques artérielles qu'il convient de rattacher les inflexions de la carotide.

Je dois mentionner une variété survenant dans les rapports de ce tronc avec le nerf pneumo-gastrique, variété que j'ai vue se reproduire deux fois, mais seulement à droite; c'est ainsi que le nerf était placé en avant de la carotide et de la jugulaire interne, tandis qu'ordinairement caché par eux, il plonge dans la couche fibro-celluleuse qui sépare les deux vaisseaux; une semblable observation a été faite par M. Malgaigne. N'importe-t-il pas, alors que l'on pratique la ligature de la carotide primitive, d'être prévenu de ce mode d'aberration? Quand on isole la carotide de la jugulaire, on court risque de léser le pneumo-gastrique, placé sur la gaine de l'artère, là où l'on distingue le filet descendant de la neuvième paire (1).

____

(1) A l'occasion du pneumo-gastrique, je dois rappeler qu'il ne fournit pas toujours le nerf récurrent, comme Stetman et Jean Hart, cités par M. P. Robert, l'ont vu : des filets petits et multiples, émanant de la partie interne du tronc nerveux, le remplacent. La lésion de

Enfin le calibre des carotides primitives est à peu près le même; toutefois la droite a plus d'ampleur, disposition qui se représente assez généralement, même dans quelques unes des anomalies indiquées.

On ne saurait établir rien de fixe, quant à l'endroit de la région trachélienne où s'opère la division de la carotide primitive : pour l'adulte, c'est au niveau du larynx, ou vers le bord supérieur du cartilage thyroïde; d'après Harrison, au niveau de la partie inférieure de la troisième vertèbre cervicale, ou enfin près de la grande corne de l'os hyoïde. Chez les femmes et les enfants, à cause de l'élévation du larynx, on voit la scission du tronc artériel au bord inférieur du cartilage thyroïde, et même plus bas. Dans l'enfance on la trouve à une grande distance de l'angle de la mâchoire inférieure, en raison de son peu de développement. On ne saurait d'ailleurs méconnaître certaines variétés individuelles, relatives à l'allongement ou à la brièveté du cou; c'est néanmoins sur des données tant soit peu vagues que l'on a admis, pour les individus prédisposés à la phthisie pulmonaire, que la bifurcation du vaisseau s'effectue plus bas que de coutume, tandis que le contraire advient, dit-on, chez ceux qui ont le cou court, et offrent cette constitution dite apoplectique.

Depuis que Morgagni, dans sa vingt-neuvième Lettre, a signalé un cas de brièveté de la carotide primitive, quelques exemples de ce genre démontrent que l'anomalie est susceptible de plusieurs degrés,

quelques uns de ces filets pourrait, dans la ligature de la carotide primitive, modifier le timbre de la voix, sans cependant produire l'aphonie.

se manifestant plutôt d'un côté que des deux. Naguère, sur le corps d'un homme de quarante ans, j'ai pu voir la carotide primitive gauche divisée, vers la cinquième vertèbre cervicale, en carotides secondaires, accolées l'une à l'autre et surpassant le volume ordinaire d'une carotide primitive. Cette division prématurée se rencontre à diverses distances de son origine : elle peut même exister à la base du cou. Je pense avec M. P. Robert (1) qu'une telle circonstance deviendrait peut-être heureuse en favorisant la circulation, avantage que l'on obtiendrait, la situation du vaisseau le permettant, par une ligature portée sur la branche atteinte d'anévrisme. Celui-ci occuperait-il le voisinage du tronc, c'est là alors qu'il conviendrait de lier. Embrasser par un fil le vaisseau affecté, ne serait-ce point exposer le malade à voir reparaître, par les voies collatérales, des pulsations dans la tumeur? On aurait ainsi tenté une opération pour le moins inutile.

Par suite d'une disposition opposée au peu de longueur de la carotide primitive, je l'ai vue deux fois, toujours à droite, sur un homme âgé et sur une femme jeune, se bifurquer au-dessous de l'angle de la mâchoire inférieure, et ce qui est digne de remarque, c'est que, chez ces sujets, le tronc carotidien fournissait la *thyroïdienne supérieure* et la *maxillaire externe*.

Langenbek parle d'une carotide primitive se divisant en carotide interne et thyroïdienne supérieure;

(1) *De l'influence des variétés anatomiques sur les opérations chirurgicales. (Journal des progrès*, t. VII et VIII.)

la carotide externe n'existait pas, et néanmoins les branches qui ont coutume d'en naître se trouvaient fournies par la carotide primitive.

Une curieuse anomalie résulte de la non-bifurcation de la carotide primitive, et alors toutes les branches qui tirent leur origine de la carotide externe proviennent du tronc carotidien dans leur ordre de succession naturelle; l'artère pénètre dans le crâne pour se terminer à l'instar de la carotide interne. Je ne connais d'exemple avéré de cette aberration que celui cité par Allan Burns. Le défaut de division de la carotide primitive donnerait lieu à des méprises, si une des artères, née ordinairement de la carotide externe et ne pouvant être liée, on était conduit à découvrir le vaisseau qui la produit, supposition assez gratuite, il est vrai, puisque, à part le développement des tumeurs érectiles, les cas de traumatisme où l'artère est à nu par le fait de la blessure, peu d'indications se présentent de porter un fil sur la carotide externe. Si, dans la circonstance qui nous occupe, la ligature de la carotide primitive suppléait avec avantage celle de la branche qui en émane, il pourrait survenir une coïncidence qui n'est point rare, considérée isolément; je veux parler de la vertébrale gauche, naissant de la crosse aortique, très près de la carotide commune, restée indivise, tout en faisant l'office des carotides cérébrale et faciale. Veut-on étreindre dans une ligature l'artère dont l'anomalie se rapporte à sa non-division, il devient alors facile de comprendre dans l'anse du fil l'artère vertébrale, et aussitôt la circulation du cerveau est compromise. Quand on voit les artères dont nous parlons si rap-

prochées et seulement séparées par un feuillet aponévrotique mince, l'on conçoit la possibilité de lier simultanément les deux vaisseaux. C'est en vue de ce grave
inconvénient que l'on conseille de diviser dans une
certaine étendue la gaîne entourant la carotide (1).
Lorsqu'elle est ainsi mise à nu, la compression fait
cesser les battements, et, dans le cas d'anévrisme,
dissipe toute incertitude sur son siége. N'a-t-on point,
par erreur, recouru à la ligature de la carotide primitive, quand, seule, la vertébrale avait été lésée?

L'absence de branches émanant du tronc carotidien
avant sa bifurcation, sauf quelques rameaux aberrants de peu d'importance, établit un caractère anatomique remarquable : cependant d'assez nombreuses
exceptions ne doivent point passer inaperçues, si l'on
apprécie les déductions pratiques qui en ressor-
tent (2).

(1) P. Robert, *Mémoire cité.*

(2) On ne saurait se le dissimuler, il y a dans la science quelques lacunes à remplir quant à l'anatomie du système circulatoire
considéré dans les différentes classes d'animaux : chez les quadrupèdes servant le plus habituellement aux vivisections, l'indivision
de la carotide commune, avant qu'elle se bifurque, est-elle un
fait général, comme dans l'espèce humaine? question qui surgit assez
naturellement à la lecture du mémoire du docteur Schomberg sur
la *Régénération des artères*, après la ligature ou la section des troncs
artériels. L'on sait que ses expérimentations ont été faites sur les
carotides primitives, et que, parmi plusieurs animaux sur lesquels
l'auteur a opéré, il a préféré les chèvres, à cause de la capacité des
artères de ce ruminant. Longtemps après avoir coupé la carotide,
les branches artérielles entouraient le vaisseau, là où la solution de
continuité avait eu lieu. Étaient-elles de nouvelle formation ou le
résultat de cette admirable force plastique qui produit la régénéra-
ion de certains tissus? N'étaient-ce que des capillaires, dont le calibre a pris de l'accroissement après la division du tronc carotidien; ou

Par suite d'une variété, des artères proviennent-elles du tronc carotidien, il cesse dès lors de figurer parmi tous les vaisseaux, comme celui en quelque sorte spécial, privilégié, pour l'application de la méthode de Brasdor.

Qui n'a rencontré dans ses dissections la thyroïdienne supérieure, qui sort ordinairement de la carotide externe, environ à 4 millimètres de son origine, naissant si près de la division de la carotide primitive, que ce tronc semble trifide? circonstance sur laquelle j'appelle l'attention, alors que la thyrodienne blessée très près de son lieu d'émergence, l'hémorrhagie est plus grave, et peut même en imposer comme ayant sa source dans la **caro**tide. Je rapporterai à ce sujet un fait malheureux dont le souvenir m'est toujours présent. Un enfant de sept à huit ans portait au côté gauche du cou un abcès froid de nature scrofuleuse, et qui s'ouvrit spontanément. Avec le pus s'écoulait chaque jour du sang artériel, mais en très petite quantité; bientôt des hémorrhagies peu inquiétantes se succédèrent d'une

---

enfin ces vaisseaux signalés comme de nouvelle création ne provenaient-ils de quelques artérioles, existant dans la gaîne fibreuse qui entoure l'artère, ménagées dans sa section et ayant acquis depuis un accroissement considérable? On le voit, le doute est permis, quand on songe que chez quelques animaux appartenant, par exemple, à la classe des carnassiers amphibies, ainsi que le phoque, la carotide primitive, depuis son origine de la crosse aortique jusqu'au larynx, donne des rameaux minces, affectant un singulier mode de distribution : ils se rendent autour de la jugulaire pour se perdre dans le plexus veineux. (Voir sur le système vasculaire des phoques un mémoire de Bourrow, traduit de l'allemand par Hœfer et inséré dans les *Annales françaises d'anatomie et de physiologie*, t. II.)

manière irrégulière, quand une dernière foudroyante devint mortelle. L'enfant agonisant fut porté chez un praticien instruit, qui n'aurait pas hésité à placer une ligature sur la carotide primitive, mais il était trop tard. J'assistai à la nécropsie : nous trouvâmes la thyroïdienne supérieure gauche ouverte au voisinage de son origine, paraissant d'abord être dans la carotide primitive; mais un examen plus attentif nous apprît qu'elle sortait très bas de la carotide externe, là où elle est fournie par la carotide primitive. La thyroïdienne, partout ramollie, baignait dans le pus; l'application d'une ligature devenait une opération inutile (1).

Je possède au moins quatre observations de thyroïdiennes supérieures, nées de la carotide commune, à une distance variable depuis 7 ou 8 millimètres jusqu'à près de 27. Trois des vaisseaux se remarquaient à droite, le quatrième occupait la gauche; j'ajouterai que, dans la majorité des cas, la thyroïdienne, appliquée contre la carotide primitive, parcourait avec elle un trajet plus ou moins long, pour l'abandonner ensuite, connexité insolite qui ne doit pas être perdue de vue. Quand il s'agit de découvrir la carotide primitive, ici encore la thyroïdienne pourrait être intéressée ou compromise dans la ligature du tronc.

Comparée à la thyroïdienne supérieure, c'est plus rarement que l'inférieure provient de la carotide primitive (*rarissime*, dit Haller, *exemplo vidi thyreoideam*

(1) Peut-être que si l'abcès scrofuleux avait été ouvert, plutôt qu'abandonné à la nature, l'issue de la maladie n'eût pas été aussi funeste : d'autres exemples ne prouvent-ils pas d'ailleurs que ce n'est pas toujours avec innocuité que les artères croupissent dans des foyers purulents?

inferiorem a carotide enatam) : cependant cette variété a été plusieurs fois observée, comme on peut s'en assurer. Il importe de ne pas ignorer une semblable disposition quand la ligature du vaisseau doit avoir lieu près de son origine ; voici un cas dont j'ai été témoin. Une femme de moyen âge périt victime d'un cancer utérin ; elle portait un goitre ancien, volumineux ; la thyroïdienne supérieure droite n'apparaissait qu'à l'état rudimentaire, tandis que l'inférieure du même côté, émergeant de la carotide primitive, à 14 millimètres au-dessous de sa division, surpassait le volume de la carotide externe. La blessure de cette thyroïdienne eût amené une hémorrhagie bientôt dangereuse, si l'art n'était aussitôt intervenu, et ici lier la carotide commune devenait l'indication formelle.

Comme si ce tronc était destiné à fournir l'exemple de l'origine insolite de toutes les thyroïdiennes, j'ai vu, ce qui m'est commun avec d'autres anatomistes, celle de Neubauer, dite encore *la plus inférieure, la moyenne, la profonde, thyroidea ima*, naissant de la carotide primitive (1).

Sur un sujet de trente-huit ans dont le corps thyroïde était sain, on suivait facilement la thyroïdienne surnuméraire, se détachant de la carotide primitive à un centimètre de distance du tronc innominé ; elle montait rectiligne vers la glande, pour s'y consumer, plus rapprochée de la thyroïdienne inférieure que de

(1) Bien que R. Harrison (*The surgical anatomy of the arteries*) décrive ce vaisseau comme existant ordinairement, ne peut-on dire qu'il a pris l'exception pour la règle, puisqu'une statistique anatomique exacte prouve que cette thyroïdienne est surnuméraire ?

la supérieure, et largement anastomosée avec les deux. L'artère que je décris était recouverte par les muscles sterno-hyoïdien et sterno-thyroïdien. Cette aberration vasculaire acquiert une certaine importance dans la ligature de la carotide primitive ; et, en effet, employant la méthode proposée par le professeur Sédillot, il est douteux que le caillot puisse s'organiser ou offrir même assez de consistance pour résister à l'ondée sanguine projetée par le ventricule gauche.

Quand on songe aux variétés de nombre, d'origine des thyroïdiennes, on n'accorde qu'une confiance limitée à la ligature de ces vaisseaux, préconisée dans l'intention d'extirper le corps thyroïde dégénéré, ou de le flétrir lors de son hypertrophie. Ne voit-on pas qu'une ligature portée sur les quatre artères thyroïdiennes serait peu efficace pour diminuer la nutrition du corps thyroïde, l'artère surnuméraire restant intacte? Enfin, j'ai observé une carotide primitive droite donnant la vertébrale à 4 millimètres environ au-dessous de la bifurcation de la première. Je reviendrai avec détails sur ce fait quand je traiterai des artères vertébrales, me bornant maintenant à rappeler qu'Hildenbrand, de Berlin, a décrit un cas semblable.

Par la dénomination d'*externe* et *interne*, imposée aux branches secondaires de la carotide primitive, on a eu moins égard aux rapports qu'elles affectent dès leur origine, même dans une certaine étendue de leur trajet, qu'à la situation des parties auxquelles elles se distribuent. Continuant la direction de la carotide primitive, l'externe se trouve, à sa naissance, placée en avant et en dedans de l'autre :

d'abord accolés, ces deux vaisseaux ne sont pas toujours aisément distingués, et c'est là un caractère significatif au point de vue de l'application pratique. Injectées et préparées sur le cadavre, on admet avec quelque difficulté que l'on puisse porter sur l'une des artères la ligature destinée pour l'autre. Cependant l'observation clinique est là pour prouver, en certaines circonstances, l'embarras du praticien; compulsant les annales de la science, j'aurais plus d'un fait confirmant mon assertion : je me bornerai au suivant : à la suite d'une blessure profonde de la face, des hémorrhagies inquiétantes se manifestent, incoërcibles par tous les moyens d'hémostasie médiate, quand un ancien et habile chirurgien de l'Hôtel-Dieu de Marseille se décide à faire lier une des divisions de la carotide commune plutôt que le tronc lui-même. Sous sa direction, il confie l'instrument au chef interne; les deux carotides sont mises à nu : mais les avis se partagent pour reconnaître l'externe. Il fallut cependant céder à l'autorité du maître; ce fut malheureusement la carotide interne qu'on lia : l'écoulement sanguin diminua sans s'arrêter entièrement. Le malade périt peu de jours après par le développement d'accidents nerveux. L'ouverture du corps vint montrer que les branches artérielles ouvertes émanaient de la carotide externe, et que le vaisseau lié n'était pas celui qui devait l'être (1). Avant de porter une ligature

---

(1) Est-il rationnel de décorer du nom de progrès la substitution de la ligature de l'une ou des deux carotides secondaires, comme devant remplacer l'opération pratiquée sur la primitive? Peut-on établir comme principe que la ligature de l'externe convient surtout pour les tumeurs vasculaires dont le siége existe à la face et à l'ex-

définitive sur l'artère, n'est-il pas indispensable de la comprimer pour s'assurer si l'on parvient à suspendre par cette manœuvre les battements d'une tumeur anévrismale ou bien à arrêter une hémorrhagie?

L'embarras de discerner la carotide externe de l'interne, vers le lieu d'émergence, augmente surtout dans le cas d'anomalie par inversion. En voici un exemple; il a pour objet un jeune homme qui succomba à une phlegmasie sur-aiguë de l'arachnoïde : la carotide faciale ou externe apparaissait tout-à-fait en dehors de la cérébrale, méritant ici, dans la région du cou, le nom d'externe, variété s'observant dans une certaine étendue; car après, les connexions ordinaires se reproduisaient.

Parlerai-je de la capacité respective des carotides secondaires, capacité tout à l'avantage de l'interne dans l'enfance, tandis que chez l'adulte leur différence est peu sensible, à part quelques circonstances individuelles? L'externe, dont le calibre est de 6 milli-

---

térieur du crâne, tandis qu'il est préférable d'embrasser par un fil la carotide interne à l'occasion des maladies de la même nature, développées dans l'orbite? M. Mayo avance que, contre les hémorrhagies ou les anévrismes de la tête, il est avantageux d'opposer la ligature des deux carotides secondaires, quand même une seule est atteinte. Si l'on se décidait à embrasser la carotide primitive, ne s'exposerait-on point au retour du sang par le côté opposé, au moyen de la carotide interne? et c'est de bas en haut qu'il revient dans l'externe. Cependant cette crainte ne doit pas toujours arrêter; le souvenir de quelques faits dont j'ai été témoin, en particulier celui d'une tumeur érectile volumineuse, occupant la région temporale et mastoïdienne droite, tumeur guérie par l'oblitération du tronc carotidien, me fait regarder l'opération qui la provoque comme méthode générale, tandis que la ligature des carotides externe ou interne serait exceptionnelle.

mètres environ, diminue quand la thyroïdienne supérieure provient de la carotide primitive, ce qui n'est point rare.

J'ai été conduit à signaler la plupart des variétés d'origine de la carotide externe, son absence même, alors qu'elle est suppléée par la primitive ; j'ai trouvé l'externe réduite à la longueur de 55 millimètres, divisée, à une grande distance du col du condyle, en artères temporale, superficielle et maxillaire interne. Par opposition, chez quelques individus, l'étendue de la carotide externe arrive à 9 centimètres et demi, quelquefois plus. Le corps d'un jeune homme m'a offert l'exemple de cette artère (la gauche), ne donnant antérieurement qu'un tronc commun à la linguale et à la faciale ; en arrière, l'occipitale et l'auriculaire postérieure naissaient aussi d'un tronc unique, circonstance de quelque valeur quand on doit lier la carotide externe. Qui n'a rencontré, comme dit Theil, des branches données ordinairement par ce vaisseau, n'émergeant plus de lui, mais de la carotide commune et de l'interne? Ailleurs ce sont des artères qui, anormalement, émanent de la carotide externe, comme la palatine ascendante, la transversale de la face, etc.

Peu de parties du système artériel offrent plus de variétés que les thyroïdiennes, et entre elles existe une solidarité qu'on ne saurait nier ; c'est en avant et à une hauteur variable de la carotide externe que l'on distingue la thyroïdienne supérieure, qui, accidentellement en communauté d'origine avec la linguale, provient alors de la carotide primitive : il n'en est plus ainsi quand elle naît avec la maxillaire externe. La thyroïdienne supérieure vient-elle à manquer entièrement, c'est l'homonyme du côté opposé, dont le volume est accru, qui la remplace. On rapporte plusieurs cas dans lesquels une des thyroïdiennes est double : je regrette d'avoir négligé de noter le chiffre assez étendu des exemples de ce genre qui ont passé sous mes yeux ; mais d'abord la dualité existe-t-elle réellement? S'il m'est permis de m'en rapporter à ce que j'ai observé, je dirai que les artères se trouvaient situées à 4 ou 6 millimètres de distance l'une de l'autre. La première, j'appelle ainsi la plus supérieure, moins volumineuse, envoyait un rameau à la face interne du sterno-cléido-mastoïdien, et se terminait par l'artère laryngée supérieure ; la seconde thyroïdienne donnait la crico-thyroïdienne et tous les rameaux destinés au corps thyroïde. L'essence de cette anomalie consiste plutôt en ce que l'une des branches, émise ordinairement par la thyroïdienne, sort ici immédiatement de la carotide externe. C'est ainsi que je considère cette duplicité, utile à apprécier dans les plaies du cou avec hémorrhagie, ou dans le bronchocèle traité par la ligature des thyroïdiennes ; c'est un vaisseau de plus, sur lequel il importe d'appliquer le même moyen.

Un fait plus rare est l'aberration d'origine, sans cette duplicité, de la thyroïdienne supérieure, que l'on rencontre une fois sur huit d'après Meckel, cinq sur cinquante, d'après Haller : je parle de la laryngée supérieure, provenant isolément et plus haut de la carotide externe. Un ancien marin, tourmenté par des accès de monomanie suicide, se fait, armé d'un rasoir, une plaie transversale, étendue en haut et en avant du cou ; la membrane hyo-thyroïdienne est divisée à gauche et jusque sur la ligne médiane ;

une hémorrhagie abondante survint aussitôt. Porté à l'hôpital principal de la marine de Toulon, où je remplissais momentanément les fonctions de chirurgien en chef, le blessé est en syncope. Bientôt retiré de cet état, le sang coule de nouveau par jets; je crois reconnaître qu'il a sa source dans la laryngée supérieure gauche; cependant je suis surpris de la situation élevée de l'artère. Introduisant le doigt dans la plaie avant de porter une ligature sur le vaisseau, je distingue au-dessous de lui des battements que je ne puis attribuer qu'à une thyroïdienne placée trop haut pour être l'inférieure. La blessure du cou touchait à une prochaine cicatrisation, lorsqu'au bout de vingt-six heures, et malgré l'emploi de moyens énergiques, le malheureux est enlevé par une angine laryngée œdémateuse. La nécropsie montra l'artère laryngée supérieure, produite par la carotide externe et passant au-dessous de la grande corne de l'os hyoïde, au lieu de se porter en dessus. La thyroïdienne supérieure gauche était diminuée de volume.

L'artère laryngée supérieure est toujours d'un calibre plus considérable, quand, fournie par la carotide externe, elle représente une thyroïdienne surnuméraire. M. Chassaignac a mis sous les yeux de la Société anatomique de Paris une pièce dans laquelle le tronc même de l'artère thyroïdienne supérieure n'émettait pas la branche laryngée inférieure, mais passait transversalement sur le ligament crico-thyroïdien. Il faut prévoir cette variété dans la laryngotomie.

Sur le cadavre d'une jeune fille, j'ai rencontré l'artère laryngée supérieure sortant de la linguale, la thyroïdienne étant à l'état rudimentaire.

Sur deux cadavres d'homme transportés dans les salles de dissection de la Faculté, j'ai suivi la laryngée supérieure, pénétrant dans une ouverture arrondie, située sur la partie moyenne du cartilage thyroïde droit ; arrivé dans la cavité du larynx, le vaisseau se bifurquait. L'une des branches se portait dans l'épiglotte, l'autre dans le muscle thyro-aryténoïdien et la muqueuse. Sœmmerring (1) indique la même variété. Quand elle a lieu, la laryngée a moins de développement que de coutume.

Le volume extraordinaire qu'acquièrent les thyroïdiennes supérieures ne doit pas nous occuper, quand il tient à un état pathologique du corps thyroïde : cependant j'ai conservé une thyroïdienne supérieure gauche, égalant presque la capacité de la carotide externe et coïncidant avec l'intégrité du corps thyroïde : seulement, le lobe gauche était plus développé que l'autre : le vaisseau en question était flexueux, superficiel ; pendant la vie il est probable qu'on distinguait les pulsations à travers les téguments. Il eût été facile de lier cette thyroïdienne.

Depuis que de récentes tentatives pour lier l'artère linguale entre la carotide externe et l'os hyoïde ont été l'occasion de procédés plus nombreux peut-être que les faits avérés de l'opération elle-même, la science possède des données exactes sur les connexités de ce vaisseau, ses anomalies, et la possibilité de sa ligature est désormais hors de doute. Par un triste retour sur le passé, combien de malheureux atteints d'affection profonde de la langue ont péri sans être opérés, la

(1) *De corporis humani fabricâ.*

maladie devant être quelquefois curable , alors que la crainte de ne pouvoir maîtriser l'hémorrhagie arrêtait la main du chirurgien (1) !

Pour l'anatomie d'application ou pratique, il ne suffit pas de répéter, avec la plupart des auteurs, que la linguale provient de la partie antérieure de la carotide externe, à treize millimètres environ de la thiroï-

(1) Cependant il y a loin de cette opération manœuvrée dans les amphithéâtres, où l'on finit toujours par trouver l'artère, aux difficultés très réelles de son exécution sur le vivant. Dans une thèse soutenue à Paris, sur le traitement du cancer de la langue et la ligature de l'artère linguale, le docteur Voranger rapporte un cas dans lequel M. Flaubert a lié avec succès ce vaisseau et où il préconise cette méthode, comme préventive, quand il s'agit d'extirper une grande portion de la langue. La lecture de l'observation due à l'habile chirurgien de Rouen nous montre l'opération comme simple et facile. Ce n'est pas ainsi que chacun en juge; tout n'est pas prévu dans cet acte où il y a des écueils à éviter : il faut ici une connaissance de détails anatomiques, non seulement pour ce qui existe le plus ordinairement, mais encore pour ce qui peut survenir. Les difficultés, qu'on ne saurait dissimuler, nous ont valu un travail du docteur Mirault (*Mémoires de l'Académie royale de médecine*, Paris, 1838, t. VII, pag. 577). J'ai fait plus d'un emprunt à ce travail; j'éprouve, c'est justice, le besoin de proposer, comme modèle à suivre, la conduite de notre confrère. Consulté pour une jeune fille portant un cancer à la langue, il admet la pensée de lier les artères qui se rendent à cet organe, espérant y suspendre la circulation. Il échoue dans la première opération, pratiquée du côté gauche, bien que guidé par les règles connues. Plus heureux de l'autre côté, l'artère linguale est embrassée par un fil; mais frappé des obstacles qui l'ont d'abord arrêté, loin de se rejeter, par exemple, sur une prétendue variété anatomique, comme il advient quelquefois en telle occurrence, c'est sur un grand nombre de cadavres que le médecin d'Angers se livre à de nouvelles et consciencieuses investigations, et il publie, sur les rapports de la linguale, ou mieux sur l'anatomie chirurgicale de la région trachélienne du cou, le résultat d'études et de préceptes qu'on ne saurait trop méditer.

dienne supérieure, tantôt d'un tronc commun avec
elle, ou la faciale ; ce sont là des indications par trop
vagues. Dans le but de préciser, au point de vue de l'a-
natomie chirurgicale, l'origine de l'artère, M. Mirault
l'a examiné sur trente-huit cadavres ; prenant comme
guide l'os hyoïde, il a constaté que, sur ce nombre,
vingt et une fois elle était à la hauteur de cet os,
quinze fois au-dessus, depuis 2 millimètres jusqu'à
18 ; deux fois au-dessous, depuis 2 jusqu'à 9. Voilà
donc la naissance de la linguale variant de 1 à 3 centimètres, si l'on prend les extrêmes d'élévation et
d'abaissement (1).

Enfin on a vu la linguale se détachant de la carotide au-dessus de la maxillaire externe.

Les variétés qui nous occupent s'étendent, en outre,
à la direction et au trajet de l'artère ascendante ou
descendante, transversale ou flexueuse; ces différences se rattachent à son origine, à sa longueur et à
la distance qui sépare la carotide externe de la grande
corne de l'os hyoïde (Mirault). Ce qu'il faut dire, c'est
que, près son émergence, les rapports de la linguale
avec le nerf hypoglosse, là où il la croise, restent
constamment les mêmes, malgré les aberrations du
vaisseau.

Se dispose-t-on à le lier, il faut encore savoir que
son accès peut être rendu difficile par les veines qui
le recouvrent, variables par leur nombre comme par
leur ouverture dans la jugulaire interne; je parle des
veines linguale, de la pharyngienne, parfois double
ou triple, et de la labiale, veines constituant un réseau

____

(1) *Mém. de l'Acad. roy. de méd.* Paris, 1835, t. IV, p. 56 et suiv

superposé à l'artère. M. Mirault signale comme difficulté dans l'opération, le cas fort rare de l'existence de deux jugulaires internes, parce que dans cette circonstance l'antérieure dérobe à la vue l'intervalle situé entre la carotide externe et la grande corne de l'os hyoïde. Dans des notes rédigées en 1829, j'ai mentionné, comme ne l'ayant trouvée qu'une fois, l'anomalie relative à la dualité des jugulaires internes : je l'observai sur le **côté** gauche de la région cervicale d'un vieillard enlevé par une entérite chronique, avec engorgement énorme des ganglions mésentériques.

Lauth le père nous a transmis le fait d'une artère linguale très petite se terminant dans la profondeur de la langue, non loin de sa racine. La maxillaire interne fournissait une branche considérable, divisée en sublinguale et ranine; disposition curieuse, si l'on considère que dans une hémorrhagie de ce vaisseau, la ligature de la linguale devenait sans résultat.

Il est assez fréquent qu'elle envoie un rameau à l'os hyoïde, rameau se distribuant à ses muscles abaisseurs, et qui paraît en antagonisme, quant au volume, avec la branche laryngée supérieure. La dorsale de la langue a été reconnue émergeant de la thyroïdienne supérieure. L'absence de la sublinguale se manifeste fréquemment, et alors une branche de la submentale, située au-devant de la glande submaxillaire, la remplace, et il faut dire que cette variété se répète des deux côtés, ainsi que d'autres l'ont observé. M. Robert a publié un cas dans lequel deux artères ranines analogues aux veines homonymes existaient : si la phlébotomie de la ranine n'était inusitée, on eût été exposé à léser l'une des artères de ce nom.

La *faciale* ou maxillaire externe figure parmi les
artères à nombreuses variétés relatives, moins à l'origine qu'au volume, à la direction et à la terminaison.
Il est digne d'attention qu'assez ordinairement les anomalies se répètent ici des deux côtés. C'est de la partie
antérieure de la carotide externe qu'elle prend naissance. Le calibre de la faciale égale celui de ce vaisseau,
par exemple quand elle forme la linguale, ce qui, à
la vérité, est peu ordinaire. Si l'artère qui nous occupe
donne quelques branches de l'ophthalmique, comme
celles qui se rendent à l'angle interne de l'orbite, au
nez ou même au front, la faciale, prolongée dans ces
régions, est d'un calibre considérable; si la frontale,
accidentellement fournie par elle, venait à être lésée,
l'on se tromperait, dit le docteur Robert, en opposant
la ligature à l'hémorrhagie; la compression facilement
exercée serait préférable. Dans le cas d'anévrisme de
la frontale, dont la science possède plus d'un exemple, et dans la supposition d'aberration de l'artère, il
serait rationnel d'opérer suivant l'ancienne méthode,
c'est-à-dire d'ouvrir le sac, en portant un fil sur le
vaisseau en dessus et en dessous de la tumeur. Le succès obtenu par Brodie confirme ce précepte.

Sur un homme dans la force de l'âge, de constitution athlétique, mort d'une affection typhoïde, les
deux maxillaires externes présentaient plus de 4 millimètres de largeur; chez ce sujet, les lèvres étaient
proéminentes comme dans la race nègre. En général,
le développement de la faciale est en raison inverse de
celui que présente la transversale de la face, branche
de la temporale superficielle.

Il s'en faut que la palatine inférieure provienne

constamment de la maxillaire externe ; assez souvent elle émane de la pharyngienne inférieure. Meckel regarde cette dernière disposition comme naturelle ; consultant des relevés numériques exacts, je ne puis partager l'avis de ce savant. Au nombre des artères fournies extraordinairement par la faciale, je citerai la ranine. Sur un cadavre de femme, la maxillaire externe (j'ai omis de noter le côté), grêle, peu flexueuse, se terminait d'une manière subite, au bord antérieur du muscle masséter ; l'artère congénère et la transversale suppléaient les rameaux qui manquaient ; semblable aberration a été signalée, mais des deux côtés. Conduit à exercer en telles circonstances la compression sur l'os maxillaire supérieur pour arrêter l'hémorrhagie, ce moyen hémostatique serait sans résultat ; la ligature du vaisseau échouerait également (1).

L'on a avancé, et je puis le confirmer, que la faciale ne fournit point, soit la labiale supérieure, soit l'inférieure, tandis que par opposition elles peuvent être doubles, même triples. La dualité s'observe néanmoins plus fréquemment pour la lèvre inférieure. Je ne laisserai point passer inaperçue l'anomalie sui-

(1) La ligature du tronc de la maxillaire externe, pratiquée dans la région sus-hyoïdienne ou faciale, mérite peu de confiance, en raison des fréquentes communications de cette artère, établissant de larges anastomoses entre les carotides externe et interne. J'ai disséqué sur un cadavre une tumeur érectile, du volume d'une noisette, située dans la moitié gauche de la lèvre supérieure, et je me suis convaincu que des vaisseaux suivis sans injection, venant alimenter la tumeur sanguine, appartenaient au système artériel de l'orbite et du nez. Je me demande de quel secours devenait la ligature de la faciale.

vante, et, si je ne m'abuse, elle n'a peut-être pas été indiquée : de la faciale gauche sortait l'artère buccale, branche qui a coutume d'appartenir à la maxillaire interne ; bien entendu que je ne fais pas allusion à ces rameaux buccaux de la faciale, placés entre le bord de la mâchoire et l'aile du nez. Le vaisseau aberrant, né à quelques millimètres de la commissure labiale, passait entre les muscles masséter et buccinateur ; après avoir envoyé quelques rameaux au ptérygoïdien interne, il s'anastomosait avec l'alvéolaire, la sous-orbitaire et la transversale de la face ; à droite, la buccale émergeait du tronc de l'artère temporale profonde antérieure.

Lauth parle d'une branche considérable produite par la faciale et gagnant le bord antérieur du masséter, pour s'étendre jusqu'à la paupière inférieure, tout en communiquant dans son trajet avec les artères voisines. Le vaisseau surnuméraire suppléait la transversale, d'un très petit volume.

Quant aux divers modes de terminaison de la maxillaire externe, je les réunirai dans ces catégories : rudimentaire, elle se perd brusquement dans le masséter, ou bien ne donne que la coronaire inférieure ; tantôt elle se termine sur les parties latérales du nez, en s'anastomosant avec la branche nasale de l'ophthalmique et la sous-orbitaire, tantôt par l'artère de l'aile du nez ou celle de la sous-cloison.

Enfin, s'il s'agissait de jeter un fil sur la faciale en bas et au-devant du masséter, on se rappellerait que, par exception, la veine homonyme, placée ordinairement en dehors et en arrière, peut recouvrir l'artère, depuis le bord inférieur du maxillaire jusqu'à la commissure des lèvres. J'ajouterai n'avoir rencontré cet état que chez peu de vieillards.

L'*artère occipitale* est sujette à plus d'une sorte de variétés. Tiedemann nous apprend que deux fois il l'a vue naître de la carotide interne; j'ai rencontré une semblable disposition à droite; le vaisseau, peu volumineux, n'émettait que de grêles et rares branches, à la partie postérieure du crâne, tandis que celles du cou étaient plus considérables. Weber parle d'une artère occipitale droite fournie par la sous-clavière et en communauté d'origine avec la cervicale profonde. Theile nous rappelle que Schlemm a remarqué deux racines pour l'occipitale, provenant l'une de la carotide externe, l'autre de la vertébrale. Je possède quelques observations d'occipitales, tirant leur origine d'un même tronc que l'auriculaire postérieure, et à cette occasion je mentionnerai un fait qui n'est pas sans intérêt. Un jeune militaire, pris de vin, reçoit, en se débattant, un coup de baïonnette qui pénètre profondément en arrière et en haut de la région cervicale gauche : la pointe de l'instrument vient sortir au-dessous de l'apophyse mastoïde. Transporté à l'hôpital Saint-Éloi, le blessé est placé dans le service de Delpech : bientôt des hémorrhagies se manifestent et deviennent graves par leur répétition. Un gonflement inflammatoire, intense, de nature érysipélateuse, envahit le cou et une partie du cuir chevelu. Appelé en consultation par notre habile collègue (c'était le septième jour de l'accident) la question de lier la carotide primitive fut agitée : je combattis cette opinion, le malade étant déjà dans un état très fâcheux; car des symptômes d'arachnitis sub-aiguë existaient. La mort arriva le surlendemain. L'autopsie cadavérique montra que l'occipitale gauche était traversée de part en part, et qu'elle provenait médiatement de la carotide externe par une branche qui lui était commune avec l'auriculaire postérieure (1).

Un sujet, dont le système vasculaire n'était qu'une série d'anomalies, a présenté l'exemple d'absence complète de l'occipitale droite, remplacée par des rameaux de la cervicale profonde (fait communiqué sans autres détails). Les dissections confirment l'assertion de Haller, lorsqu'il a dit qu'il y a antagonisme, quant au volume, entre la branche cervicale profonde et la dorsale fournie par la vertébrale. L'on trouve quelquefois l'occipitale située plus bas que de coutume : alors elle passe sur le muscle petit complexus. Les aberrations des branches dues à l'occipitale concernent plutôt les crâniennes ou superficielles que les inférieures ou cervicales ; artères servant à établir, et à multiplier les anastomoses aux environs de l'épaule, ressource précieuse lors de l'oblitération du tronc sous-clavier.

Enfin, parmi les rameaux nés de l'occipitale, les

(1) Elles sont rares les circonstances qui nécessitent la ligature de l'occipital, opération qu'on sait d'ailleurs n'être praticable qu'au-dessus de l'insertion céphalique du splénius. Ici ne trouve-t-on pas, pour exercer la compression, un point d'appui naturel et inflexe ? Néanmoins si les parties molles du crâne deviennent douloureuses, tuméfiées, il est prudent de renoncer à ce moyen hémostatique. J'ai étudié sur le cadavre les artères recouvrant les parties postérieure et latérale de la tête, artères frappées d'hypertrophie : les occipitales, entre autres, avaient acquis une capacité énorme. Eh bien ! le tissu artériel épaissi, dégénéré se rupturait, même la tunique externe ou fibro-celluleuse, sous une striction modérée de la ligature.

secondaires varient, même quant à leur existence ; je veux parler de l'artère mastoïdienne, constituant dans sa portion intra-crânienne une *méningienne postérieure*. L'on sait que l'occipitale ne donne point toujours l'artère qui passe par le trou déchiré postérieur ; il n'est pas rare que la stylo-mastoïdienne émerge de l'occipitale.

L'*artère auriculaire postérieure* ne naît pas toujours de la carotide externe ; on la voit tirant son origine de l'occipitale. Dans plus d'un cas elle manque, remplacée par des rameaux de l'auriculaire antérieure et de l'occipitale. Lorsqu'au contraire l'auriculaire postérieure offre un gros calibre, elle fournit assez souvent la branche postérieure de la temporale superficielle.

Dans un cas de dilatation anévrismale de l'auriculaire postérieure, R. Harrison assista à la ligature du vaisseau, pratiquée devant l'apophyse mastoïde : l'opération ne fut pas couronnée de succès.

La *pharyngienne inférieure ou ascendante* doit être signalée comme une des branches les plus irrégulières de la carotide externe. J'ai suivi la pharyngienne droite venant de l'occipitale, ce qui a été indiqué par Haller, Tiedemann et d'autres. Elle émerge aussi de la carotide interne ou de la bifurcation de la carotide commune. L'autorité de Sœmmerring a fait répéter qu'elle est produite par la thyroïdienne supérieure, aberration fort rare. Ce grand anatomiste cite Mayer comme ayant rencontré cette disposition ; toutefois Meckel objecte avec raison que l'artère nommée par Mayer *laryngo-pharyngienne* n'est que le rameau laryngé de la thyroïdienne supérieure, et nullement une pharyngienne en plus : quant à celle-ci, il l'appelle artère postérieure de l'arrière-gorge. Lorsque la pharyngienne manque, elle est remplacée par des branches de la maxillaire externe, dont la capacité est accrue.

Le corps d'un homme de moyen âge, livré à des élèves de l'école pratique pour l'étude de l'artériologie, m'a permis de distinguer à gauche deux pharyngiennes ascendantes, d'inégal volume : la plus grosse émanait de la carotide interne, l'autre de la faciale. Suivant Sœmmerring, dans la dualité des pharyngiennes, le tronc inférieur sort de la carotide commune, et le supérieur de l'interne. Je pense, d'après Meckel, que ce mode d'anomalie ne constitue pas la règle. Le souvenir des méprises dans lesquelles je suis tombé me porte à prévenir qu'il ne faut pas regarder comme pharyngienne surnuméraire la palatine ascendante, branche accidentellement fournie par la carotide externe, et non par la faciale. Plus d'une fois j'ai dû me prononcer sur ces prétendues pharyngiennes doubles, quand en réalité le vaisseau était unique. Les différences de son calibre semblent se montrer, suivant le professeur Cruveilhier, en raison inverse du développement de cette palatine.

La *temporale superficielle*, branche terminale de la carotide externe, présente assez peu d'anomalies par elle-même ; mais il n'en est plus ainsi d'une de ses branches, la transversale de la face. Néanmoins, la temporale étant à peu près le seul vaisseau sur lequel on pratique l'artériotomie, j'entrerai dans quelques détails quant aux variétés dont elle peut offrir l'exemple. On a vu la temporale, d'un volume considérable, fournir les labiales et les nasales, cas qui, pour être rare, n'en est pas moins avéré. L'on comprend qu'en telle circonstance la compression exercée sur la maxillaire externe devient tout-à-fait sans résultat. Le peu de volume de la temporale est quelquefois dû à ce que la transversale émane de la carotide externe. C'est à la distance de 13 à 28 millimètres de l'arcade zigomatique que la temporale se bifurque. J'ai sur deux sujets, et du même côté, le gauche, constaté la division de l'artère au voisinage du tragus, là où existe le tronc temporal, et par contre M. Malgaigne (1) a trouvé l'artère parvenue indivise jusqu'à la limite supérieure de la région temporale. Enfin le vaisseau, au lieu de se bifurquer, se partage en trois branches petites, inégales. Néanmoins, sur une pièce du conservatoire de la Faculté, la branche antérieure de la temporale est trifurquée et remarquable par le nombre et la richesse des rameaux artériels qu'elle répand sur le front, les régions temporale et pariétale. La temporale antérieure est le vaisseau choisi pour l'artériotomie. La veine satellite est placée en dehors ou en arrière : dans quelques dispositions exceptionnelles, elle est double. Aussi peut-on être exposé à arriver à l'artère après avoir traversé une des veines, danger qui serait plus imminent si on ouvrait la temporale au voisinage de l'arcade zigomatique, où elle est ordinairement en partie recouverte par la veine : un anévrisme variqueux serait la conséquence de cette opération. A part la blessure de la veine, qui doit être rare, il n'en est plus ainsi de l'anévrisme succédant à l'ouverture de la temporale. Plusieurs années se sont

(1) *Traité d'anatomie chirurgicale et de chirurgie expérimentale,* Paris, 1838, t. 1, pag. 191 et suiv.

écoulées depuis que, pratiquant dans un hôpital maritime l'artériotomie sur un aliéné atteint de congestion cérébrale subite, je ne pus distinguer au tact la branche temporale que l'on a coutume de diviser : je me rapprochai de l'arcade zigomatique, et fis l'incision trop bas (j'exécutais l'artériotomie pour la première fois). Le sang coula en quantité suffisante et fut facilement arrété par un bandage compressif; mais quelques heures après, dans un accès de délire furieux, le malade arracha l'appareil, l'hémorrhagie fut abondante avant que le chirurgien de garde parvînt à l'arréter par un pansement méthodique. Quand, trois jours après, on l'enleva, il était facile de reconnaître une tumeur du volume d'une noisette, à pulsations isochrones à celles du pouls, et sur la nature de laquelle il n'y avait nullement à se méprendre. Diviser complétement l'artère en travers, en lier les deux bouts, me sembla tout de suite l'indication à remplir : cependant le chef du service rejeta formellement toute opération, et sa volonté, plus puissante que la mienne, du moins en hiérarchie médicale, me contraignit à l'expectation quand, certes, il fallait agir. J'ignore quelle a été l'issue de l'anévrisme, car je perdis bientôt l'homme de vue : je sais qu'il recouvra momentanément la raison et retourna dans sa famille (1).

(1) Je ne puis omettre de rappeler une observation pleine d'intérêt transmise par Allan Burns, et relative à un anévrisme de la temporale, suite de l'artériotomie, pratiquée deux fois. Le frère de l'auteur fut chargé de l'opération; il enleva *une partie du muscle temporal, parce que la tumeur, qui paraissait circonscrite avant d'être découverte, s'étendait en dessous de l'arcade zygomatique; le sang était infiltré dans l'épaisseur du crotaphite.* L'impossibilité de lier le vaisseau conduisit à exercer la compression, à l'aide d'une

Si l'artère temporale postérieure superficielle manque, elle est remplacée par l'auriculaire postérieure.

Souvent la *transversale de la face* doit son origine à la carotide externe; Sœmmerring considère cet état comme le plus ordinaire. Quand il en est ainsi, la transversale croise obliquement le masseter, pour gagner la commissure labiale. Il serait possible, dit le docteur P. Robert, de la léser dans la résection du maxillaire inférieur, près la branche verticale de l'os. J'ai rencontré plus d'une fois l'artère qui nous occupe double : des deux rameaux, le supérieur longeait en haut le canal parotidien, l'inférieur côtoyait en bas ce conduit. Il importe de ne pas oublier une telle aberration, quand il s'agit d'établir un canal salivaire artificiel. Lorsque la transversale de la face est réduite à l'état rudimentaire, elle a coutume de se consumer dans le muscle orbiculaire des paupières, en même temps que les rameaux massétérins viennent alors de la temporale.

Fidèle à la pensée qui m'inspirait, quand je conçus ce travail, de ne m'occuper spécialement que des

éponge, laissée pendant quelque temps dans la plaie. La plus légère réflexion ne tarde pas à convaincre que ce ne peut être la branche superficielle temporale antérieure qui avait été intéressée dans l'artériotomie, mais le tronc temporal lui-même; et encore probablemen l'aponévrose a-t-elle été incisée en même temps que l'artère, puisque le sang était infiltré dans le muscle et que la temporale est placée entre l'aponévrose et la peau. L'auteur ajoute, je traduis textuellement, que la tumeur anévrismale, quoique liée à la temporale superficielle, était plus intimement unie aux branches de la maxillaire interne, et, comme s'il était peu satisfait de cette opinion sur le siège de la maladie, il se demande si la tumeur sanguine n'existait pas sous l'aponévrose temporale, avant l'ouverture de l'artère.

artères accessibles aux moyens chirurgicaux, je n'ai
point à parler ici de la maxillaire interne, si difficile
à préparer et à graver dans la mémoire, autant par
la multiplicité des branches que par la profondeur
de leur situation ; et cependant je possède sur quelques unes d'entre elles des exemples de variétés
plutôt afférentes, il est vrai, à l'art anatomique qu'à
la pratique chirurgicale.

Les uns ont considéré comme état normal le passage de la maxillaire interne entre le ptérygoïdien
externe et les insertions du crotaphite, à l'os maxillaire. Sans contester la fréquence de ce rapport, je
crois qu'il est plus ordinaire de voir le vaisseau che-
miner entre les deux muscles ptérygoïdiens. Comme
l'a dit Bourgery, l'artère est-elle entre le ptérygoïdien
externe et le temporal, on la voit former une anse
sous l'insertion condylienne, alors que, située entre
les ptérygoïdiens, elle poursuit son trajet en dehors
des nerfs dentaire inférieur et lingual ; après s'être
recourbée, elle passe entre les deux faisceaux du
petit ptérygoïdien.

Les variétés de direction relatives à la *carotide
interne* ne sont pas sans importance ; c'est ainsi que
les inflexions qu'elle peut présenter ne se bornent
point à celles observées dans son passage à travers
le canal du rocher qui porte son nom. Ordinairement
rectiligne dans la région cervicale, elle devient cur-
viligne chez certains : *Prius vero quam attingat ca-
nalem suum*, dit Haller, *sæpe neque tandem semper
inflectitur*. Au moment où elle pénètre dans le temporal, on distingue une courbure dont l'existence est
presque constante ; ici la convexité est antérieure et

interne, tandis que si à son origine, ou tôt après, le vaisseau s'infléchit, la convexité se montre en arrière et en dehors. Ce ne sont pas là des détails isolés, n'ayant trait qu'à la partie graphique du vaisseau : ainsi les courbures sont-elles très prononcées au voisinage du pharynx et des amygdales, l'artère se rapproche de celles-ci par le sommet d'une de ces courbures. C'est en semblable circonstance que la carotide interne a dû être lésée par l'instrument tranchant, lors de l'extirpation des tonsilles, ou même en ouvrant un abcès développé dans leur épaisseur. Il arrive néanmoins, à la suite d'opérations pratiquées sur les amygdales, des hémorrhagies inquiétantes par leur persistance, sans que la source puisse en être rapportée à la carotide interne. J'ai vu sur un homme dans la force de l'âge, mort d'une pneumonie chronique, les amygdales fortement hypertrophiées, sans dégénérescence de tissu ; les artères avaient un volume double de celui qui leur est naturel, et l'ablation d'une portion de la glande devait entraîner une hémorrhagie grave, si l'art ne possédait des moyens d'y remédier.

Enfin on affirme avoir constaté l'absence d'une carotide interne ; j'ai déjà signalé des branches provenant accidentellement de cette artère.

On sait que l'*artère ophthalmique* n'entre point dans l'orbite avec la veine homonyme : la première y pénètre avec le nerf optique par le trou du même nom, croisant le nerf ordinairement, sans que cette disposition soit constante. L'artère ne s'introduit pas toujours dans le trou optique, mais tantôt en dehors de lui, par un canal particulier, ou encore dans la fente sphénoïdale, avec la veine qui se trouve à une certaine distance et en dedans.

L'artère ophthalmique ne tire point invariablement son origine de la carotide interne : deux faits que j'ai recueillis en sont la preuve ; leur rareté m'engage à entrer dans quelques détails. Le premier exemple que je rapporte a été observé dans l'amphithéâtre de l'école, sur le cadavre d'une femme injectée pour des démonstrations d'angéiologie (pl. V, fig. 1 et 2). La carotide interne droite avait un calibre d'un tiers au moins inférieur à celui de sa congénère. La méningée moyenne ou sphéno-épineuse offrait, à sa naissance, un développement si considérable qu'elle apparaissait comme branche de bifurcation de la maxillaire interne, l'égalant presque en volume. Après son passage dans le trou sphéno-épineux, l'artère méningée moyenne, arrivée dans le crâne, s'y divisait en deux branches, antérieure et postérieure. La première, d'une grosseur extrême, traversait un conduit osseux pratiqué sur l'angle antérieur et inférieur du pariétal, et, après avoir fourni les branches normales, elle donnait le tronc de l'artère ophthalmique, dont la direction, les rapports et le mode de distribution étaient les suivants : entrée dans l'orbite par l'extrémité externe de la fente sphénoïdale, elle était au-dessus du droit externe de l'œil, près son attache interne, et émettait successivement, au niveau du bord supérieur de ce muscle, les artères lacrymale et centrale de la rétine ; plus loin elle croisait obliquement le nerf optique, et fournissait l'artère surciliaire, les uvéales, iriennes et musculaires. Accolé à la partie interne de l'orbite, le vaisseau changeait de direction pour devenir horizontal, flexueux, et se porter d'arrière en avant, en longeant le bord inférieur du grand oblique, au voisinage duquel naissaient les ethmoïdales postérieure, antérieure, et les palpébrales. Au-devant de l'angle rentrant que forme la paroi orbitaire supérieure avec l'interne, l'ophthalmique se terminait en se divisant en nasale et frontale. Je ferai remarquer que les branches collatérales du tronc ophthalmique étaient numériquement les mêmes, sans qu'il y eût rien de changé à leur direction, comme si elles venaient de la carotide interne : l'anomalie n'avait lieu que d'un côté.

J'ai déposé dans le conservatoire de l'école une pièce injectée, bien préparée, qui reproduit d'une manière exacte la variété précédente (1). Ici, il s'agit encore de l'ophthalmique droite; la méningée moyenne, dont la capacité est considérable, vient fournir l'ophthalmique, et sa distribution analogue à celle que je viens de faire connaître me dispense d'une nouvelle description.

Après des recherches dans les auteurs d'angéiologie, sur les planches qui représentent les artères et dans les catalogues publiés de quelques musées, je n'ai rien découvert d'analogue au fait en question.

Quelque étrange que paraisse d'abord l'anomalie mentionnée, on y est en quelque sorte conduit en songeant que la lacrymale, branche des plus consi-

(1) Je dois cette pièce intéressante à l'obligeance de M. le docteur Tribes, ex-chef interne de l'Hôtel-Dieu de Marseille et l'un de nos anciens élèves distingués de l'École pratique.

dérables de l'ophthalmique, vient souvent de la méningée moyenne. On lit dans Haller : *Inter septemdecim tamen cadavera, omnino quatuor fuerunt in quibus arteria meningea, propago externæ carotidis, ex præcipuo suo trunco, per foramen, aut per hilum in extrema fissura lacera, arteriam lacrymalem ad orbitam misit.* N'y a-t-il point, d'ailleurs, une sorte de solidarité entre ces artères ? La lacrymale ne s'anastomose-t-elle pas ordinairement avec la méningée par un rameau que son trajet a fait désigner sous le nom de méningien récurrent ?

Si un anévrisme par anastomose, ou une tumeur érectile, se manifestait dans l'orbite chez un sujet offrant cette variété relative à l'origine de l'ophthalmique, la ligature de la carotide interne serait une opération dont l'inutilité ne deviendrait peut-être pas le seul inconvénient. Sans aucun doute, l'indication est ici de lier la carotide primitive, opération qui compte de beaux résultats en semblable circonstance. Que l'on suppose, d'autre part, l'artère méningée moyenne fournissant toujours l'ophthalmique, et atteinte d'anévrisme, la capacité augmentée du vaisseau ajoute encore au danger. La maladie peut exister longtemps sans qu'aucun signe révèle sa présence : cependant, à la longue, l'abrasion de l'os s'opère, la tumeur anévrismale fait saillie dans la région temporale ou pariétale : eh bien, à cette période avancée, il est encore difficile de diagnostiquer la nature de l'affection. Le docteur Krimer a publié dans le *Journal de chirurgie* de Græfe l'observation suivante : une tumeur enkystée, de la grosseur d'une noix, apparaît dans la région temporale, où elle est recouverte par le tendon du muscle crotaphite. Le chirurgien excise la tumeur : la malade, paysanne vigoureuse, perd environ 750 grammes de sang artériel, et deux heures après cette fatale opération, elle avait cessé de vivre. L'autopsie cadavérique montra la méningée moyenne anévrismatique et égalant la grosseur du doigt. La conséquence à déduire de ce fait, c'est qu'alors qu'on est assez heureux pour arriver à un diagnostic exact, il convient de s'abstenir de toute tentative opératoire sur le mal lui-même, et d'embrasser par un fil sur la carotide commune.

Dans l'extirpation du globe oculaire, la variété connue d'origine de l'ophthalmique n'a aucune influence sur l'emploi des moyens hémostatiques. Témoin de plusieurs ablations de l'œil, j'ai vu le sang s'arrêter d'une manière presque instantanée, et s'il n'est guère possible de lier l'artère; l'orbite est favorablement disposé pour permettre le tamponnement.

A l'occasion des branches émergeant de l'ophthalmique, je rappellerai que Lauth le père a trouvé la centrale de la rétine fournie par la carotide interne (1).

Pour terminer ce qui a rapport aux branches de cette artère, je dirai que j'ai été surpris du volume considérable de la communicante postérieure d'un côté surtout, plutôt que des deux, et cela chez des personnes avancées en âge; je dois ajouter que la cérébrale postérieure était grêle et semblait avoir perdu de sa capacité, en proportion de celle exagérée qui distinguait la communicante postérieure. J'ai

(1) Ce fait est cité par E. A. Lauth dans les *Mémoires de la Société d'histoire naturelle de Strasbourg*, t. I, 2ᵉ livraison, in-4.

constaté l'absence de l'antérieure, et il y avait fusion des artères cérébrales antérieures. Suivant la remarque de Krause, les deux cérébrales antérieures émergent d'une carotide, et les deux cérébrales postérieures de l'autre. Meckel signale la cérébrale moyenne gauche comme naissant de la carotide interne droite.

CHAPITRE IV.

ANOMALIES DES ARTÈRES SOUS-CLAVIÈRES ET DE LEURS BRANCHES.

PLANCHES II, FIG. 2 ET 4.

Avant d'aborder l'histoire des anomalies concernant la sous-clavière, je dois rappeler que les anatomistes et les pathologistes diffèrent d'opinion, quand il s'agit de préciser le lieu de terminaison de l'artère : pour les uns, c'est à son passage à travers les scalènes ; pour les autres, seulement après qu'elle a franchi l'intervalle qui sépare ces muscles. De ce désaccord dans le langage, il suit que telle observation intitulée, par exemple, *ligature de la sous-clavière*, n'a trait, en réalité, qu'à l'axillaire, et réciproquement. N'est-il pas d'ailleurs assez étrange d'imposer l'épithète de sous-clavière à un vaisseau qui perd son nom avant de passer sous la clavicule, là où surtout il lui est applicable ? A l'imitation de plusieurs anatomistes, je placerai la limite inférieure de la sous-clavière à son entrée dans la région axillaire, ou mieux au niveau du bord externe de la première côte.

La sous-clavière droite naît ordinairement au niveau ou un peu au-dessus de la clavicule. On peut l'apercevoir dans l'intérieur de la poitrine ; la 20ᵉ planche, fig. 3, de l'ouvrage de Quain, la montre à une distance énorme de la clavicule, et en rapport avec la partie moyenne de la face postérieure du scalène antérieur.

La sous-clavière droite, à son origine, est quelquefois cachée par la carotide primitive placée sur un plan plus antérieur et séparée d'elle par une expansion du fascia cervicalis.

La science possède-t-elle quelque fait authentique d'absence de la sous-clavière? Je n'en connais qu'un seul, dû à Hildebrand de Berlin (1) : une petite fille de sept ans n'en avait que cinq, quand on reconnut chez elle les caractères de la cyanose ; ce fut dans une attaque d'orthopnée qu'elle succomba. La nécropsie fit voir une communication entre les ventricules ; l'aorte et l'artère pulmonaire naissaient du ventricule droit ; sur la crosse aortique s'inséraient trois troncs artériels, la sous-clavière droite et les carotides primitives. La sous-clavière gauche manquait entièrement, et néanmoins le bras était pourvu d'une artère, tirant son origine de la vertébrale, très volumineuse ; l'artère du membre supérieur offrait la direction normale, après avoir décrit une courbure à convexité gauche. De l'artère pulmonaire, réduite à un petit calibre, provenait une branche artérielle longue de 5 centimètres et demi, dirigée en haut et à gauche, pour venir, sous un angle presque droit, s'aboucher dans le tronc brachial. Au milieu de toutes ces anomalies vasculaires, portant un trouble profond dans la circula-

(1) Berlin, *Archives médicales*, 1812.

tion, et malgré ces détails insuffisants, la non-existence de la sous-clavière gauche n'en est pas moins avérée. Le vaisseau était suppléé, pour l'extrémité thoracique, par une artère à double origine : l'une de la vertébrale, l'autre de la pulmonaire. Si, chez ce jeune sujet, quelque circonstance eût conduit à agir sur la sous-clavière gauche, c'est vainement qu'on l'eût cherchée dans le lieu qu'elle occupe ordinairement.

De l'absence de la sous-clavière, j'arrive aux anomalies d'origine de ce vaisseau. Quelques unes ont déjà été signalées quand je m'occupais du tronc brachio-céphalique et des carotides primitives. On peut avec Bourgery résumer en ces termes les aberrations en question : 1° existence isolée de la sous-clavière droite, par suite d'ectopie du tronc innominé transporté à gauche ; 2° présence de deux artères brachio-céphaliques ; 3° sous-clavière droite émergeant de l'aorte pectorale ; 4° rencontre de quatre troncs artériels isolés, chaque sous-clavière venant d'un côté du tronc médian commun des carotides ; 5° sous-clavières émergeant isolément à gauche des carotides ou de leur tronc commun ; 6° enfin, origine des sous-clavières aux deux extrémités de l'arc aortique. On a vu chez les fœtus l'artère sous-clavière gauche se détachant du canal artériel.

Les aberrations d'origine des sous-clavières apparaissent rarement isolées ; elles coïncident avec celles des artères s'insérant sur la crosse aortique, et ce qui est surtout remarquable, c'est que parmi les inversions de naissance qui ont lieu pour la sous-clavière droite, la plus extraordinaire de toutes en apparence est en même temps la plus commune; je veux parler du vaisseau droit émergeant à gauche de l'aorte, surpassant ainsi en longueur son homonyme, observation faite par M. Isidore Geoffroy-Saint-Hilaire. J'ai été plus d'une fois à même d'étudier cette disposition, et d'apprécier l'analogie qui réunit certains exemples transmis par les auteurs ; je me bornerai aux deux faits suivants.

1re *Observation* (pl. II, fig. 2). Les élèves de l'École pratique disséquaient le cadavre d'un ancien militaire, âgé de cinquante-sept ans, mort de maladie organique du cœur, lorsqu'ils me prièrent de les fixer sur une série d'anomalies artérielles qui se rencontraient sur ce sujet : je ne dirai que ce qui concernait les sous-clavières, sortant isolément de l'aorte, la gauche au centre et à la partie antérieure et supérieure ; quant à la droite, située en arrière et à gauche de sa congénère et dirigée de bas en haut, elle passait derrière l'œsophage avec les carotides primitives ; ensuite parvenue entre les scalènes, sa marche devenait régulière. Qu'un anévrisme vînt a occuper la sous-clavière droite, au voisinage de son point d'émergence, n'était-il pas facile de placer le siége du mal dans son homonyme ? Si une altération de l'axillaire droite avait exigé la ligature de la sous-clavière à travers les scalènes, l'opération se fût accomplie comme de coutume ; mais il cessait d'en être ainsi dans le cas où l'indication eût été de découvrir le vaisseau plus près de son origine ; car ici l'on courait risque de saisir à sa place la carotide commune droite.

2e *Observation*. Sur un sujet mâle adulte, âgé de quarante ans, dont l'observation m'a été communiquée par M. le docteur Sappey, cette artère, après avoir pris

naissance de la partie inférieure et postérieure de la
crosse aortique, à un centimètre au-dessous de la sous-
clavière gauche, se dirigeait obliquement en haut et à
droite, passait entre le corps de la première vertèbre
dorsale et l'œsophage, puis derrière la carotide primitive droite, et venait se placer dans l'intervalle des deux
muscles scalènes, pour suivre ensuite sa direction normale. L'artère vertébrale qui émane ordinairement du
tronc de la sous-clavière droite, au moment où elle
s'engage entre les scalènes, était fournie par la carotide
primitive droite, dont elle se détachait à 5 centimètres
au-dessus de la crosse aortique ; cette branche artérielle, se portant ensuite en haut et un peu en dehors,
montait au-devant des apophyses transverses des 7ᵉ,
6ᵉ et 5ᵉ vertèbres cervicales, pour s'engager dans le
canal qui lui est propre entre la 5ᵉ et la 4ᵉ vertèbre
du cou.

La sous-clavière droite présentait donc sur ce sujet
une triple anomalie, savoir : 1° une anomalie d'origine ; 2° une anomalie de direction ; 3° enfin une anomalie de distribution. Les deux premières coïncident
nécessairement , et ont été fréquemment observées ;
mais la dernière est extrêmement rare. Les conséquences qu'elle entraîne pourraient devenir fâcheuses
dans deux circonstances, dans le cas où la sous-
clavière droite serait blessée, et dans celui où il existerait un anévrisme sur ce même tronc artériel , au-
dessus de la clavicule ; dans la première hypothèse ,
l'opérateur, voyant un tronc qui se divise en fournissant la carotide primitive droite, le prendrait pour le
tronc brachio-céphalique, et en pratiquerait la ligature
sans arrêter l'hémorrhagie, qui causerait inévitable-

ment la mort ; dans la seconde, cette même opération resterait sans influence sur la tumeur anévrismale et aurait par conséquent pour effet : 1° d'entretenir dans l'esprit du chirurgien des espérances illusoires qui le détourneraient d'employer des moyens plus efficaces ; 2° de suspendre inutilement la circulation dans un tronc du premier ordre.

Lorsque la sous-clavière droite naît à gauche de la crosse aortique, elle peut passer au-devant de la trachée-artère, et de là danger quand il faut attaquer ce conduit, ou bien se diriger entre la trachée et l'œsophage ; dans cette seconde hypothèse, le contact de l'artère avec le canal, la première étant devenue anévrismatique, gêne le passage des aliments ; on a même été jusqu'à établir, sous le nom de *dysphagia lusoria*, une espèce de difficulté dans la déglutition, résultant de la déviation de la sous-clavière droite. Sans admettre, en nosologie, cette nouvelle cause de dysphagie, il n'en résulte pas moins que l'on a constaté de longue date la variété artérielle que je mentionne. On lit dans le *Journal de chirurgie* de Desault (1) l'extrait d'une observation, fort incomplète, insérée par le docteur Brewer dans le recueil de la Société médicale de Londres. La déglutition était depuis longtemps très pénible, par la position extraordinaire de l'artère sous-clavière ; elle passait entre la trachée et l'œsophage, comprimait celui-ci, en empêchant les aliments de descendre ; c'est, dit-on, ce que démontra la nécropsie. L'artère était-elle malade ? quel était son mode d'altération ? On est ici réduit à des conjectures. N'aurait-on pas, en semblable circonstance, exagéré

(1) Paris, 1791, t. II, p. 281.

les accidents de l'œsophagotomie, qu'il faudrait pratiquer très bas pour léser l'artère dont les rapports sont intervertis?

Un fait intéressant que l'on doit à Kerby prouve que la sous-clavière droite, naissant, ainsi qu'on l'a vu, a été ouverte par le séjour d'un corps étranger dans l'œsophage. Une femme avale, avec des aliments, une parcelle d'os; on pratique la trachéotomie; le sujet périt bientôt après. A l'examen du corps, on trouve des matières alimentaires comprimant la trachée : l'œsophage était perforé à sa partie postérieure par une esquille osseuse, dont une des extrémités avait pénétré dans la sous-clavière droite, accolée à ce conduit, et avait entraîné une hémorrhagie mortelle (1).

La direction et les rapports des sous-clavières avec les parties environnantes, sont susceptibles de modifications individuelles indispensables à connaître, alors surtout qu'on a recours à des procédés hémostatiques. Je me suis livré à quelques recherches sur des sujets de constitution, de stature et d'embonpoint différents. Voici les résultats que j'ai obtenus. Dans le cas de brièveté du cou, quand il est, suivant l'expression vulgaire, rentré, enfoncé dans les épaules, celles-ci sont élevées, la clavicule remonte, et l'artère devient horizontale et peu accessible à la compression exercée dans le but de suspendre le cours du sang dans le membre supérieur; que si, au contraire, le cou est long, les épaules surbaissées, la sous-clavière s'allonge (je parle de la portion sus-claviculaire), se montre plus superficielle, plus accesible à l'emploi des moyens compressifs. On sait que chez la femme, par

(1) Dublin, *Hospital reports*, t. XII.

suite de l'élévation considérable du tronc brachio-
céphalique, on arrive facilement à découvrir la sous-
clavière droite. Dans le rétrécissement du thorax,
borné à un côté et résultant d'un empyéme guéri, de
pneumonie chronique, ou plus communément de gib-
bosité, il est curieux d'examiner combien varie l'artère
du côté affecté, comparée à l'autre sous-clavière.
Qu'on n'oublie pas que dans le cas de tumeur anévrismale volumineuse de l'aisselle soulevant la clavicule,
la ligature de la sous-clavière, seule chance de salut,
peut être impraticable, et cette preuve, je l'emprunte
à la première illustration chirurgicale de la Grande-
Bretagne. A. Cooper veut porter un fil sur la sous-
clavière, pour un anévrisme de l'aisselle; l'artère mise
à nu, c'est vainement qu'il tente de l'entourer d'une
ligature; arrivé à ce point, il est obligé de renoncer à
l'opération : l'extrémité acromiale de la clavicule avait
pris en haut une telle extension, qu'elle diminuait
l'intervalle existant entre la partie supérieure de cet
os et la base du cou.

Un intérét tout pratique se rattache aux variétés de
connexion des artères sous-clavières avec les parties
environnantes : la veine est quelquefois située beaucoup plus haut au-devant des scalènes, et c'est là un
obstacle pour découvrir l'artère : aussi sur le vivant la veine a-t-elle été perforée dans ce cas. Celle-
ci est signalée par le professeur Hirltz de Prague,
comme ayant été rencontrée double. Le cadavre était
celui d'un homme qui succomba à une phlébite de la
veine cave inférieure ; l'une des veines sous-clavières
occupait le lieu accoutumé, tandis que la surnuméraire, placée entre les deux scalènes, en avant de

l'artère, lui était adhérente, variété fâcheuse quand il faut lier le vaisseau, car il n'y a pas toujours à compter sur les pulsations artérielles : ce signe peut manquer, et l'on doit alors engager le malade à exécuter une grande inspiration, afin que le changement de dimension opéré dans le calibre de la veine, vienne éclairer sur la nature du vaisseau.

L'ectopie de la veine sous-clavière a été plus souvent observée que sa dualité ; c'est ainsi que ce vaisseau peut passer entre les scalènes avec l'artère, toujours en avant et la recouvrant. J'ai, à cette occasion, publié, il y a quelques années, et avec détails, un fait dont je reproduis l'analyse, y annexant une planche, représentation exacte des parties dans leurs rapports (pl. IV).

Un jeune soldat d'un régiment du génie, en garnison à Montpellier, reçoit, dans une rencontre, un coup de pointe de sabre, pénétrant profondément à la partie supérieure interne du bras droit, près de la base de l'aisselle. Une hémorrhagie abondante a lieu aussitôt ; les témoins ont recours à la compression pour suspendre l'effusion du sang, qu'ils ne parviennent cependant qu'à modérer. Transporté à l'hôpital Saint-Éloi, le blessé est dans cet état de prostration, d'angoisse, succédant aux déperditions sanguines subites et considérables. C'est après un examen attentif qu'un de nos habiles collègues se décide à lier la sous-clavière, avec d'autant plus de raison que, tout récemment, dans le même hôpital, pour un cas de traumatisme, cette opération avait été, entre ses mains, couronnée d'un plein succès. Je n'ai pas à décrire le procédé qui fut méthodiquement suivi pour lier

l'artère, d'abord à sa sortie des scalènes ; mais l'opé
rateur, ne trouvant point l'artère sous-clavière, pré
voit quelque variété et préfère la découvrir entr
les deux scalènes : ici, ses tentatives ne sont pas plus
heureuses ; il tombe sur une grosse veine sans ren
contrer l'artère. C'est dans de pénibles et infructueuses
recherches qu'une branche d'un certain calibre, s'a
bouchant dans le tronc veineux, est ouverte ; le sang
est arrêté par la compression. Notre collègue, que
son sang-froid n'a point abandonné dans cette cir
constance critique, renonce aussitôt à tout proje
d'opération sur la sous-clavière ; il embrasse rapide
ment l'axillaire par une ligature : cependant l'hémor
rhagie qui parut à l'instant de la blessure avait déjà
décidé du sort de notre malheureux militaire. On peu
dire qu'il était décidément frappé à mort lors de sor
entrée à l'hôpital ; il expira le lendemain de l'accident
J'assistai à la nécropsie, et voici ce qu'elle apprit
l'artère brachiale était largement ouverte à 6 ou
millimètres de son origine. L'axillaire avait été seul
comprise dans la ligature. L'insertion costale du sca
lène antérieur divisée avec précaution, on aperçu
la veine sous-clavière aplatie, presque vide, comm
tout le système vasculaire ; accolée à la partie posté
rieure du muscle, elle occupait le lieu ordinaire d
l'artère, dont la position et les rapports se trouvaien
intervertis : elle était éloignée de la première côte e
confrontait avec sa partie externe et supérieure ; u
intervalle de 5 millimètres environ se remarquai
entre l'artère et le bord acromial du scalène antérieur
celle-ci était plus voisine du scalène postérieur, ap
pliquée sur les cordons nerveux qui constituent l

plexus brachial. Toutefois, avant l'état anémique qui a terminé la vie du sujet, la veine, distendue par le sang, devait recouvrir et masquer l'artère. Du côté gauche les vaisseaux étaient réguliers. N'a-t-il pas fallu une sorte de fatalité pour que, chez un individu offrant une anomalie de ce genre, la ligature de l'artère sous-clavière droite ait été nécessitée par la nature du mal, tandis que l'opération pratiquée à gauche s'accomplissait probablement sans qu'il existât rien d'insolite? Cette observation n'est-elle point assez significative pour se passer de tout commentaire? D'ailleurs il est toujours facile à chacun de juger après l'événement, et de dispenser un blâme souvent injuste : c'est parce que l'événement a été funeste qu'il importe d'en garder le souvenir, et d'y trouver une leçon profitable pour l'avenir.

En résumé, il est incontestable que la veine sous-clavière peut manquer devant le scalène antérieur; et en présence d'une telle aberration, qu'on n'oublie point que c'est derrière le muscle qu'elle se trouve.

Comme la veine sous-clavière, l'artère se déplace, pour se porter et s'appliquer devant le scalène antérieur, aberration qui peut survenir d'un seul côté, et même des deux. M. Demeaux a mis sous les yeux de la Société anatomique de Paris une pièce où chacune des artères passait devant le scalène antérieur. Devenus ainsi plus superficiels, les vaisseaux sont plus exposés à l'action des corps extérieurs. Cette variété n'est-elle pas encore un motif, quand on veut arriver à la sous-clavière entre les scalènes, pour s'abstenir, dis-je, de couper l'attache du scalène à la première côte (1)?

(1) Par ce procédé auquel se rattache le grand nom de Dupuy-

L'artère n'est pas constamment le premier relief qu
l'on voit en arrière du scalène antérieur; elle pe
être, en sortant des scalènes, placée au centre d
nerfs du plexus brachial, et cette position anorma
explique peut-être comment on a lié un nerf po
l'artère. J'ai été témoin d'une semblable méprise
commise par un très célèbre chirurgien, qui reconn
bientôt son erreur. Pour l'éviter, il est de précept
quand il y a doute, de comprimer entre les doigts
qui paraît être l'artère, avant de l'entourer d'un fil. U
douleur vive, puis un engourdissement instantané
font-ils sentir, une tumeur anévrismale continue
elle à battre, une hémorrhagie n'est-elle point arrêté
c'est suivant toute probabilité un nerf qui a été saisi

L'on a observé une sous-clavière droite traversa
l'épaisseur des fibres du scalène antérieur, disposit
dont il importe d'être prévenu quand on se propo
de comprimer ou de lier le vaisseau.

Enfin, des fasciculations multiples des scalèn

tren, on court risque de blesser le nerf diaphragmatique, l'art
cervicale ascendante, et même la mammaire interne, quand e
vient anormalement de la troisième portion de la sous-clavière.
pour le chirurgien de l'Hôtel-Dieu, il n'était pas de difficulté opé
toire, alors qu'il savait les prévoir ou les surmonter, le procédé
question doit être de nécessité plutôt que d'élection.

L'histoire impartiale de notre art dira que, si à un chirurg
d'outre-mer revient le mérite d'avoir le premier osé lier la sous-c
vière, c'est à Dupuytren qu'il faut rapporter l'honneur d'avoir con
et démontré la possibilité de cette opération. Son génie avait con
le pressentiment du succès dans un cas où l'indication paraiss
précise. Le malade fut admis à l'Hôtel-Dieu, dont Pelletan était al
chirurgien en chef : Dupuytren n'était qu'adjoint. Les pressantes s
licitations du subordonné ne purent vaincre l'opposition d'ailleu
consciencieuse de Pelletan, et quelque temps après on entrep
en Angleterre ce qui aurait déjà dû et pu être accompli en Fran

vers leurs attaches costales apportent des changements dans les relations de l'artère avec les muscles
et le plexus brachial. Le scalène, désigné par Sœmmerring sous le nom de moyen, cloisonne, pour ainsi
dire, ce plexus de façon qu'une partie des nerfs, la
moins considérable il est vrai, se trouve entre le
scalène antérieur et les fibres charnues surnuméraires, l'artère occupant sa position ordinaire, mais
en contact immédiat avec les nerfs, dont elle est séparée communément par un petit intervalle : cette
disposition rend difficile la ligature de l'artère poussée
en avant par les cordons nerveux. L'anomalie reconnue, si elle devient une cause de gêne dans la manœuvre opératoire, il ne saurait y avoir d'inconvénient
à diviser, avec précaution et sur la sonde cannelée,
les fibres musculaires anormales. Les a-t-on trou-
vées s'interposant entre l'artère et les nerfs, cette
anomalie constatée mettrait en garde contre la possibilité de comprendre dans la ligature d'autres organes que le vaisseau, ou même d'exercer, durant
l'opération et sur les branches du plexus brachial, des
tiraillements fâcheux.

Répéter que les *artères vertébrales* se distinguent
par leurs fréquentes variétés d'origine, n'est-ce point
émettre une proposition trop absolue, et rapporter aux
deux vaisseaux ce qui ne leur est pas également applicable, tandis que, restreinte à la vertébrale gauche,
l'assertion est pleinement justifiée par les faits ? Les
anomalies des artères qui nous occupent embrassent leur origine et le lieu de leur introduction dans
cette suite d'anneaux pratiquée à la base des apophyses transverses des vertèbres cervicales , an-

neaux dont la réunion constitue un canal. Il n'est point rare de voir la vertébrale gauche provenir de la crosse aortique, entre la sous-clavière et la carotide primitive. Le professeur J. Hyrtl, de Prague, a constaté sept fois son origine immédiate de l'aorte. M. le docteur Vergez, ancien prosecteur de la Faculté, a rencontré quatre fois semblable aberration dans le courant de l'année de 1839 à 1840. Meckel attribue cette insertion anormale (j'emprunte les expressions des traducteurs) à ce que la division des troncs en branches forme le caractère du côté gauche de l'aorte ascendante, puisque les artères sous-clavière et carotide y naissent isolément l'une de l'autre, au lieu d'être confondues en un seul tronc comme à droite. La longueur plus considérable de la veine innommée gauche peut-elle exercer quelque influence sur cette variété artérielle, qui ne serait qu'une imitation de la disposition du système veineux? Enfin, poursuit le savant anatomiste, la situation de cette artère entre la carotide et la sous-clavière gauche dépend probablement de ce que, même dans l'état régulier, elle naît du côté postérieur et interne de la sous-clavière.

Quant à l'artère vertébrale droite, les exemples de son émergence de l'aorte sont peu nombreux et ne se rencontrent guère que dans l'absence du tronc brachio-céphalique, quoiqu'on l'ait vue provenir aussi de sa bifurcation.

J'ai été témoin d'une fort singulière variété d'origine de la vertébrale droite, sur une femme de quarante-cinq ans, dont le cadavre servait aux dissections de l'École pratique : les artères verté-

brales ne provenaient ni l'une ni l'autre des sous-
clavières correspondantes ; c'est de la crosse de l'aorte
qu'émergeait directement la gauche ; la droite, plus
volumineuse, et le contraire a lieu assez communément, sortait de la carotide primitive droite, à 4 millimètres au devant de cette dernière (1) : toutes deux
marchaient parallèlement au-devant de la colonne
trachélienne, jusqu'à la troisième vertèbre cervicale;
la vertébrale s'engageait dans son canal, après avoir
donné plusieurs rameaux, pour remplacer les cervicales ascendantes, qui manquaient complétement.
La sous-clavière ne fournissait ici que cinq branches
collatérales. Cette observation inspire des réflexions
sur ce qui aurait pu survenir avec de semblables variétés ; d'abord un anévrisme de la vertébrale droite
à son origine en aurait imposé, et il devenait facile
d'en placer le siége dans la carotide primitive, et
réciproquement : par une singulière disposition, une
hémorrhagie de la vertébrale ne devrait-elle pas être
suspendue par la ligature de la carotide primitive,
opération ici plus favorable en apparence qu'en réalité, surtout si l'on avait lié au-dessous de la vertébrale ? Et en effet on privait ainsi brusquement le
cerveau de sang artériel, dans un de ses hémisphères.
Un fait déjà mentionné par nous et dont la connaissance est due à Hildebrand, de Berlin, démontre que
la carotide primitive émet la vertébrale gauche, qui
remplaçait la sous-clavière de ce côté. En semblable
occurrence, la ligature du tronc carotidien intercep-

---

(1) Sur le sujet dont l'observation nous a été communiquée par
M. le docteur Sappey, une disposition analogue existait.

tait le cours du sang au côté gauche de la tête et au membre supérieur. On peut dire que la ligature du vaisseau équivalait, pour le résultat de l'interruption du sang, à celle du tronc brachio-céphalique, et tout porte à croire que l'insuccès eût été la suite d'une telle opération.

Les vertébrales présentent parfois une double origine ; les deux racines viennent de la sous-clavière, ou l'une seulement de ce vaisseau et l'autre de l'aorte. J.-J. Meckel parle d'une vertébrale à triple origine, la troisième due à la thyroïdienne inférieure. Ce ne sont point ici, je dois le faire remarquer, des duplications de l'artère, puisque les branches d'origine se réunissent bientôt, ou avant ou après l'introduction du vaisseau dans le canal vertébral. Quain a représenté (1) une semblable anomalie ; la vertébrale droite naît de la sous-clavière par trois branches se réunissant en un seul tronc qui, au niveau de la quatrième vertèbre cervicale, s'introduit dans le canal creusé à la base des apophyses transverses de cette région.

Cette multiplicité de racines qui existe à l'origine de la vertébrale serait-elle la continuation toute exceptionnelle d'un état qui n'a lieu que durant la vie intra-utérine?

L'artère ne pénètre pas toujours par le trou de la sixième vertèbre cervicale. Sur un seul sujet et à gauche, je l'ai vue entrer par celui de la septième : disposition rare, quoi qu'en aient dit Monro et Mayer ;

(1) *The Anatomy of the arteries of the human body*, atlas, pl. XXIV, fig. 2.

mais il est beaucoup plus commun qu'elle ne s'insinue que vers la cinquième, quatrième, troisième et même, dit-on, la deuxième vertèbre. Ces différences de hauteur, relatives à la pénétration du vaisseau dans son canal, sont importantes, considérées au point de vue pratique. Ici se place un fait rapporté par Burns : sur un enfant dont la vertébrale gauche provenait de la crosse aortique, la droite naissait de la sous-clavière le long de la carotide, pour se placer aussitôt derrière elle, montant sur le muscle droit antérieur, unie au nerf grand sympathique; elle conservait ses rapports jusqu'au niveau de la troisième vertèbre cervicale; là et peu au-dessous de la bifurcation de la carotide primitive, elle entrait dans son canal. Un fascia mince s'interposait entre ces deux artères : on eût facilement compris la vertébrale dans la ligature, qui n'était destinée que pour la carotide : aussi est-il de rigueur, avant d'étreindre le vaisseau dans l'anse du fil, de s'assurer de la cessation des pulsations dans le cas d'anévrisme. L'habile chirurgien anglais, en donnant ce précepte, regardait comme une supposition ce qui ne s'est que trop réalisé; et en effet, n'est-il pas arrivé de lier la sous-clavière pour des hémorrhagies dont la source était dans la vertébrale? Nous devons à un professeur napolitain, le docteur Catholica, une observation qui ne laisse aucun doute à cet égard : il eut l'idée, avant de bien serrer le lien, de comprimer le vaisseau, pour juger de la cessation des battements, dans une tumeur anévrismale, résultant d'une blessure; les pulsations persistant, il renonça à la ligature et réunit par première intention. Chez ce sujet

et sur un autre, les anévrismes de la vertébrale recon-
naissaient une cause traumatique. Depuis que les artères vertébrales ne paraissent pas hors de toute entreprise chirurgicale, on a proposé plusieurs procédés
pour les lier ; mais ils n'ont point encore, du moins à
ma connaissance, été tentés sur le vivant. Il faut convenir que dans les cas de blessure profonde de la partie
inférieure du cou, avec hémorrhagie artérielle, il est
difficile de reconnaître le vaisseau lésé, même quand
il n'existe point d'anomalie.

Enfin la vertébrale peut être blessée, ou atteinte
d'anévrisme, lorsqu'elle contourne l'atlas en arrière
et en dehors, pour parvenir dans le trou occipital.
Au rapport de Fabricius, un jeune homme périt par
suite d'une plaie de l'artère, entre l'occipital et la première vertèbre du cou.

Les thyroïdiennes inférieures occupent le premier
rang parmi les artères, dont les variétés sont nombreuses, en ce qui concerne l'origine, le volume et les
branches qu'elles émettent. Si dans l'état ordinaire les
thyroïdiennes proviennent isolément de la sous-clavière, il n'est pas rare de les rencontrer sortant d'un
tronc commun à plusieurs vaisseaux et décrit par Ha-
risson sous le nom d'axe thyroïdien, fournissant la
thyroïdienne inférieure, la cervicale ascendante, la
cervicale transverse. Ce n'est pas néanmoins le mode
le plus commun. On voit ordinairement la cervicale
ascendante émise par la thyroïdienne inférieure,
communauté d'origine consacrée par quelques anatomistes sous la dénomination d'artère *thyro-cervicale*.
Il est plus rare de voir la thyroïdienne naître simultanément avec la mammaire interne ou l'intercostale

supérieure. On observe dans les modes variés de naissance de la thyroïdienne inférieureune succession graduelle (1); ainsi elle émane de la crosse aortique, ou du tronc innominé, ou de la carotide primitive, et particulièrement à droite.

Les thyroïdiennes inférieures proviennent d'un tronc unique inséré sous la sous-clavière : c'est ce que j'ai été à même d'observer deux fois, et toujours du côté droit. Les thyroïdiennes étaient rudimentaires, et contrastaient avec le volume considérable des supérieures.

Sur un assez grand nombre de pièces que j'ai recueillies ou qui ont été soumises à mon examen, j'ai constaté qu'une ou les deux thyroïdiennes inférieures manquaient. Ce résultat me conduit à admettre l'absence de la portion de vaisseau qui lui a mérité le nom qu'il porte, et, en réalité, on ne trouve point cette branche terminale, dirigée transversalement, passant devant la cinquième vertèbre cervicale, et derrière la carotide commune, pour aller se consumer dans le corps thyroïde; mais ici il faut reconnaître une artère affectant l'origine naturelle à la thyroïdienne, artère sensiblement diminuée de volume et fournissant la cervicale transverse; ensuite le tronc primitif, situé au-devant du scalène antérieur, envoie les rameaux que distribue la thyroïdienne à l'œso-

____

(1) Malgré la variabilité d'origine des thyroïdiennes inférieures et surtout de la droite, on se persuade aisément que, dans l'économie animale, rien ne se produit d'une manière brusque et contraire aux lois fondamentales de l'organogénie. Au milieu de ce qu'on supposerait l'abnégation des principes, on voit se manifester une série de transitions pour qui sait les suivre et saisir leur enchaînement

phage et à la trachée-artère : la dernière branche est la cervicale ascendante. Dans cette circonstance, si l'on voulait intercepter le cours du sang dans les thyroïdiennes , on n'aurait à lier que les supérieures, et si l'on tentait d'appliquer un fil sur l'origine de la thyroïdienne , on pratiquerait une opération au moins inutile. Le manque de pulsations , dans une circonstance où elles sont distinctes, comme à l'occasion de l'hypertrophie ou du cancer développé dans le corps thyroïde , devrait mettre en garde contre toute erreur.

A l'absence des thyroïdiennes inférieures opposons la présence d'un troisième vaisseau qui s'est rencontré à droite , sans être cependant la thyroïdienne de Neubauër. L'observation ci-après m'a été communiquée par un laborieux confrère, le docteur Alquié. J'ai étudié l'anomalie sur le sujet , et je conserve un dessin qui la retrace avec fidélité. Il s'agit d'un enfant à terme et du sexe féminin. On aperçoit à droite une thyroïdienne surnuméraire , émergeant distinctement de la partie inférieure de la sous-clavière , près la mammaire interne, pour passer en dessous et puis en avant de la veine sous-clavière correspondante , se rendant au lobe droit du corps thyroïde , qui reçoit , en outre, deux autres artères thyroïdiennes. Ce qu'il importe de noter, c'est que l'artère surnuméraire est très superficielle, tandis que les homonymes sont profondes. L'incision de la peau et du fascia cervicalis la mettait à découvert ; une légère blessure pouvait entraîner sa lésion. J'ajouterai que l'artère en question embrasse la veine sous-clavière droite pour passer au-devant et s'appliquer sur la carotide primitive à

4 centimètres environ du tronc brachio-céphalique.
Nulle autre anomalie n'a lieu pour les vaisseaux du
cou. On comprend combien une semblable disposition gênerait, s'il fallait jeter un fil sur la carotide ou
la sous-clavière droites; la ligature des quatre thyroïdiennes normales deviendrait insuffisante dans le cas
de goître, en supposant que le vaisseau qui nous occupe pût rester méconnu (1).

Je me suis livré à des recherches pour découvrir
une anomalie analogue à la précédente, et c'est vainement. Il n'est point inouï qu'il existe une thyroïdienne excédante à droite, mais elle suit le trajet de
l'inférieure, qui devient alors la moyenne : néanmoins,
tout en conservant son origine, la thyroïdienne inférieure passe quelquefois devant la carotide primitive.

J'ai déjà parlé de la thyroïdienne de Neubauër, qui
s'aperçoit quand il n'y a point de vestige des thyroïdiennes inférieures ou même quelquefois avec elles.
Cette thyroïdienne, appelée aussi mixte par Harrison,
peut être double, ce qui est rare. Un caractère qui n'a
point échappé aux anatomistes, c'est sa connexité

(1) Qu'il me soit permis, sans en venir à une proscription absolue, de manifester quelque éloignement pour la ligature des
quatre thyroïdiennes. Faut-il rappeler aux praticiens la tentative de
Blizard, assez peu connue, ce qui, du reste, est le sort ordinaire
des insuccès. Il lia les artères qui se rendent au corps thyroïde,
parvenu à un volume excessif; au bout d'une semaine, il fut réduit
d'un tiers. Les parties vasculaires liées se gangrènent; la pourriture
d'hôpital survient, s'étend à la carotide primitive; elle s'ouvre, et
occasionne la mort. Je pourrais mentionner d'autres faits, où l'issue
de l'opération a été tout aussi funeste, la mort étant advenue sans
qu'on puisse invoquer la pourriture d'hôpital, ou toute autre cause
étrangère à l'opération.

avec la région antérieure de la trachée-artère, d'où
un danger réel dans la trachéotomie. Theile (1) ne
fait-il pas aussi observer avec raison que la thyroïdienne moyenne est liée au côté droit, presque aussi
exclusivement que l'implantation de la vertébrale
sur l'arc aortique l'est au côté gauche? Que ne peut-
on ainsi soumettre à quelques règles générales l'histoire des anomalies artérielles; on obvierait en partie
à ce qu'elles ont d'imprévu, de grave, lorsqu'elles se
rencontrent sous le fer de l'opérateur; mais il en est
quelques unes qui semblent déjouer toute prévision.

Je vais exposer une anomalie de la thyroïdienne
inférieure qui me semble rare, si même elle a été
mentionnée (2). Sur un sujet jeune et vigoureux, le
tronc innominé, de capacité extraordinaire, passe
au-devant du cinquième cerceau trachéal, émettant
la carotide primitive et la sous-clavière, double de
son volume ordinaire. Après un trajet de 2 centimètres
au plus, celle-ci fournit la thyroïdienne inférieure, ou
mieux un tronc thyroïdien égalant en largeur la carotide, et produisant seul les branches qui naissent
ordinairement de la sous-clavière. Après l'origine de
ce tronc thyroïdien, la sous-clavière perd la moitié de
son calibre, qui n'est guère ici que de 6 millimètres;
elle s'engage à travers les scalènes pour se distribuer
au membre supérieur. A cette observation je pourrai

(1) *Encyclopédie anatomique*, Paris, 1843, t. III, p. 403.
(2) Cette observation m'a été transmise par le docteur Alquié,
agrégé de cette Faculté. Notre confrère débutait dans ses études
anatomiques, quand il rencontra ce singulier fait, n'ayant, du reste,
lieu que d'un côté.

en annexer une autre à peu près analogue, où il s'agit encore de la sous-clavière droite; étrange anomalie qui réclame quelques réflexions, conduisant à des déductions pratiques : ainsi la sous-clavière, au lieu de former un tronc unique, se divise en deux branches : l'une, considérable, mérite la dénomination de thyroïdienne inférieure, parce qu'elle va se terminer au corps thyroïde, et cette artère, s'il faut le répéter de nouveau, est la source de presque tous les vaisseaux qui doivent provenir de la sous-clavière ; l'autre, à laquelle s'applique en réalité cette dénomination, puisqu'en se continuant elle donne naissance à l'axillaire. Ici, direction, rapport, mode de division de l'artère sous-clavière, comme épuisée dans son principe après avoir fourni le tronc thyroïdien, tout, dis-je, est modifié. Comment se guider, demande le praticien, en présence d'une aberration semblable, s'il faut, par exemple, établir la nature d'une tumeur placée sur le trajet de la sous-clavière, susceptible, au point de vue chirurgical, d'être artificiellement divisée en trois portions? Quelle règle est à suivre quand il y a lieu de pratiquer une opération sur le vaisseau? D'abord je comprends que, dans une dilatation anévrismale de cette énorme thyroïdienne, on puisse supposer l'existence de la maladie dans la partie droite de la crosse aortique : cependant la tumeur, dès son origine, supérieure au sternum, compressible jusqu'à un certain point, est isolée du tronc brachio-céphalique : volume extrême, trajet de ce tronc insolite, donnant la presque totalité des branches de la sous-clavière elle-même, plus grêle et placée plus profondément, voilà, avec le souvenir de ce qui a été

observé en semblable circonstance, des conditions
capables de préserver d'une fâcheuse erreur.

L'artère cervicale ascendante, qui offre parfois un
volume tel, qu'elle semble résulter de la bifurcation
de la thyroïdienne inférieure, n'est cependant pas
constamment fournie par elle, et assez généralement
quand celle-ci émet des branches qui, dans l'état
régulier, émanent de la sous-clavière, la cervicale
ascendante tire son origine de ce tronc même : Meckel
l'a vue naître de la mammaire interne. Sur trois sujets,
j'ai constaté deux fois à droite et une à gauche l'absence de la cervicale ascendante, remplacée par une
branche considérable de la scapulaire supérieure ou
cervicale superficielle, branche allant se perdre dans
le muscle grand droit antérieur de la tête, sans former,
au-dessous de l'atlas, d'anastomoses avec l'artère vertébrale et avec la pharyngienne inférieure.

Je dois signaler une disposition particulière, relative à l'origine de la scapulaire supérieure, et dont j'ai
été témoin à deux reprises, toujours du côté droit. La
sous-clavière émettait près de sa terminaison une
branche d'un volume égal à celui de la vertébrale,
dirigée en dehors et en arrière, pour gagner la partie
moyenne du scapulum, où elle se divisait en deux
artères : l'externe, plus petite, était la scapulaire supérieure, et l'interne, continuation du tronc, représentait la cervicale transverse. La scapulaire
supérieure peut, comme l'indique Theile, venir de la
seconde ou troisième portion de la sous-clavière, mais
alors elle ne passe plus au-devant du scalène antérieur ; elle naît en commun avec la cervicale transverse, à une grande distance du lieu ordinaire d'émer-

gence, disposition qui ne doit point être oubliée lors de la ligature de l'artère sous-clavière. Dans la communauté d'origine de la suscapulaire et de la thyroïdienne inférieure, la première, passant alors entre les scalènes et le sterno-mastoïdien, est exposée à être blessée quand on lie la sous-clavière. Je ferai connaître une variété intéressante, concernant la suscapulaire droite. Elle produisait une branche insolite, ascendante, accollée à la partie antérieure externe de la jugulaire interne, vers la moitié inférieure de son trajet. De longitudinale, elle devenait transversale, et passait sous le muscle scapulo-hyoïdien ; parallèle à la cervicale transverse, elle se jetait dans le peaucier et le sterno-cléido-mastoïdien. Quant au calibre du vaisseau en question, il n'était guère inférieur à celui de la scapulaire. La branche que je décris, devenant le siége d'une tumeur anévrismale dans la portion rectiligne voisine de la carotide primitive et la tumeur prenant un certain développement, on ne pouvait guère se méprendre et placer la maladie dans le tronc carotidien.

L'origine de la cervicale profonde est aussi ordinairement commune à l'intercostale supérieure. J'ai vu la première, naissant de la vertébrale, soit seule, soit avec la scapulaire supérieure et la cervicale trans verse ; je n'ai jamais, et je partage ici l'opinion du professeur Cruveilhier, trouvé la cervicale profonde se portant entre les sixième et septième vertèbres cervicales, mais bien entre la septième vertèbre et la première côte. Meckel affirme que le passage de l'artère s'effectue entre la cinquième et la sixième vertèbre cervicale. Theile l'a observée descendant entre la première et la deuxième côte, pour arriver à la nuque. Hyrtl rapporte que sur une fille de vingt-deux ans, morte phthisique, la cervicale profonde sortait de la mammaire interne et se distinguait par un volume extraordinaire : elle fournissait la plupart des branches de la cervicale transverse, lorsqu'elle passe au-dessous de la clavicule. Appliquée contre la sous-clavière, elle l'accompagnait à travers les muscles scalènes et produisait un fort rameau, s'engageant dans le trou de l'apophyse transverse de la quatrième vertèbre cervicale.

Peu d'artères, malgré le nombre de branches que donne la mammaire interne, se présentent aussi constantes qu'elle dans leur trajet prolongé et leur mode de distribution ; heureuse fixité qui assure l'admirable chaîne anastomotique destinée à mettre en communication des parties éloignées de l'arbre artériel. Néanmoins l'origine de la mammaire interne n'est pas invariable, puisqu'on l'a vue provenir de la crosse aortique, du tronc brachio-céphalique, de la carotide primitive droite et de la thyroïdienne inférieure. Des études multipliées faites sur le cadavre (1) m'ont appris que la direction de l'artère, tôt après sa naissance, n'est pas toujours la même ; si ordinairement elle se porte en bas et en dedans, il n'est pas rare de la voir remonter avant qu'elle suive le trajet indiqué. D'un autre côté, l'intervalle qui la sépare du sternum, in-

(1) Douze ans se sont écoulés depuis que le professeur Lallemand et moi avons maintes fois sur le cadavre démontré la possibilité de lier la mammaire interne, et c'est même mon collègue qui eut la pensée d'une opération aujourd'hui réduite en principe. Nous ne réclamons pas, mais nous constatons un fait.

tervalle qu'on peut fixer, terme moyen, à 5 millimètres, va jusqu'à 12, un parallélisme assez exact continuant à exister entre elles et le bord costal du sternum ; au reste, la forme de l'os n'est pas sans influence sur l'éloignement du vaisseau, circonstance qu'il importe de se rappeler quand il s'agit de le lier. Une remarque qui n'est pas sans intérêt, c'est que les anomalies peu fréquentes de la mammaire interne se caractérisent par des branches multipliées plutôt que par la diminution de celles qui sont naturelles. On a vu deux mammaires internes du même côté, et c'est Otto qui l'affirme. Les vaisseaux descendaient rapprochés dans une longueur de 8 centimètres. Je ne sais point, en opposition à ce fait, d'exemple d'absence complète de la mammaire interne, ou même de son interruption subite à une certaine hauteur. Parmi les branches surnuméraires que j'ai suivies, je citerai une artère bronchique droite d'un gros calibre et des artérioles recouvrant les cerceaux inférieurs de la trachée artère.

Je répéterai, avec le professeur Velpeau, que les branches secondaires fournies par le tronc sous-clavier n'ont vraiment d'importance en chirurgie que relativement à la ligature de ce tronc et sous deux rapports : le premier, parce qu'elles offrent à la colonne sanguine une voie de dérivation propre à empêcher la formation du caillot, lorsque la ligature en est trop rapprochée ; le second, en raison de leurs anastomoses avec les artères de l'épaule, qui sont les ressources de la nature pour maintenir la circulation du membre, quand le vaisseau principal est oblitéré dans le triangle omo-claviculaire.

CHAPITRE V.

ANOMALIES DE L'ARTÈRE AXILLAIRE ET DES BRANCHES QUI EN NAISSENT.

(Planche VI, figure 1.)

Les limites conventionnelles assignées à la fin de l'artère sous-clavière me dispensent d'indiquer le point initial de l'axillaire, dont la terminaison a lieu vers le bord inférieur du grand pectoral, là où commence la brachiale. Malgré les riches anastomoses artérielles existant au pourtour de l'épaule ; malgré la célèbre observation de Van-Swiéten (1), dans ses commentaires sur Boerhaave (*de vulnere in genere*), observation relative à un paysan dont l'axillaire fut ouverte et qui guérit sans secours ; malgré le fait cité par Halle, à l'occasion d'un homme qui eut l'artère de l'aisselle blessée par un coup de faux, artère liée avec succès dans la plaie faite par cet instrument, il s'écoula un certain temps avant que la ligature du vaisseau prît rang parmi les actes opératoires soumis à des principes. On semblait avoir oublié qu'en 1681 Morel, mentionné par Saviard, lia heureusement l'axillaire.

La cause de ce tardif retour à l'opération s'explique

(1) Pour qu'un semblable exemple ne fût point perdu et vînt encourager les chirurgiens, le commentateur du professeur de Leyde ajoute : *Si ergo in tam magna arteria et cordi adeo vicina, potuit fieri consolidatio, apparet non tam facile desperandum esse etiam in periculosissimis vulneribus arteriarum.*

par la difficulté même de la ligature, pratiquée à la naissance de l'artère, et par plus d'un insuccès qui rappelle les noms d'hommes haut placés dans la science.

L'axillaire traverse en diagonale le creux de l'aisselle, se coudant au niveau du col de l'humérus. Elle peut se rupturer dans l'abduction forcée du bras, à la suite de violents efforts pour réduire d'anciennes luxations de l'humérus (1). L'axillaire parcourt son trajet sans présenter d'incurvations ; toutefois, si elles existent, ce qui est rare, elles ne sont pas toujours l'effet de l'âge. Naguère des élèves appelèrent mon attention sur le cadavre d'une femme de plus de soixante ans ; les bras étaient remarquables par leur forme contournée et plus encore par leur brièveté ; les humérus, de consistance éburnée, à canal médullaire rétréci, témoignaient d'une affection rachitique guérie ; l'axillaire gauche se distinguait par plusieurs courbures alternes, faciles à effacer au moyen d'une extension graduelle de l'artère. Il n'y avait point, et ceci des deux côtés, rapport de longueur entre l'artère et

(1) MM. Flaubert et Gibson ont fait connaître des cas de ce genre ; l'on ne saurait objecter ici le peu de méthode dans les manœuvres de réduction ou l'intempestive insistance des opérateurs. Les noms des chirurgiens de Rouen et de Dublin répondraient à une telle assertion.

Je lis dans des notes rédigées d'ancienne date que, sur le corps d'un homme de peine âgé de soixante-deux ans et mort d'apoplexie, j'ai trouvé une ancienne luxation du bras gauche en bas. Une partie de l'axillaire adhérait à la tête de l'humérus. L'examen de cette pièce, que je démontrai publiquement, ne laissait aucun doute sur la déchirure possible de l'artère dans le cas de violentes tractions exercées pour réduire la luxation.

le membre. Ne semble-t-il pas qu'en cette circonstance la compression de l'axillaire sur la première côte devenait insuffisante pour arrêter le cours du sang, tandis que, d'autre part, l'allongement subit et forcé du bras pouvait la soustraire aux causes traumatiques capables d'entraîner la rupture de l'artère ou de produire l'anévrisme ?

Une importante anomalie de l'axillaire consiste dans sa dualité, qui s'accomplit très rarement au lieu où elle succède à la sous-clavière, mais plutôt vers la partie inférieure de l'aisselle (1), disposition défavorable pour l'hémostasie artérielle, plus assurée quand la compression ne porte que sur un tronc unique, alors qu'elle serait peut-être éludée si elle devait s'exercer sur deux vaisseaux à la fois. Quoique j'aie connaissance d'un plus grand nombre de faits analogues, j'ai le regret de n'en avoir noté exactement que sept, dont quatre à gauche et les autres à droite. Jamais je n'ai vu la duplicité du vaisseau bilatérale.

La division de l'axillaire me paraît se rapporter à deux catégories : ainsi elle donne en réalité deux artères brachiales, se continuant à l'avant-bras, où elles forment la radiale et la cubitale, qui, ici, loin d'être régulières, varient quant à leur situation et aux branches qui en émanent ; dans une autre circonstance, et bien que deux vaisseaux occupent l'aisselle, on peut dire qu'il n'y a qu'une artère axillaire ; l'autre est un vaisseau aberrant, multipliant les voies anastomotiques principalement au pourtour de l'articulation huméro-

(1) Voir pl. VI, fig. 1.

cubitale. L'un des vaisseaux est plus profondément placé que l'autre : leur calibre diffère ; celui dont la capacité est supérieure n'excède guère 5 millimètres, tandis que l'on sait que la dimension en largeur de l'axillaire prise à sa partie terminale est communément de 8 millimètres, et qu'on en compte 10 à sa naissance. Quand l'axillaire est bifide, le nerf médian se trouve dans l'intervalle de deux vaisseaux.

Après avoir signalé la division prématurée de l'axillaire, Harrison ajoute que la plus volumineuse, la plus profonde des branches représente l'axillaire, à laquelle succède la brachiale, assertion par trop absolue, puisque la conséquence résultant de quelques faits bien observés démontre que celle des artères qui donne le tronc interosseux est profonde, sans qu'on puisse pourtant la considérer comme le vaisseau normal.

J'ai rencontré deux fois, ce qui a été mentionné par d'autres, et en particulier par E.-A. Lauth, savoir : le tronc interosseux se détachant de l'axillaire, pl. VI, fig. 1 ; dans cette aberration un phénomène assez constant a lieu : c'est que l'interosseuse égale en volume, si elle ne le surpasse, le tronc commun de la radiale et de la cubitale, et alors l'interosseuse a coutume de donner les collatérales du bras ainsi que les récurrentes.

Les déductions pratiques qui se rattachent à la dualité de l'axillaire sont faciles à saisir : que si on se propose, d'après la méthode d'Anel, de découvrir le vaisseau pour le lier, n'embrassera-t-on point celui étranger à la branche anévrismatique, ou à celle d'où provient l'hémorrhagie ? Mais la petitesse du vaisseau mis à nu, la possibilité de percevoir les pulsations de

celui qui est satellite, la connexité insolite du nerf
médian, sont autant de moyens propres à préserver
de l'erreur. J'appliquerai ici un précepte que plus
d'une fois j'ai été conduit à reproduire dans ce travail, c'est qu'il importe de n'étreindre définitivement
l'artère que quand une compression préalable a fait
cesser les battements de la tumeur anévrismale ou
mis fin à l'écoulement du sang. Je prévois néanmoins
une objection : elle est à mes yeux d'autant plus fondée que j'ai vu deux ou trois artères anastomotiques,
à direction transversale, établir une libre communication entre les deux axillaires. Qui n'a compris que
lorsqu'il en est ainsi, l'anévrisme continue à battre,
l'hémorrhagie persiste, quoique la compression atteigne directement le vaisseau sur lequel elle agirait
avec efficacité s'il était isolé? Il n'y a point à hésiter ;
la seul parti rationnel à prendre consiste à lier les
deux artères. Harrison, après avoir indiqué des voies
anastomotiques entre deux axillaires, se sert de ce
fait comme d'un argument, et conseille, pour les artères des extrémités supérieures atteintes, par exemple, d'anévrisme traumatique, d'employer l'ancienne
méthode opératoire. Le conseil est sage ; et ne met-il
pas en garde contre toute méprise qui pourrait avoir
lieu, ainsi que dans le cas précédent, c'est-à-dire celui
d'une sorte de solidarité dans la division anormale
d'une artère, solidarité due à la présence de collatérales?

Examinons les variétés que présentent les organes
confrontant avec l'axillaire et venant modifier ainsi
ses rapports naturels. L'artère apparaît superficielle
par l'absence complète des insertions claviculaires du

muscle grand pectoral, anomalie rapportée par le professeur Cruveilhier, et qu'il reconnut pendant la vie sur une vieille femme de la Salpêtrière. Le vaisseau, il s'agissait du droit, n'était recouvert que par les téguments, le fascia thoracique et par le petit pectoral ; on distinguait à la vue les pulsations de l'artère, moins protégée contre l'atteinte des corps extérieurs. Le défaut de fibres claviculaires rendait la compression et la ligature de facile exécution.

Il n'y a rien de bien fixe, quant à l'intervalle qui sépare la portion claviculaire du grand pectoral de la sternale ; parfois il existe un grand vide entre elles, tandis que, chez quelques sujets, il n'y aucune ouverture. Je rappelle ces variétés pour détourner de lier le vaisseau dans un lieu regardé comme d'élection (1).

Quelques uns de nos élèves se livraient à des études anatomiques, sur le cadavre d'un homme taillé en athlète, mort dans la force de l'âge, d'une fracture à la base du crâne, avec déchirure du cerveau, quand ils rencontrèrent un faisceau charnu, épais, se détachant de la partie externe du grand dorsal droit, croissant l'aisselle, pour venir, par une expansion fibreuse, s'insérer sur le tendon du grand pectoral. M. Malgaigne mentionne un fait semblable (2). Dans l'exemple que je publie, les fibres charnues surnuméraires furent regardées par quelques uns comme dépendant du coraco-brachial, dont le bord interne

(1) Dans la méthode défectueuse qui a pour objet de découvrir l'axillaire entre les fibres claviculaires et sternales du grand pectoral, on a une plaie qui ne conduit pas directement à l'artère, mais bien à la veine.

(2) *Traité d'anatomie chirurgicale et de chirurgie expérimentale.* Paris, 1838.

sert de guide quand on procède à la recherche de l'axillaire ; le muscle reconnu, on aperçoit aussitôt le nerf médian ; c'est en dedans et en dessous qu'est placé le vaisseau. Prévenu de l'existence du muscle indiqué, si on le trouve en opérant, sa section en travers suffira pour restituer l'état normal des rapports.

C'est en dessous du petit pectoral qu'on a découvert un autre muscle qui constitue, par sa présence, trois pectoraux. Décrit par plusieurs anatomistes, il vient s'attacher à l'apophyse coracoïde, de manière à recouvrir l'axillaire dans une certaine étendue et à gêner si l'on fait la ligature en dessus du petit pectoral, opération qui n'est guère pratiquée ; ici encore l'anomalie musculaire appréciée, il faut couper l'attache coracoïdienne du pectoral surnuméraire. M. P. Robert, dans un mémoire que j'ai souvent cité et auquel j'ai fait plusieurs emprunts, recommande de ne point se diriger sur le muscle sous-clavier pour arriver à l'axillaire, ce muscle étant parfois double. Le surnuméraire naît de l'apophyse coracoïde ou de l'acromion, et s'insère à la première côte ; il en résulte que l'artère, au lieu de n'être recouverte que dans l'espace de 13 millimètres, comme quand le sous-clavier est unique, le devient dans l'étendue de 27 millimètres.

Le tronc veineux axillaire peut varier même sous le rapport numérique ; je l'ai vu double (1), on l'a dit triple, ou, en d'autres termes, il était représenté par deux ou trois vaisseaux, formant une sorte de

---

(1) Cette dualité de la veine axillaire provient de la non-réunion des veines brachiales.

gaîne à l'artère, dont les connexions veineuses, plus nombreuses, rendaient difficile l'isolement de l'artère en multipliant les chances des lésions des veines.

La veine axillaire n'offre que peu de modifications importantes, dans ses relations avec l'artère ; si sur le cadavre la première est placée en dedans, dans l'état de vie, elle est antérieure à l'artère, qu'elle cache presque entièrement : par l'effet d'une dilatation variqueuse énorme, j'ai vu la veine axillaire droite envelopper, pour ainsi dire, l'artère et le nerf médian. Dans une ligature de ce vaisseau, à laquelle j'assistai, et dont le résultat fut fâcheux, j'ai observé une disposition qui déjà m'avait frappé sur le cadavre et qui ne doit point être passée sous silence : les veines brachiales et la basilique s'ouvraient dans l'aisselle plus haut que d'ordinaire, l'artère était alors entourée d'un plexus veineux qui eût rendu la ligature pénible et même dangereuse.

Bien que, dans le triangle clavi-pectoral, l'axillaire confronte avec la plupart des cordons nerveux émanés du plexus brachial, cependant ses rapports les plus directs sont ceux qu'elle affecte avec le nerf médian qui l'enlace dans sa double origine. Sur cinq sujets, j'ai vérifié l'absence du nerf musculo-cutané, ou mieux, peut-être, sa coalescence ou fusion complète avec le médian ; alors le volume de ce dernier, à son point d'émergence, est accru, parce que, au lieu de donner le musculo-cutané, il reste indivis, circonstance dans laquelle l'axillaire est placée derrière le médian, qui, contrairement à son état normal, fournit au bras un filet toujours grêle pénétrant dans le coraco-brachial, où il se consume. Ainsi donc dans ce cas, pour prévenir toute méprise, il ne faut point oublier que le médian est, dans une plus grande étendue, en rapport avec l'axillaire, qui semble accolée à deux nerfs réunis (1)

Les branches naissant de l'axillaire offrent d'assez nombreuses variétés, quant au point d'origine et mode de distribution, pour qu'il soit difficile d'assigner les conditions du type normal ; ainsi, par exemple, les uns ne comptent que deux artères thoraciques, considérant l'acromiale comme branche isolée ; d'autres la regardent comme venant d'un tronc commun avec la thoracique supérieure ; c'est l'artère *acromio - thoracique ;* il en est enfin qui admettent trois thoraciques ; Sœmmerring en décrit jusqu'à quatre. N'est-ce pas les multiplier arbitrairement? L'on sait que la thoracique longue ou mammaire externe émane presque aussi fréquemment de la sous - scapulaire que de l'axillaire. Il importe, quand une ligature doit embrasser ce vaisseau, de s'assurer si les branches qui en viennent sont voisines ou éloignées du lieu où l'on veut obtenir son oblitération. Un guide qui mérite confiance et qui a été préconisé par d'habiles chirurgiens, M. Velpeau entre autres, est celui tiré de la situation de la veine cépha-

(1) Quelle artère, autre que l'axillaire, est environnée de nerfs aussi nombreux et aussi gros, disposition anatomique qui peut néanmoins devenir fâcheuse? J'ai vu quelquefois pratiquer la ligature de l'axillaire dans des cas de traumatisme, et la gangrène survenir aussitôt après l'opération. Cet accident ne doit pas toujours être attribué à l'insuffisance de la vascularité ; c'est plutôt dans la commotion, l'ébranlement des nerfs, qu'il faut en chercher la cause. La dissection des parties m'autorise à penser que le sphacèle a plutôt été le résultat d'une lésion de l'innervation que de la circulation.

lique : la ligature située immédiatement au-dessous
se trouve entre la thoracique supérieure et l'inférieure; mais il ne faut pas perdre de vue que cette
veine n'est point exempte de variétés , puisqu'elle
peut s'ouvrir derrière la clavicule plus haut que de
coutume , à la naissance de la sous-clavière. On l'a
même vue remontant vers la clavicule pour se terminer comme elle le fait communément.

Lauth fils a publié un fait curieux dans lequel certaines branches de la sous-clavière étaient données
par l'axillaire, comme la thyroïdienne inférieure , les
cervicales transverse et profonde, toutes insérées sur
un tronc unique : l'axillaire fournissait, de plus, deux
cervicales ascendantes : du côté opposé à l'anomalie,
qui se montrait à droite, l'axillaire n'émettait aucune
branche appartenant à la sous-clavière, si ce n'est
la mammaire interne.

Grand serait l'embarras du praticien , si un des
vaisseaux venu anormalement de l'axillaire , ouvert
ou atteint d'anévrisme, nécessitait la ligature du tronc
dont il émane. Comment reconnaître cette aberration
d'origine? La situation plus inférieure de l'artère lésée
serait le seul indice. L'anomalie précédente intéresse
encore en ce sens , qu'elle vient en exception à la règle
en vertu de laquelle le nombre de branches de l'axillaire est plutôt diminué qu'augmenté, alors qu'il
est assez ordinaire qu'une ou deux des branches
inférieures soient fournies par la brachiale ou ses
vaisseaux collatéraux.

Sur le cadavre d'un jeune homme injecté pour mes
leçons, l'artère acromiale droite , née isolément de
l'axillaire, près de l'extrémité supérieure du petit

pectoral, la branche qui se rend aux muscles pectoraux était rudimentaire et se consumait dans le grand
pectoral; l'artère qui, avec la veine céphalique, occupe l'intervalle séparant le deltoïde du grand pectoral, était grêle, tandis que la branche appelée transverse, à cause de sa direction, avait acquis un volume
considérable et représentait la continuation de l'acromiale; celle-ci, parvenue dans la portion claviculaire
du deltoïde, émettait deux rameaux, un pour le grand
pectoral; l'autre, plus volumineux, contournait la
partie antérieure du col de l'humérus, s'inosculant
largement avec la circonflexe postérieure et remplacent
çant l'antérieure. En opposition à cette singulière
aberration, l'acromiale et la circonflexe antérieure
du côté opposé étaient régulières.

Chez quelques sujets, c'est au voisinage du muscle
sous-clavier que l'acromiale sort de l'axillaire, quoique
généralement sa naissance soit voisine du petit pectoral, et de là le précepte d'appliquer la ligature de
l'axillaire plus haut que plus bas (1).

La sous-scapulaire ou *la scapulaire commune*, la
plus considérable des branches de l'axillaire, qu'elle
peut même égaler en grosseur, présente un volume
variable, suivant son origine plus ou moins élevée.
Elle naît en communauté avec la thoracique inférieure, la circonflexe postérieure, et même parfois

____

(1) Les cas d'anévrisme de l'acromiale sont rares. Pelletan, dans
sa *Clinique chirurgicale*, en cite un exemple. Le célèbre chirurgien
de l'Hôtel-Dieu n'assista point à la nécropsie du sujet, qui mourut
d'une maladie étrangère à celle qui nous occupe. J'ai lu et relu
l'observation; l'existence de l'anévrisme de l'acromiale me semble
fort douteuse.

avec l'humérale profonde. On a vu la scapulaire inférieure donnée par la brachiale. Monro affirme que la scapulaire qui nous occupe était fournie par la thyroïdienne inférieure; mais il est probable, comme l'avance Meckel, que cette bizarre anomalie n'atteignait que la partie supérieure du vaisseau. Un examen comparatif entrepris sur plusieurs sujets, quant au développement de l'artère scapulaire commune et de la scapulaire supérieure, branches de la sous-clavière, porte à admettre un véritable antagonisme entre elles. La dernière est-elle volumineuse, la portion de la scapulaire commune, dite dorsale de l'omoplate, distribue moins de rameaux dans la fosse sous-épineuse. En l'absence de la sus-scapulaire, l'inférieure s'étend à toute la fosse sus-épineuse, envoie un rameau long et ténu, sorte de satellite du nerf sus-scapulaire. J'ai été à trois reprises témoin de cette variété, qui se manifesta deux fois à droite. On observe la scapulaire commune émettant la collatérale interne supérieure du bras : un exemple semblable a été reproduit par MM. Bourgery et Jacob (1). Le fait suivant, dont j'ai été témoin, mérite d'être connu : un ouvrier du port de Brest reçut, dans une rixe et d'un militaire ivre, un coup de sabre qui pénétra profondément entre le côté gauche de la poitrine et le scapulum. Le sang jaillit avec force, sans pouvoir être arrêté par les tentatives des assistants. Une heure après l'événement, le blessé fut transporté à l'hôpital principal de la marine, dont j'étais prévôt de chirurgie ; le malheureux expira quelques minutes après son entrée. Chargé de la ré-

____

(1) *Traité d'anatomie de l'homme*, t. IV, artériologie, pl. xxxii.

daction du rapport médico-légal, je m'assurai que la scapulaire commune avait été divisée obliquement, dans les trois quarts de sa circonférence, aux environs du bord inférieur du muscle sous-scapulaire, entamé lui-même par la pointe du sabre. Une artère provenant de la scapulaire était la collatérale interne supérieure, émergeant beaucoup plus haut qu'à l'ordinaire. Je me demandai à cette époque et me demande encore aujourd'hui quelle était la conduite à tenir, si on avait été appelé à l'instant de la blessure. Impossible de lier le vaisseau dans la solution de continuité profonde et oblique, quoique sa direction rendît probable l'ouverture de la scapulaire commune: il n'était qu'une ressource offrant quelque chance de salut, je veux parler de la ligature de l'axillaire.

Le docteur Alquié a soumis à mon examen et a eu l'obligeance de dessiner pour moi une pièce sèche injectée qu'il possède, et dont je donne la description, quant à l'axilliaire et à ses branches. La plupart de celles fournies normalement par ce vaisseau viennent ici de la scapulaire commune, ainsi que la collatérale humérale externe (côté droit). Sur un sujet portant une telle anomalie, l'action d'un instrument vulnérant ou une esquille détachée par une fracture de l'humérus à son tiers supérieur pouvait entraîner l'ouverture de la collatérale externe, et conduire le chirurgien à lier l'humérale au-dessus de la plaie, opération qui, très rationnelle d'ailleurs, ne mettait pas fin à l'hémorrhagie réclamant la ligature de l'axillaire. La collatérale externe du bras, la thoracique longue, les circonflexes naissant de la scapulaire commune, la circulation ne se rétablirait-elle pas d'une manière plus soudaine dans le bras et l'avant-bras, si on portait un fil sur l'humérale, au-dessus de l'origine ordinaire de la collatérale externe, celle-ci venant au-dessus de la ligature, d'une artère en communication avec trois autres, avec des branches de la sous-clavière et des intercostales aortiques ? A l'occasion d'une lésion de la brachiale ou d'un anévrisme, il deviendrait indispensable de lier les deux bouts du tronc artériel, peut-être aussi l'axillaire non loin de la clavicule. Les divisions de cette artère et de l'humérale s'accomplissant d'après le mode naturel, un lien placé sur l'origine de l'humérale ralentit, suspend le cours du sang et permet la formation d'un caillot dans les plaies artérielles ou de masses fibrineuses dans une poche anévrismale, tandis que par l'effet de la variété que je rapporte, la ligature de la fin de l'axillaire ou du commencement de l'humérale ne saurait suffire pour s'opposer à l'impulsion sanguine. L'anomalie qui nous occupe n'apporterait aucune modification au traitement des blessures ou anévrismes de l'axillaire : c'est toujours la sous-clavière qu'il conviendrait de lier.

L'observation que je cite, jointe à beaucoup d'autres cas plus ou moins analogues, tend à justifier le conseil donné par Guthrie, celui de rechercher les vaisseaux dans la plaie pour entourer d'un lien chacun des bouts de la division.

La circonflexe antérieure manque ou est double. J'ai observé la première variété sur trois sujets, et deux fois à droite. Le vaisseau était suppléé par deux artérioles de l'axillaire et de l'acromiale. L'origine de la circonflexe antérieure varie : tantôt elle provient d'un tronc commun avec la circonflexe postérieure ; mais , communément, elle naît isolée et au-dessus de la postérieure. J'ai longtemps conservé un membre supérieur gauche dont la circonflexe antérieure, d'un petit calibre, émergeait de la partie supérieure et interne de l'humérale profonde , anomalie rare , mentionnée par Meyer, et que n'a point rencontrée Meckel dans ses nombreuses recherches.

La circonflexe postérieure vient-elle directement de l'axillaire, sa situation est plus basse, l'artère elle-même devient une véritable récurrente. J'avoue ne pas avoir noté tous les cas assez nombreux dans lesquels cette disposition existait. Lauth fils a publié neuf exemples semblables ; il ajoute que le tronc commun émanait cinq fois de l'axillaire au-dessus du tendon du grand rond, et que c'était bien la circonflexe qui donnait la profonde, proposition vraie dans la majorité des circonstances ; mais quelques faits exceptionnels observés avec soin me portent à admettre qu'à son tour l'humérale profonde fournit la circonflexe postérieure , sans considérer avec Murray et Sœmmerring ce cas comme le plus commun. Enfin, quand la circonflexe postérieure naît de la collatérale externe , son origine se remarque très bas au-dessous des tendons du grand dorsal et du grand rond, tandis que , naissant de la sous-scapulaire, on la voit placée très haut au voisinage du col de l'humérus.

CHAPITRE VI.

ANOMALIES DE L'ARTÈRE BRACHIALE ET DE SES BRANCHES.

PLANCHES V, VI ET VII.

L'histoire anatomico-chirurgicale de l'artère du bras nous montre d'abord réputé comme régulier ce qui n'est en réalité que l'anomalie : aussi établit-on longtemps pour la règle ce qui en était l'exception. André Dulaurens fut un des premiers qui, en 1661, parla de la division de la brachiale, la regardant comme l'état naturel. Il se borne à dire, dans le chapitre intitulé *Description de l'artère ascendante*, qu'il y a deux artères basiliques provenant de l'axillaire (l'épithète basilique est ici synonyme de brachiale). L'opinion de Dulaurens prévalut longtemps après lui, opinion fausse, puisqu'elle consacrait comme régulière la division accidentelle du tronc, et qui n'en conduisit pas moins, heureusement, à porter une ligature sur le vaisseau ; c'était pour le temps un acte de hardiesse. Le succès couronnait-il l'opération, on expliquait le maintien de la circulation dans le membre par l'intégrité d'une des artères, qui n'avait point été liée. Heister vécut quelque temps dans la persuasion que la guérison de l'anévrisme au pli du bras impliquait l'existence d'une double artère (1).

(1) N'est-on pas surpris de voir l'homme immortalisé par d'admirables injections, celui qui poursuivait les vaisseaux jusque dans leurs dernières limites, découvrait les anastomoses les plus déliées, de voir Ruysch, au XVIIe siècle, considérer la ligature de la bra-

Avant de signaler les aberrations de l'artère brachiale, je dois indiquer quelques variétés qui surviennent dans les organes en connexité avec l'artère, et qui, ignorées, entravent les opérations qui se pratiquent sur elle; ainsi le biceps, ce muscle appelé satellite de la brachiale, et dont le bord interne forme un relief qui protège et indique en même temps la position de celle-ci, n'est pas, chez les sujets dont le système musculaire des membres supérieurs est fortement développé, un guide aussi sûr qu'on semble le croire pour exercer la compression ou mettre à nu le vaisseau. Dans une ligature de l'humérale, que je pratiquai au tiers supérieur du bras, sur un sujet athlétique et dans la force de l'âge, je découvris par une incision de près de six centimètres le bord interne du biceps, sans apercevoir la gaîne fibreuse qui renferme le vaisseau. Le biceps soulevé, je ne distinguai que la lame aponévrotique engaînant le muscle d'une manière immédiate; je la divisai et déjetai le muscle de dedans en dehors pour arriver à l'artère. Dans une autre circonstance, je fus obligé d'empiéter sur le muscle. Chez les sujets maigres ou de peu d'embonpoint, on est à l'abri de cet inconvénient, par la facilité de percevoir avant l'opération les battements du vaisseau là où il doit être embrassé par la ligature.

chiale comme une opération insolite, plutôt décrite qu'exécutée par le chirurgien? Je n'ai pas besoin de rappeler qu'il exerçait son art dans une cité populeuse, la capitale de la Hollande. Citons plutôt les paroles de ce grand anatomiste: *Operationem sanè ab auctoribus magis commendatam et laudatam quam institutam : quod dicere non gravor, quia viginti abhinc annis et quos excurrit, in hâc vastâ civitate, ad quam sine numero confluunt afflicti, hanc operationem in arteria adeo ingenti nullus (quantum noverim) chirurgicorum instituit.* (Ruysch, t. II, obs. 2.)

L'âge avancé amène des flexuosités plus ou moins prononcées et rend l'artère superficielle dans quelques points de son étendue. Dans l'état ordinaire, le défaut de flexuosités démontre la possibilité de sa rupture quand l'avant-bras est forcément étendu et que le coude est luxé. J'appellerai l'attention sur une disposition particulière que présente quelquefois le biceps. Je l'ai vu offrant deux fois à droite trois insertions supérieures, devenant ainsi triceps. Dans un seul cas la portion charnue surnuméraire, recouvrant les deux autres, naissait en bas du tendon commun, pour s'insérer à la face interne et supérieure de l'humérus, au-dessus du coraco-brachial. C'est vainement qu'ici, pour trouver l'humérale à la partie la plus élevée du bras, on se fût dirigé d'après le bord cubital du muscle, alors qu'il recouvrait l'artère dans l'étendue du tiers supérieur du membre. L'on ne pouvait en semblable circonstance arriver à elle sans inciser les fibres charnues de cette portion surnuméraire.

Les rapports du nerf médian avec l'artère servent aussi de point de ralliement quand il s'agit de la lier. Ils changent trois fois dans la continuité du membre. Vers son tiers moyen il passe au-devant de l'humérale pour gagner son côté interne. J'ai cependant vu le médian situé tout-à-fait au-dessous de l'artère, entre elle et le muscle brachial antérieur, disposition qui n'est pas rare. Le tronc brachial peut être, dans toute la longueur de l'humérus, parallèle au côté interne du nerf médian, ou être placé en dehors, près de son origine.

Le plus ordinairement il existe deux veines brachiales pour l'artère ; c'est la continuation de ce que

l'on trouve à la main et à l'avant-bras, où les veines
sont disposées par paires, pour une artère unique. La
plus volumineuse, dite externe, ne mérite pas toujours cette dénomination, car elle est située en arrière;
l'interne se place parfois en avant. Ce qui advient
ordinairement, c'est que les deux veines côtoyant
l'artère, et par les branches anastomotiques qu'elles
émettent, l'environnent d'une sorte de plexus. Enfin
il peut arriver que les deux veines radiale et cubitale
ne forment, par leur jonction, qu'un tronc accolé à
la partie postérieure de l'artère et la débordant sur
les côtés.

Je n'examinerai point ici la série des variétés dont
les veines du pli du bras sont susceptibles. Je me bornerai à l'exposition des principales. La médiane commune est parfois double et peut manquer, ce que j'ai
également observé. Dans le dernier cas, c'est la basilique que l'on pique dans la phlébotomie, et lors
même que la médiane existe, elle peut être d'un si
petit calibre que, pour avoir du sang, on est dans la
nécessité d'ouvrir la basilique; ses rapports avec
l'humérale ne sont pas les mêmes chez tous les individus. Communément elle longe le bord interne du
biceps, tantôt en parallélisme exact avec ce vaisseau,
tantôt le croisant sous un angle aigu. Superposée à
l'artère dont la séparent l'aponévrose brachiale et l'expansion tendineuse bicipitale, j'ai vu ces deux parties
fibreuses si minces que l'artère était presque en contact immédiat avec la veine. Enfin j'ai observé chez
quelques sujets la basilique située en dehors de l'artère, sans que celle-ci fût déplacée, disposition favorable pour la phlébotomie.

Les anomalies de l'humérale apparaissant comme les plus communes de tout le système artériel, je les rangerai sous quatre chefs principaux : 1º division prématurée du vaisseau ; 2º anomalies des artères collatérales et récurrentes ; 3º artères aberrantes ; 4º anomalies multiples.

1º *Division précoce.* C'est en vain que Pierre Camper semble révoquer en doute la précocité de bifurcation de l'humérale, ou que d'autres nient sa fréquence ; celle-ci n'est pas moins réelle.

Je place dans la première catégorie la division prématurée du vaisseau en deux ou un plus grand nombre de branches, formant soit la radiale, la cubitale, ou le tronc des interosseuses. La dichotomie, si souvent constatée, se manifeste-t-elle plutôt bilatérale qu'unilatérale ? question qui, bien qu'en apparence susceptible d'être résolue par des chiffres, ne l'est peut-être pas encore, parce qu'elle doit être la conséquence de faits plus multipliés que ceux recueillis contradictoirement de part et d'autre. Trew affirme n'avoir jamais constaté la bifurcation sur le même sujet et des deux côtés. Dans un mémoire sur les variétés de distribution de l'humérale, Meckel l'a vue sept fois bilatérale, et cela sur huit individus seulement ; il avance que la variété est rarement restreinte à un membre, et c'est pour appuyer cette proposition qu'il invoque l'autorité de Pesch et de Monro. Sur seize cas de division précoce de la brachiale, annotés avec soin, je n'en compte que trois se répétant des deux côtés. Je ne saurais conclure, m'étayant sur ces données, qui conduisent à des déductions contraires à celles du célèbre anatomiste allemand, arguant de ce qu'il a observé, pour établir que la symétrie latérale est la plus parfaite de toutes, puisqu'elle se conserve dans les aberrations. Que conclure de ce résultat différent? c'est que les anomalies artérielles se présentent quelquefois avec une sorte de profusion, se succédant rapidement dans le cours d'une année, pour devenir rares dans les suivantes. Le hasard seul (et quel autre nom lui donner?) n'explique-t-il point cette disparité des statistiques, signalant les variétés artérielles, bien qu'également exactes dans le fond?

Si je m'en rapportais à plusieurs exemples, réunis par d'autres et par moi, je n'hésiterais pas à prononcer que la bifurcation se manifeste plus fréquemment à droite qu'à gauche.

Hebenstreith est d'un avis opposé. Sur seize cadavres, onze fois la division précoce existait à gauche : il faut reconnaître ici l'extension du principe en vertu duquel les anomalies artérielles sont généralement plus communes ou plus souvent observées de ce côté. E. A. Lauth croit en saisir la cause dans l'habitude d'injecter les corps par la carotide primitive gauche et la préférence accordée dans la dissection au côté droit, alors que l'autre est quelquefois négligé. De nombreuses injections pratiquées sous mes yeux et par la crosse aortique, ont amené un résultat qui n'est point conforme à celui obtenu par le professeur de Strasbourg.

Je n'ai point remarqué, avec Tiedemann, que les hommes de petite stature soient plus sujets que les autres à la division précoce du tronc brachial. Celle-ci, quant au lieu où elle s'accomplit, varie : elle se remarque dans l'aisselle, comme dans les diverses parties de la longueur du bras. Le premier genre de variété me paraît moins commun, et Meckel s'en sert pour nier l'existence de la brachiale, représentée par la radiale, la cubitale, ou le tronc interosseux.

Il semble en réalité plus naturel d'admettre l'absence du vaisseau que sa dualité. C'est vers le cinquième inférieur de l'humérus que s'effectue communément la bifurcation anormale.

A la fréquence de division prématurée de l'humérale en radiale et cubitale, opposons la rareté de sa bifurcation au-dessous du lieu ordinaire, c'est-à-dire entre la tête du radius et sa tubérosité bicipitale. E. A. Lauth, sur dix-sept bras, n'en a trouvé qu'un seul où la division se fît au-dessous.

Plus d'un mécompte opératoire deviendrait la suite de la division prématurée de l'artère, si on n'était prévenu de sa fréquence. Parmi plusieurs observations, je choisis les deux suivantes :

Un jeune homme reçoit un coup de couteau au-dessus du coude droit ; l'hémorrhagie est abondante. Après avoir lié les deux bouts de l'artère, M. Velpeau voit bientôt que le sang continue à couler : c'est qu'à 14 millimètres en dehors était une seconde brachiale, qui avait aussi été divisée et dont les deux extrémités furent également embrassées par un fil.

M. A. Danyau, chargé temporairement du service chirurgical de l'Hôtel-Dieu, est appelé pour remédier à une hémorrhagie des artères de l'avant-bras : il pratique la ligature de la brachiale, sans mettre un terme à l'effusion du sang. Notre confrère, dans la pensée soudaine d'une séparation prématurée de l'artère, ne balance point à découvrir l'autre branche, dont la ligature met fin à l'hémorrhagie.

Je sais un exemple malheureux de phlébotomie de la céphalique, entraînant l'ouverture d'une artère. Bien que passé depuis longtemps, je ne puis en perdre le souvenir. Malgré la quantité de sang rutilant qui s'échappait par jets, le chirurgien ne pouvait supposer la lésion de la brachiale, parce que, répétait-il, son trajet n'était point celui de la veine piquée. Il ne songea point à la bifurcation insolite de l'humérale ; on temporisa, confiant dans la compression médiate : l'issue fut fâcheuse. L'indication était trop précise pour que je la rappelle. Les observations précédentes ne le font-elles suffisamment ? La dissection du membre montra, trop tardivement, que la brachiale se divisait au-dessous du tiers supérieur du bras; l'artère radiale, en contact avec la céphalique, avait été atteinte. Pour surcroît de regret encore, l'artère, très superficielle, eût été facilement mise à nu ; mais je n'ai qu'à raconter et nullement à blâmer.

Si les fait de ce genre portent avec eux leur fatalité, ne sont-ils pas aussi d'utiles leçons, qui nous prémunissent contre les aberrations artérielles, et imposent la nécessité de recourir à la ligature quand, au bout d'un certain temps, les autres moyens hémostatiques restent inefficaces, l'appréciation des circonstances réclamant exclusivement son application est un des points délicats de l'art ?

En résumé, la ligature de la brachiale, pratiquée selon la méthode de D. Anel, pour une blessure profonde du pli du coude, ou un anévrisme développé dans cette région, ne vient-elle mettre un terme à l'hémorrhagie, on doit alors soupçonner, parmi les causes de sa persistance, la division précoce du vaisseau. Une investigation attentive permettra de constater la présence d'une artère surnuméraire : le moindre volume de chacune d'elles, des changements presque inévitables de position et de connexité, sont, d'ailleurs, la conséquence de cette dichotomie vasculaire accidentelle. Les deux vaisseaux mis à découvert, on arrive, à l'aide de compressions alternatives à reconnaître celui qui communique avec la solution de continuité ou la tumeur anévrismale. Enfin, l'arrêt de l'effusion sanguine, ou la cessation des battements de l'anévrisme, préviendraient toute équivoque. L'observation ayant démontré que la fréquence de scission prématurée de l'humérale s'opère plutôt dans la région inférieure du bras que dans la supérieure, on court moins de chances de rencontrer l'aberration en liant le vaisseau au tiers supérieur du membre, où il est plus superficiel, et où d'ailleurs la bifurcation serait facile à distinguer, si elle avait lieu. J'ai exécuté avec succès deux fois cette opération qui, je l'avoue, était ici de nécessité, et qui pourrait devenir d'élection. On objectera peut-être contre elle le voisinage de la scapulaire commune et des circonflexes, branches de l'axillaire et provenant quelquefois même de la brachiale ; mais en incisant à une assez grande distance de l'insertion tendineuse du grand pectoral, qu'y a-t-il à craindre, quant à la formation et à l'organisation du caillot ?

Dans la majorité des cas de dualité artérielle du bras, c'est la radiale qui se détache prématurément à des hauteurs variables ; assertion confirmée par les observations de Meckel et celles qu'il emprunte à

Heister, Petsche, Monro, Riew, Penchienati, Ballay, Ludwig, Sandifort et Sœmmerring. Meckel ajoute que, sur vingt exemples qu'il a sous les yeux, il n'en compte que huit dans lesquels la cubitale se sépare de l'humérale avant le temps. Un nombre assez considérable d'anomalies que j'ai réunies me donne à peu près le même chiffre. Enfin l'origine précoce de la radiale se reproduit si souvent, que Bidloo, la considérant comme l'état régulier, la désignait sous le nom de brachiale cutanée. Si je m'en rapporte à ce que j'ai observé, j'avancerai que son calibre, dans la région du bras, est plus développé que celui qu'elle présente à l'avant-bras, quand son origine est naturelle. Sur quatre sujets, l'artère avait 6 millimètres, tandis que la moyenne n'excède guère 5 millimètres.

Quand, au bras, deux artères principales remplacent le tronc unique, leur situation est, à peu d'exceptions près, plus superficielle que celle du vaisseau normal : cependant il faut une grande réserve, avant de formuler comme principe, à l'occasion des aberrations vasculaires, le résultat de faits même multipliés : c'est ainsi que M. le professeur Blandin (1) a trouvé vingt-trois cas de division précoce de la brachiale, sans que jamais la branche anormale se soit offerte à lui sous-cutanée. J'ai rencontré la radiale située sous l'aponévrose, et plus rarement sous la peau du bras, ou, pour parler avec plus de précision, sous les téguments, et recouverte par la lame externe de ce *fascia superficialis*, dont l'interne revêt les vaisseaux du bras. J'ai constaté deux fois sur neuf sujets, et tou-

(1) *Traité d'anatomie topographique.* Paris, 1834. in-8 et Atlas in-fol.

jours à droite, ce dernier mode de variété. Mais ce qui doit être noté, c'est que, dans une circonstance, la radiale, sortant de l'humérale à son tiers moyen, était placée en dedans de celle-ci, et une branche (1) du nerf cutané interne s'accolait à la radiale.

La naissance élevée de la radiale entraîne d'autres modifications importantes à étudier : au pli du bras, sous-jacente à la céphalique, elle peut être atteinte dans la phlébotomie ou dans d'autres opérations.

Je joins à ces données purement anatomiques deux observations qui les fécondent, en leur imprimant une valeur pratique.

Je transcris la note suivante sans y rien changer, et bien que rédigée depuis long temps. J'étais chirurgien de deuxième classe dans la marine, quand un de mes condisciples, pratiquant une saignée du bras sur un jeune homme d'un médiocre embonpoint et habitant un village voisin de Brest, ouvrit malencontreusement une artère. Une compression méthodique arrêta l'hémorrhagie ; mais au bout de huit jours, lors de la levée de l'appareil, à laquelle j'assistais, il était facile de reconnaître un anévrisme traumatique, de la grosseur d'une noix, placé en dehors du pli du coude, et ne paraissant dépendre en aucune façon de la brachiale. J'avais tracé à mon ami la conduite à tenir pour exécuter ce qui nous semblait le plus rationnel ; mais, au lit du malade, notre embarras fut grand à tous deux : cependant j'incisai à 4 centimètres au-dessus de la tumeur ; l'artère

(1) Variable pour son volume comme pour son lieu d'émergence, cette branche est la seule cutanée que donne le nerf brachial interne le long du bras.

était sous-cutanée et fut bientôt liée. Jamais opération ne fut plus facile à exécuter, et grande fut ma satisfaction, car pour la première fois je liais une artère. Vingt-huit jours après l'opération, il ne restait au pli du bras qu'un léger engorgement, qui n'empêcha pas le sujet de reprendre bientôt ses travaux agricoles. Quand je me décidai à la ligature, je conviendrai franchement que je ne savais sur quel vaisseau j'allais l'appliquer, tout en présumant que ce ne pouvait être sur une branche régulière de l'artère humérale, par exemple la collatérale externe. Je me suis plusieurs fois depuis remémoré ce fait, et après réflexion j'ai acquis aujourd'hui la presque certitude qu'il s'agissait d'une aberration de la radiale, née plus haut que de coutume, et affectant des connexions insolites avec la veine céphalique, car c'était elle qui avait été piquée. La compression prolongée eût-elle conduit à éviter la ligature? Je n'oserai affirmer le contraire, malgré le succès de la méthode que je crus devoir préférer.

Peu de mois après avoir recueilli cette observation, j'étais prévôt de chirurgie à l'hôpital principal du port de Brest, lorsqu'il entra dans cet établissement un lieutenant du 70e régiment d'infanterie de ligne; cet officier reçut à Opporto (Portugal) un coup de feu qui fractura le bras gauche. C'est quatre mois après l'accident que mon ancien et excellent maître M. Duret, une des illustrations de la chirurgie maritime, procéda à l'extraction d'une partie de l'humérus frappé de nécrose : il fut nécessaire d'inciser largement au côté externe et inférieur du membre : une hémorrhagie artérielle survint, et, sans être très abon-

dante, elle se répéta ; mais, déjà miné par la fièvre
hectique et une diarrhée colliquative, le blessé succomba au bout de huit jours. La dissection du bras fit
apercevoir la radiale sous-aponévrotique, et sortant de
la partie moyenne de l'humérale ; la première à l'endroit ouvert, était entourée de masses fibrineuses,
sans traces d'aucun travail d'oblitération du côté du
vaisseau : l'hémorragie provenant de la radiale, et
quoique s'étant manifestée à plusieurs reprises, n'a-
vait point semblé nécessiter la ligature de l'humérale ;
et quand on y aurait eu même recours, elle ne pouvait arracher le sujet à une perte certaine.

La radiale, née de l'axillaire ou de l'humérale à une
hauteur différente, est parfois située au côté interne
de l'artère du bras ; mais, par une tendance de la nature à rétablir l'état normal, lorsqu'elle semble s'en
être le plus déviée, arrivée à l'avant-bras, la radiale
reprend sa place et ses rapports ordinaires. Un point
important dans l'histoire de l'origine prématurée de
cette artère, est celui qui fait connaître ces divers
modes d'anastomose avec l'autre vaisseau, considéré
comme la véritable brachiale, ou plutôt encore
comme le tronc de la cubitale et des inter-osseuses.
Je crois pouvoir formuler ainsi qu'il suit les anomalies de ce genre et les transitions qui conduisent de
l'une à l'autre, car rien ne se produit brusquement,
même dans les aberrations : 1° indépendance presque
absolue des deux troncs dans la région brachiale, et
je signale ce cas comme le plus rare ; 2° union par
des rameaux ténus ou capillaires, allant d'une des
artères à l'autre, et n'existant qu'à des intervalles
éloignés ; 3° rameaux plus multipliés, plus volumi-

neux, formant comme une chaîne vasculaire qui établit une solidarité entre les deux artères ; 4° anasmose ayant lieu aux environs de l'articulation huméro-cubitale, remarquable par son développement, tandis qu'au-dessus d'elle, dans toute l'étendue du membre, les vaisseaux se montraient isolés.

Je n'omettrai point de rapporter un exemple curieux qui se rattache à cette dernière catégorie, et dont les résultats pratiques peuvent devenir d'une incontestable utilité (pl. VII, fig. 1). Je l'extrais textuellement d'un travail publié par M. le docteur Vergez, dans le *Journal de la Société de médecine pratique de Montpellier*, sous le titre de *Note sur quelques anomalies artérielles du membre thoracique* (1). La radiale émerge vers le bord inférieur du tendon du grand pectoral entre les racines du nerf médian accolées plus bas qu'à l'ordinaire. L'artère se dégage aussitôt de la gaîne fibreuse renfermant les vaisseaux brachiaux, pour être sous-aponévrotique, jusqu'au tiers inférieur du bras, où elle perce l'aponévrose, devenant immédiatement sous-cutanée, fluxueuse ; le vaisseau poursuit son trajet en bas et en dehors, jusqu'au tiers externe du pli du coude, où son calibre s'accroît évidemment par l'inosculation, à plein canal, d'une grosse branche provenant de la brachiale, dont le calibre est aussi considérable que celui de chacune des artères du bras, non loin de l'articulation, branche de communication située transversalement et décrivant une courbure prononcée, de la concavité de laquelle

______

(1) La pièce préparée par M. Vergez a été déposée dans le Muséum de la Faculté de médecine.

partent plusieurs rameaux musculaires; de sa convexité se détachent la récurrente radiale antérieure,
et quelques artérioles articulaires. La conformation
de la radiale et de l'humérale, ainsi réunies, rappelle
le plan veineux superficiel du pli du coude (1), avec
lequel elle affecte des relations. La veine médiane céphalique est accolée à la branche anastomotique; la
veine médiane basilique en est séparée par la seule
expansion aponévrotique du tendon du muscle biceps, et la veine céphalique passe immédiatement
au-devant de l'artère radiale; l'artère humérale conserve ses connexions habituelles.

Je ne connais de cas analogues à celui-ci que ceux
dus à Monro et Trew. Mon collègue M. Ehrmann a
bien voulu me transmettre le dessin d'un fait à peu
près semblable, et où l'on voit l'axillaire produire la
radiale.

Qui ne pressent l'intérêt attaché à l'observation
précédente? La phlébotomie pratiquée au pli du bras,
soit que l'on eût piqué la céphalique, la médiane ou
la basilique, exposait à la lésion de cette grosse branche servant à unir les artères du bras, et l'hémorrhagie
ne pouvait qu'être grave, puisqu'elle équivalait à
l'ouverture de chacune de celles-ci. Un précepte que
ne doivent jamais oublier les élèves peu exercés à
l'opération de la saignée, c'est qu'avant de faire choix
d'une veine pour la ponctionner, il convient d'explorer
avec soin le pli du bras. Certes, ici la dualité des
vaisseaux devenait facile à apprécier par le toucher,

(1) Meckel a fait remarquer que l'artère radiale, tirant son origine plus haut que de coutume, paraît une imitation de la veine céphalique, et l'artère cubitale de la veine basilique.

aussi bien que l'artère volumineuse qui les mettait
en communauté ; car elle n'était point placée assez
profondément pour échapper à une investigation tant
soit peu attentive. Je suppose néanmoins cette large
branche anastomotique atteinte. On comprend tout
d'abord l'inutilité de la compression médiate portée
sur le bras ; elle n'aurait eu d'action que sur un des
vaisseaux. Que si on avait donné la préférence à la
méthode d'Anel, il fallait, de toute nécessité, lier les
deux artères du bras, ou mieux peut-être encore
l'axillaire, quelque extrême que semble ce dernier
parti. Eût-on mis à nu le vaisseau à l'endroit de son
ouverture pour porter sur lui une double ligature ;
mais le sang pouvait revenir dans la plaie par l'anastomose de la récurrente radiale antérieure avec l'humérale profonde , devenue collatérale externe du
coude.

Si j'ai insisté sur les variétés artérielles que je viens
d'indiquer, c'est que leur réunion constitue une des
circonstances les plus embarrassantes pour le praticien.

J'ai rappelé que, par suite de l'origine prématurée
de la radiale, elle devenait superficielle au bras , caractère qu'elle conserve à l'avant-bras , où je l'ai vue,
tantôt sous-cutanée, tantôt sous-aponévrotique. J'ai
été à même de vérifier l'opinion de quelques anatomistes, Meckel entre autres , quant à cette tendance
à la bifurcation, en vertu de laquelle l'artère se divise
non loin de l'articulation huméro-cubitale en deux
branches, une antérieure, l'autre postérieure. Cette
dernière, plus grosse, descend le long du radius, et
l'autre se jette dans l'arcade palmaire superficielle ;

on dirait une seconde radio-palmaire; mais j'ai constaté sur trois cadavres l'existence simultanée des
deux artères. La branche est-elle unique, c'est bien
la radio-palmaire, mais dont le calibre est très augmenté. Si dans l'étendue du trajet qu'elle parcourt
dans la région anti-brachiale, la radiale est immédiatement sous la peau, ne serait-ce pas là une circonstance exceptionnelle pour, l'indication se présen-
tant, appliquer une ligature sur la partie supérieure
du vaisseau, tandis que dans sa position et ses rapports
normaux cette opération n'est guère praticable, à
moins que l'artère ne soit à nu dans une solution
de continuité ou qu'un anévrisme spontané et peu
étendu ne se manifeste.

Une disposition représentée dans l'iconographie de
Tiedemann (pl. XVII, fig. 2), disposition que j'ai rencontrée cinq fois, deux à gauche, une à droite, les
autres des deux côtés sur le même sujet, est celle-ci.
A une hauteur variable, mais ordinairement vers le
tiers ou le quart inférieur de l'avant-bras, le tronc
radial en contourne le côté externe et devient postérieur d'antérieur qu'il était, passant sur les muscles
long abducteur et court extenseur du pouce pour
gagner le premier espace inter-osseux et former l'arcade palmaire profonde, offrant des variétés que je
mentionnerai en parlant de celles relatives aux crosses
palmaires. Avant de se dévier, la radiale donne une
branche qui s'anastomose avec la crosse palmaire
superficielle, ou concourt même à la former, comme
dans l'exemple suivant recueilli à l'École pratique, sur
un homme de quarante-cinq ans mort phthisique. Je
rapporte le fait parce qu'il se reproduit des deux côtés

avec une curieuse conformité; la radiale étant sous-
cutanée, parvenue au-dessus du quart inférieur
l'avant-bras, se divise en deux branches : l'une, post
rieure ou dorsale, cesse bientôt d'être sous-cutanée
pour s'engager entre les deux os métacarpiens
l'autre, antérieure ou palmaire, moins considérable
représente, au calibre près, la radio-palmaire. Arriv
dans le premier espace inter-osseux, la radiale four
par ordre d'origine la dorsale du corps, les collatéral
du pouce, celles de l'index et du côté externe
médius. Je ne dois point omettre de dire que
branche palmaire n'offre point superficiellement
nastomose avec la cubitale, qui, de sa convexi
émet la collatérale interne du médius, les collatéra
de l'annulaire et de l'auriculaire.

Cette aberration de la radiale, la plaçant d'u
manière superficielle à la partie externe et postérie
de l'avant-bras, expose plus l'artère à l'action
causes extérieures que lorsqu'elle affecte ses
nexions accoutumées. Le chirurgien qui voudrait
la radiale, la cherchant en semblable circonstan
sur la partie antérieure du radius, se méprendr
mais l'erreur ne pourrait être de longue durée,
d'une part, l'absence des pulsations dans l'en
ordinaire, et de l'autre, leur présence dans
on ne les perçoit pas ordinairement, ne seraie
des guides suffisants pour éviter toute méprise
aurait guère à compter sur la compression
radiale, ne pouvant s'exercer sur une
convenable. Dans l'impossibilité d'appli
sur la radiale au quart inférieur de l'
vers sa partie supérieure qu'il faudrait

ou plutôt, en raison de ses anastomoses multipliées, c'est la brachiale qu'il faudrait lier.

L'anomalie en question, surtout quand elle est double, n'intéresse pas seulement le médecin opérateur; mais elle doit être prévue par tous ceux qui exercent l'art de guérir. Le pouls manquant ici au lieu où on l'explore habituellement, c'est sur la face dorsale de l'avant-bras qu'on doit le chercher.

Je pense avec Theile que la sphère d'extension de la radiale s'agrandit quand elle fournit en haut le tronc inter-osseux, ou qu'inférieurement elle donne plus d'artères digitales que de coutume, voire même toutes, ce qui a été observé. Cette sphère diminue au contraire quand la récurrente radiale émane de la brachiale ou de la cubitale, ou que la radiale ne produit pas inférieurement les artères digitales, qui leur doivent leur origine normale. Appuyé sur des faits, j'admets cette proposition comme leur plus véritable expression.

L'on n'a jamais, peut-être, constaté l'absence complète de la radiale; mais parfois elle est si grêle, qu'elle n'émet que la récurrente et deux ou trois branches musculaires; elle est suppléée par la cubitale, mais principalement par l'inter-osseuse antérieure, qui, par une sorte de solidarité, acquiert un développement considérable, de manière à remplacer la radiale sur le dos et dans la paume de la main. La ténuité de la radiale, et je m'étaie ici de cinq observations, coïncide fréquemment avec l'origine prématurée de l'artère. Je dois à mon collègue M. Ehrmann le dessin d'un cas curieux de ce genre, je le crois même unique, car les auteurs qui se sont occupés spécialement d'anomalies artérielles ne citent rien d'analogue. Sur le bras droit d'un homme, la radiale, sortant du tiers supérieur de l'humérale est d'abord remarquable par la petitesse de son calibre, qui n'est que de 3 millimètres, tandis qu'ordinairement celui de ce vaisseau, mesuré à son origine, est à droite de 7 millimètres et plus. Près du pouce, l'artère se divise en deux branches ; l'une est la dorsale du carpe ; l'autre, continuation du tronc, s'anastomose avec l'inter-osseuse antérieure, dont le calibre est double de celui de la radiale. Au moyen de cette inosculation, celle-ci renforcée contribue à la formation de l'arcade palmaire profonde, mais l'inter-osseuse y prend une plus grande part. En réfléchissant à ce cas, je me demande si l'on ne pourrait pas établir un rapprochement entre cette variété des artères de l'avant-bras et l'état régulier de celles de la jambe? La radiale rudimentaire et l'inter-osseuse antérieure se réunissent pour constituer la dorsale radiale, à peu près comme la péronière antérieure et la tibiale antérieure, pour former la pédieuse. Dans une blessure de la partie moyenne et externe du bras, la radiale étant lésée, il serait naturel de rapporter la source de l'hémorrhagie à la collatérale externe de l'humérale : eh bien, ici, une hémorrhagie grave et répétée de la main ne s'arrêterait pas par la ligature de la radiale et même de la cubitale ; c'est l'humérale qu'il faudrait lier. Enfin cette rare anomalie doit être prise en considération quand il s'agit d'hémorrhagies considérables de la paume de la main, lorsqu'un certain temps s'est écoulé depuis l'accident, et surtout qu'une compression méthodique n'a pas été, dès le principe, appliquée et maintenue sur l'extrémité inférieure des artères radiale et cubitale.

J'ai rencontré sur le bras droit d'un vieillard une radiale rudimentaire disposée ainsi qu'il suit : née à 4 centimètres au-dessus de l'articulation huméro-cubitale, l'artère diminuait de capacité à mesure qu'elle était plus inférieure ; elle donnait en haut une petite récurrente radiale ; on cherchait en vain la radio-palmaire, et, contrairement à ce que j'ai déjà signalé, elle n'était pas remplacée par l'inter-osseuse antérieure, mais par une branche de la cubitale. Au pli du bras la radiale traversait l'aponévrose du biceps pour devenir sous-cutanée, et s'accolait à la partie postérieure de la médiane céphalique, avec laquelle elle affectait une connexité si intime que la piqûre de la veine exposait à celle de l'artère. Sur un autre sujet, et toujours à droite, la radiale rudimentaire, venant du tiers inférieur de l'humérale, s'engageait dans une ouverture annulaire spéciale de l'expansion aponévrotique du tendon du biceps (pl. VII, fig. 1). Dans la flexion permanente de l'avant-bras sur le bras, résultant de contracture ou d'adhérence du tendon, sa section pouvait intéresser l'artère ; la radiale, par suite d'arrêt de développement, ne fournissant pas la radio-palmaire, elle provient alors, ou de l'artère inter-osseuse antérieure, ou du rameau satellite du nerf médian habituellement fourni par la cubitale. L'on a coutume de regarder comme petite radiale double un vaisseau qui le renforce, que je trouve plus naturel de ranger dans la classe de ceux dits aberrants, qui s'ouvrent également dans la cubitale. Cependant je ne saurais m'empêcher de faire une distinction pour une aberration dont j'ai été témoin et dont les rapports sont retracés dans une figure exacte que j'ai sous les yeux; il s'agit d'une radiale accessoire : dans le pli du coude droit paraît un tronc anormal, long de 6 millimètres, produisant en haut la récurrente radiale et en bas la radiale surnuméraire. Au-dessous du pli du coude, on distingue trois artères, la vraie radiale, l'inter-osseuse et la cubitale, les deux premières insérées sur le même tronc; la radiale surnuméraire, arrivée au poignet, envoie un rameau de communication d'un certain volume à la crosse palmaire profonde, s'anastomosant ainsi avec la radiale ordinaire. Pour remédier à une hémorrhagie de ce vaisseau, il n'y aurait point à compter sur sa ligature, à cause de ses relations anastomotiques avec la petite radiale. Le cours du sang suspendu dans les deux artères principales de l'avant-bras, pour une hémorrhagie des arcades palmaires, ne mettrait pas en sûreté contre le retour de l'accident, alors que cette radiale, que je ne puis, encore une fois, confondre avec les vaisseaux aberrants, rapporterait le sang dans les crosses palmaires. On le voit, si la compression restait impuissante, il n'y aurait point à temporiser, et l'indication serait de lier la brachiale.

Des statistiques exactes nous font voir l'artère cubitale émergeant plus souvent de l'axillaire que la radiale, tandis que dans la scission prématurée de l'humérale c'est ordinairement la radiale qui se détache plus haut. Sur vingt-trois bras déposés au Muséum de la Faculté de Strasbourg, treize, suivant E.-A. Lauth, appartiennent à l'origine de la radiale au-dessus du lieu accoutumé, cinq à celle de la cubitale, et les autres à l'inter-osseuse. Sans établir la comparaison à l'aide d'un chiffre aussi élevé, je suis conduit au même résultat. On peut établir comme proposition approximativement vraie que la naissance de la cubitale, au-dessus du pli du coude, est à celle de la radiale dans le même rapport de 1 à 3. Meckel ne trouve dans ce mode d'anomalie, concernant la naissance de la cubitale, qu'une conformation de la nature au type primitif, puisque la radiale sort de la brachiale avant la cubitale. On a vu cette artère naissant de la radiale, circonstance dans laquelle la première est toujours rudimentaire. L'origine anticipée du vaisseau qui nous occupe modifie ses rapports dans les régions du membre thoracique où il se distribue. Généralement il devient plus superficiel, se rencontre sous l'aponévrose, très rarement sous la peau. A l'avant-bras, il est placé au-devant des muscles fléchisseurs, qui le recouvrent ordinairement. En telle occurrence le toucher ne permet pas de méconnaître l'artère côtoyée par ses deux veines satellites. Le précepte chirurgical proscrivant la ligature de la cubitale à son tiers supérieur, en raison de sa situation profonde, ne peut-il pas ici être transgressé? Et, en effet, c'est sans danger que la cubitale serait mise à découvert, dans quelque endroit que ce soit de l'avant-bras, en ne perdant pas de vue que, quand l'artère est sous-aponévrotique, elle est habituellement plus distante du côté interne de l'avant-bras, du moins dans ses trois quarts supérieurs ; ou, en d'autres termes, elle se rapproche de la ligne médiane, tandis que le nerf cubital restant fixe dans sa position, l'intervalle qui existe entre lui et l'artère devient plus grand (1).

J'ai déjà appelé l'attention sur l'ectopie de la radiale, née en dedans de l'humérale, pour reprendre à l'avant-bras sa place accoutumée. Le fait suivant en est un exemple remarquable. Sur le bras droit d'un adulte, à la réunion du tiers supérieur avec le tiers moyen de l'humérus, l'artère brachiale donne naissance à un rameau qui se porte en dedans, en décrivant une anse à concavité inférieure et externe, qui embrasse le nerf médian. Presque aussitôt ce rameau se bifurque, et une branche va se perdre dans le biceps, tandis que l'autre, assez grêle, descend le long du tronc principal, un peu en dedans. Supérieurement, elle en est séparée par le nerf médian; mais, inférieurement, elle s'y accole. A 33 millimètres au-dessus de l'articulation du coude, cette branche grêle fournit une collatérale interne; un peu plus bas, elle reçoit de l'artère humérale un petit rameau anastomotique fort remarquable; celui-ci descend sur le côté interne de l'articulation et forme une courbe convexe en dedans, de manière à déborder de ce côté la branche grêle déjà décrite, et vient s'y jeter en se portant un peu en dehors, au niveau du pli du coude. A partir de ce point, le tronc artériel, formé par la réunion de la branche

(1) Guillaume Hunter, toujours d'ailleurs si précis, voulait-il faire allusion à la position superficielle de la cubitale et de la radiale, quand il avance que, bien que l'humérale se divise dans presque tous les sujets un peu au-dessous du pli du cou, il doit survenir un plus grand nombre d'anévrismes à ces branches, parce qu'elles sont plus près de la peau et plus exposées à l'instrument de l'opérateur?

grêle venue de la partie supérieure de l'humérale, et par le petit rameau anastomotique qui vient d'être décrit, croise l'artère brachiale, se place en dehors, et constitue l'artère radiale, dont il suit le trajet : seulement, il ne donne pas l'artère récurrente radiale antérieure qui vient du tronc huméral. Quant à la cubitale, elle est la continuation de ce tronc lui-même.

Les conclusions pathologiques sont faciles à déduire. Supposons une saignée malheureuse avec lésion de l'artère, le tronc atteint ne sera pas ici l'huméral, qui se trouve caché par les origines si bizarres de l'artère radiale, mais cette artère elle-même. Qu'on appose une ligature au pli du coude, on comprendra nécessairement dans l'anse du fil cette artère radiale. Mais la ligature se trouvant très rapprochée d'une des origines de cette artère, le caillot ne pourra pas se former.

Dans cette variété d'anomalies, la cubitale est superposée à la radiale, qu'elle croise à angle aigu, disposition remarquable par sa constance. Néanmoins l'endroit où les vaisseaux sont en contact varie, et c'est le plus fréquemment au-dessus de l'articulation huméro-cubitale. Cependant la superposition s'accomplit aussi au niveau du pli du bras, et alors la cubitale peut être intéressée dans la phlébotomie, se trouvant en relation intime avec la médiane basilique, ce dont je me suis convaincu trois fois (deux pour le bras droit, l'autre pour le gauche) (1).

(1) Ce genre d'aberration de la cubitale, la mettant en connexité presque immédiate avec la basilique, rappelle l'opinion erronée de Cheselden, s'imaginant qu'on courait risque d'ouvrir l'artère cubitale dans la saignée, et que la circulation se rétablissait par les nombreuses anastomoses de la main. Sharp, alors son élève, signala

Si la naissance précoce des artères de l'avant-bras ne laisse aucun doute sur la fréquence de l'ectopie, quant à la radiale, ce n'est pas à dire que la cubitale ne puisse être déplacée, ainsi que j'en ai été témoin une seule fois et du côté gauche. L'artère était située au côté externe du tiers supérieur de la brachiale, et passait au-devant et en dedans de la radiale vers le pli du coude (pl. **V**, fig. 3). La cubitale atteinte au bras, n'était-il pas naturel de placer la source de l'hémorrhagie dans l'humérale , qui, comprimée ou liée au-dessus de la blessure, ne mettait pas d'obstacle à l'écoulement du sang ? Supposant , dans la phlébotomie, la piqûre simultanée de la basilique et de l'artère cubitale , il faut encore se rappeler, si l'on se décide à découvrir le vaisseau au-dessus de la lésion , que l'accolement de la cubitale et de la radiale est parfois si intime, que c'est une difficulté de séparer les deux vaisseaux pour n'en embrasser qu'un dans l'anse du fil. Sur le cadavre qui m'a présenté l'anomalie en question , les deux artères de l'avant-bras s'anastomosaient à plein canal pour former les crosses palmaires.

Sur dix faits de division hâtive de la brachiale, désireux d'apprécier le volume respectif des cubitale et radiale , je me suis assuré que celui de la première est le plus souvent inférieur. Il est même possible , à l'aspect du calibre que présente le vaisseau, non loin de son origine , de pressentir que les artères qu'il a coutume de fournir doivent provenir d'ailleurs.

Voici , à l'occasion de la brièveté du tronc de la

---

l'erreur, comme le maître l'avoue avec candeur, et lui montra qu'il ne s'agissait point de la cubitale, mais bien de l'humérale.

cubitale, un exemple qui me paraît très rare, et dont je suis redevable à M. le docteur Alquié, chef des travaux anatomiques : c'est grâce à son obligeance que je possède le dessin de la pièce représentée dans l'atlas (pl. VI, fig. 2). Sur le bras droit d'une femme de soixante-quatorze ans, l'artère cubitale n'a que quatre centimètres de longueur ; elle est sous-aponévrotique, et se divise en trois branches : la supérieure représente la récurrente cubitale antérieure ; l'inférieure forme le tronc des inter-osseuses, qui remplace, dans les régions antibrachiale et palmaire, la cubitale ; la branche moyenne, continuation du tronc, se dirige obliquement de dehors en dedans, et se termine par cinq rameaux qui se consument dans la peau, les muscles et en particulier dans le cubital antérieur. Une artériole se joint à une autre de la récurrente cubitale antérieure ; l'inter-osseuse antérieure, volumineuse, tend vers le quart inférieur de l'avant-bras, à occuper le lieu qui est naturellement celui de la cubitale : ainsi, de la partie antérieure de l'avant-bras, elle se dévie en dedans de telle sorte que, la ligature de la cubitale étant indiquée dans cette partie, l'incision, pratiquée parallèlement au tendon du cubital antérieur, conduirait à l'inter-osseuse placée toutefois un peu plus en dehors que ne doit se trouver la cubitale, et cependant c'est elle que l'on penserait avoir liée, tandis que ce serait l'inter-osseuse. L'erreur serait plus complète encore si on opérait sur la cubitale à la partie supérieure de l'éminence hypothénar ; car, dans l'observation que je relate, l'inter-osseuse y affecte des rapports qui appartiennent à la cubitale (1).

(1) Je dois quelques éclaircissements sur cette figure, représentée d'après une pièce sèche où les rapports étaient changés. Ici l'inter-

L'analyse comparative de nombreuses anomalies des troncs artériels de l'avant-bras autorise à conclure que tout ce qui tient à la diminution de longueur, de volume, ou enfin d'un développement congénital incomplet, atteint principalement la cubitale, et c'est là la simple expression d'un fait dont je ne cherche pas la cause. On a cru la saisir en l'attribuant à un obstacle mécanique de la circulation, survenu dans les premiers temps de la vie embryonnaire. La radiale, dit notre confrère Bourgery (1), qui fait suite au tronc primitif, tend à se développer aux dépens de la cubitale, plus facilement comprimée dans la position fœtale de demi-flexion en pronation, dont l'angle d'origine est moins favorable à l'abord du sang dans sa cavité.

La bifurcation de l'humérale au-dessus du pli du bras n'est pas toujours le résultat de la séparation hâtive de la radiale et de la cubitale, mais quelquefois aussi du tronc inter-osseux, anomalie rare, quand on songe à celles si nombreuses et si variées des artères de l'avant-bras. J'ai observé ce mode d'aberration de deux côtés sur le même sujet, sur un autre à droite et sur deux autres à gauche (pl. VI, fig. 1). Dans un cas, l'inter-osseuse provenait de l'axillaire sur un individu dans la force de l'âge, victime d'une phthisie

osseuse antérieure est placée trop superficiellement, et pourrait être prise pour une seconde cubitale ou supplémentaire. A l'anomalie se joint un état pathologique de la véritable cubitale, dont le tronc est atteint d'anévrisme cirsoïde ou varice anévrismale, altération qui, se manifestant sur un membre, a coutume d'en envahir tout le système artériel, tandis qu'elle est bornée ici à une artère unique.

(1) *Traité d'anatomie, Résumé des artères du membre thoracique.*

pulmonaire. Le cadavre , injecté pour les dissections des élèves, a fait voir l'axillaire droite , au voisinage de sa terminaison , se divisant en deux branches d'égale grosseur. L'externe, véritable humérale , marchait parallèle au bord interne du biceps, et cela dans l'étendue des trois quarts supérieurs du bras, tandis que, se déviant vers son quart inférieur, elle recouvrait la face antérieure du tendon du muscle, en donnant aussitôt la radiale et la cubitale. Placée sous l'aponévrose, la branche interne de l'axillaire, séparée de l'autre par le nerf médian, côtoyait la face interne de l'humérus, où elle eût été aisément et sûrement comprimée. Parvenue au pli du coude , elle devenait profonde, passait entre le rond pronateur et le biceps, pour reprendre à peu près les rapports habituels de l'inter-osseuse naissant de la cubitale. Quelques petits rameaux établissaient de loin en loin des anastomoses entre les artères du bras. L'interne , ou mieux en réalité le tronc inter-osseux, émettait toutes les récurrentes, à l'exception de la radiale antérieure. Sur le même individu , l'inter-osseuse gauche sortait du tiers supérieur de la brachiale. Ce second mode d'origine de l'artère inter-osseuse a été plus fréquemment observé que le précédent ; et parmi les faits de ce genre, je rappellerai celui dû à Tiedemann , et qui figure dans la quinzième planche de son atlas au n° 3. Sur le bras droit d'une femme, l'inter-osseuse tire son origine de la brachiale; mais une saillie osseuse, se détachant de la partie antérieure de la face interne de l'humérus, donne attache à une expansion tendineuse du rond pronateur, et c'est entre les deux portions du muscle que s'engage

le tronc inter-osseux. Qu'il envoie ou non une artère
de renfoncement à la radiale ou à la cubitale, toujours
est-il que dans ce mode étrange de l'inter-osseuse, provenant de l'axillaire ou de la brachiale à des hauteurs
diverses, il y a, dis-je, dans la plupart des exemples
acquis à la science, des traits d'analogie assez constants pour les rapprocher. Ces caractères paraissent
pouvoir se résumer ainsi : la naissance anormale du
tronc inter-osseux, inséré sur l'axillaire ou la brachiale,
suppose ce tronc plus volumineux que la véritable
brachiale, et situé en dedans de ce vaisseau, dont les
deux branches de bifurcation deviennent plus superficielles. J'ajouterai que souvent encore l'inter-osseuse vient suppléer, à l'avant-bras et à la main, la
radiale et la cubitale, d'un développement moindre
que de coutume. N'est-ce point là une sorte de régularité et de disposition harmonique, prévues au
milieu d'aberrations et d'un défaut qui n'est qu'apparent?

L'émergence précoce du tronc inter-osseux établit,
au point de vue pratique, une circonstance des plus
ardues, quant au choix de la thérapeutique chirurgicale à employer; et pour me renfermer dans le fait
que j'ai rapporté, où l'inter-osseuse se détachait de
l'axillaire, si l'humérale fût devenue le siége d'un
anévrisme ou d'une lésion traumatique, la compression au lieu ordinaire n'agissait directement que sur
le tronc inter-osseux, et c'est pourquoi elle eût été
insuffisante. Il y a plus : le vaisseau d'où sortaient la
radiale et la cubitale était assez superficiel pour être
ouvert dans la saignée de la veine basilique. L'emploi
de la méthode d'Anel exposait l'opérateur à étreindre

dans l'anse de fil tout aussi bien l'inter-osseuse que l'humérale. L'on pouvait, dira-t-on, prévenir l'erreur en explorant avec quelque soin la région brachiale, et y découvrir des pulsations qui communément sont senties à plus de profondeur. J'admets l'objection, sauf le cas d'intumescence des parties molles par l'inflammation, la quantité de sang épanché, ou le seul gonflement consécutif à la compression médiate, et amenant la stase du liquide.

Dans la dualité de l'axillaire ou de la brachiale, produisant d'une part la radiale et la cubitale, et de l'autre l'inter-osseuse commune, puisque l'anomalie se manifeste par certains caractères assez fixes, ne serait-il point possible d'en tirer parti pour porter une ligature sur le tronc inter-osseux, opération impraticable quand le vaisseau est régulier (1)?

(1) En parlant des artères inter-osseuses, on ne regardera peut-être point comme un hors-d'œuvre l'observation suivante, recueillie à Brest, lorsque je commençais mes études médicales. On transporta, à l'hôpital principal de la marine, un apprenti-marin, embarqué sur le vaisseau *l'Aquilon*. Le blessé venait de recevoir un coup de couteau à la partie antérieure et supérieure de l'avant-bras gauche; la plaie était étroite, mais profonde; de fréquentes hémorrhagies artérielles survinrent, malgré le tamponnement et la compression exercés sur le tiers supérieur du bras par le garrot de Morel, auquel il fallut bientôt renoncer à cause de la tuméfaction de l'avant-bras et de la main. Cependant les hémorrhagies persistaient, et le malade se débilitait. Onze jours après l'accident, on amputa le bras. Chargé de disséquer le membre, je m'assurai que le tronc inter-osseux avait été ouvert tout près de la cubitale. Il existait une infiltration sanguine dans le tissu cellulaire de l'avant-bras; mais elle était susceptible de résorption. J'avoue que cet examen me fit éprouver un sentiment pénible; l'amputation était à mes yeux une opération cruellement extrême, sans que je pusse me rendre compte alors de celle qu'il convenait de lui substituer. Est-il besoin

Sur une pièce dont le professeur Ehrmann m'a adressé le dessin, le tronc inter-osseux est une branche inférieure de la bifurcation de la radiale, croisant la cubitale; celle-ci vient-elle au-dessous de l'articulation huméro-cubitale, elle ne fournit plus l'inter-osseuse, qui tire son origine de la radiale. On a constaté l'absence du tronc commun des inter-osseuses; elles émanent alors isolément de la cubitale, mais à très peu de distance l'une de l'autre : aussi est-ce à juste titre que Theile (1) combat l'assertion de Weber, rejetant la distinction d'antérieure et postérieure appliquée aux inter-osseuses. Harrison a rencontré ces artères sortant, la première de la radiale, la seconde de la cubitale.

Lorsque l'inter-osseuse antérieure remplace la radiale rudimentaire, elle se dégage de dessous le bord inférieur du carré pronateur , se dirige en dehors pour se jeter dans la radiale, qu'elle concourt ainsi à augmenter.

Il est une artère appartenant aussi souvent à l'inter-osseuse qu'à la cubitale, et sur laquelle il importe de fixer l'attention, en exposant le mode de variété qu'elle peut offrir dans sa distribution; je veux parler de la branche compagne du nerf médian, branche habituellement grêle, remarquable par sa longueur et son existence constante. Ce vaisseau parvenant quel-

de le dire? c'était la ligature de la brachiale. Encore une fois, que l'on n'oublie pas que cette observation date de loin, et si je l'ai relatée, c'est que le temps a fait progresser l'art et aujourd'hui une chirurgie essentiellement conservatrice ne voit dans l'amputation des membres, à propos des lésions artérielles, qu'une ressource tout-à-fait exceptionnelle.

(1) *Encyclopédie anatomique.* t. III.

quefois à un volume considérable, il s'établit de nouveaux rapports quand les artères radiale et cubitale sont atrophiées ou amoindries dans leur portion carpienne et palmaire. L'artère du médian, ainsi accrue, s'inoscule avec l'arcade superficielle, qu'elle forme même en partie. Son trajet, parallèle à l'inter-osseuse antérieure, l'a fait considérer par quelques anatomistes comme seconde inter-osseuse, et ils l'ont désignée sous le nom de superficielle. *Arteria interossea superficialis*, dit Tiedemann, *quæ non inepte arteria mediana vocari potest, quia nervum medianum comitatur*. Enfin on l'a aussi appelée radiale accessoire. M. le professeur Blandin l'a vue dans deux cas constituer le seul tronc volumineux de l'avant-bras et émettre la totalité des artères collatérales digitales. Sur le bras droit d'un vieillard enlevé par une apoplexie foudroyante (pl. VII, fig. 2), j'ai trouvé l'artère satellite du nerf médian supérieure au calibre de l'inter-osseuse antérieure, côtoyant le bord radial du palmaire grêle, et traversant, vers le milieu de l'avant-bras, une sorte de boutonnière que présentait le nerf médian. Arrivée dans la paume de la main, elle donnait les collatérales du pouce, de l'indicateur et du côté radial du médius. E.-A. Lauth a vu les collatérales renforcées par des rameaux de la branche dorsale de la cubitale, pénétrant dans la paume de la main (1).

L'anomalie qui m'occupe est représentée dans la deuxième figure de la seizième planche de Tiedemann.

(1) Sur un homme âgé de cinquante ans, M. le docteur Sappey a aussi observé une anomalie de l'artère du nerf médian, essentiellement constituée par l'accroissement de volume et le mode de distribution de ce vaisseau. Voici le fait tel qu'il m'a été communiqué : les di-

Déjà Haller avait en ces termes mentionné une variété semblable : *Cæterum non penitus omittere visum est mirificam varietatem, quam semel omnino anno millesimo septingentesimo quadragesimo quinto, mense septembri vidi. Ex ipsa fere origine arteriæ interosseæ ramus*

mensions de cette artère, ordinairement si grêle, sont un peu plus considérables que celles des artères radiale et cubitale.

Son origine et ses rapports ne diffèrent point de ceux qu'elle présente dans l'état normal. Ainsi, après avoir pris naissance sur le tronc de la cubitale à 3 centimètres environ au-dessous de la bifurcation de la brachiale, on la voit se placer entre les muscles fléchisseur superficiel des doigts et grand palmaire, en arrière du petit palmaire et du nerf médian, puis se contourner, afin de gagner le côté interne de ce nerf, et enfin venir occuper son côté antérieur et externe, en décrivant ainsi autour de la branche nerveuse un trajet spiroïde. Parvenue au niveau du ligament annulaire antérieur, elle s'engage au-dessous de ce plan fibreux, ainsi que le nerf médian, auquel elle demeure accolée, et arrive dans la paume de la main, sans perdre sensiblement de son volume. Dans cette région, elle est située immédiatement en arrière de l'aponévrose palmaire, en avant du nerf médian et de tous les tendons des muscles fléchisseurs des doigts ; à un centimètre au-dessous du ligament annulaire, elle communique par un très petit rameau avec l'artère cubitale, et se divise en deux troncs principaux. L'un de ces troncs, le plus externe, se porte en bas et en dehors, et ne tarde pas à se subdiviser pour former la collatérale interne du pouce et la collatérale externe de l'indicateur ; le second descend sur le côté interne du deuxième métacarpien, et fournit la collatérale externe du médius et la collatérale interne de l'index. En outre, cette artère fournit dans la paume de la main un grand nombre de rameaux secondaires qui s'épuisent dans les muscles de l'éminence thénar, dans les lombricaux, dans les téguments correspondants, etc.

L'artère cubitale, légèrement réduite dans son volume, présente à l'avant-bras ses rapports et son mode de distribution ordinaires. Dans la région palmaire elle donne la branche qui va s'anastomoser avec l'arcade profonde, et s'infléchit ensuite pour former l'arcade superficielle ; mais cette dernière est rudimentaire ; les collatérales qui en partent sont celles du petit doigt, de l'annulaire et la

provenit, sodalis mediani nervi, inter sublimem et pro-
fundum flexorem, quorum utrique dedit, venitque cum
ipsis ad latus radiale medii digiti et ulnare indicis, dedit
ramum pollicis abductori, inosculatum radiali arteriæ
pollicis et una cum ea arteria ulnarem pollicis et arteriam

collatérale interne du médius; l'arcade palmaire superficielle, com-
posée à l'état normal par la cubitale exclusivement, est donc ici
constituée par deux artères qui concourent à sa formation pour une
part égale, savoir : l'artère du nerf médian, qui en forme la moitié
externe, et la cubitale, qui en produit la moitié interne.

En résumé, on voit qu'il existait chez le sujet qui nous a offert
cette anomalie trois troncs artériels principaux à l'avant-bras, deux
latéraux normaux et un médian anormal; ces trois troncs occupent
également la paume de la main, où ils conservent une remarquable
indépendance. Les conséquences chirurgicales qui se rattachent à
la présence de ce tronc supplémentaire sont faciles à déduire :
qu'une blessure de la paume de la main détermine une hémorrhagie
chez un sujet ainsi constitué; que cette hémorrhagie résiste à la
compression, le chirurgien s'empressera de pratiquer la ligature de
l'artère cubitale d'abord et de la radiale ensuite. Il est évident qu'ici
cette double ligature demeurera impuissante, que le sang continuera
de couler, et que cette effusion pourra devenir fatale au malade, si
l'opérateur, trop confiant dans ses connaissances d'anatomie normale, diffère la ligature de l'artère humérale.

Dans une occurrence semblable, c'est-à-dire dans l'hypothèse où un
chirurgien, après avoir lié les deux artères de l'avant-bras, ne serait
pas parvenu à arrêter une hémorrhagie de la paume de la main, la
première indication à suivre consistera à fléchir fortement la main
sur l'avant-bras pour relâcher tous les tendons, à explorer ensuite
la partie médiane de ce dernier organe à l'aide du toucher pour
constater les pulsations du tronc supplémentaire, et à le lier au-
dessus du poignet aussitôt que ces pulsations auront révélé son existence.

Si ces recherches demeurent infructueuses, le chirurgien aura recours à la ligature de l'artère brachiale.

Il importe d'ajouter que l'anomalie qui a été précédemment décrite existait des deux côtés dans des conditions symétriquement
identiques.

radialem volarem indicis constituit. Semel etiam ex ipsa origine arteriæ interosseæ ramum prodiisse vide, qui ad volam venit et superficialem arcum constituit, qui solet a radiali nasci.

Il reste avéré de ces faits, et d'autres qu'il serait facile d'y annexer, que l'artère du nerf médian acquiert quelquefois un volume considérable, puisqu'il égale celui de la radiale, qu'elle s'étend jusqu'à la paume de la main, s'abouchant avec la crosse palmaire superficielle, qu'elle renforce, et pouvant la suppléer. Ce développement extrême de l'artère du nerf médian, l'anastomose de l'inter-osseuse antérieure avec la crosse palmaire superficielle, ne sont-ils pas des arguments significatifs à opposer à la ligature isolée de la radiale, de la cubitale, et même, en certaines circonstances, des deux, à l'occasion des hémorrhagies traumatiques de la main, ou, quand il s'agit de flétrir une tumeur sanguine érectile, un anévrisme cirsoïde ou varice artérielle ?

2° *Anomalies des artères collatérales et récurrentes.* On connaît divers exemples de la collatérale externe ou brachiale profonde naissant en communauté d'origine avec la circonflexe postérieure, ou la scapulaire inférieure, moins souvent avec la collatérale interne.

Lorsque le vaisseau qui nous occupe se détache au-dessous du tendon du grand dorsal, il tire son origine de l'axillaire ; quand il naît au-dessous de ce tendon, il provient de la brachiale. Dans la première catégorie, c'est la circonflexe postérieure qui le fournit, et dans la seconde, le contraire a lieu (voir à l'article *Axillaire* l'observation où la collatérale externe, la circonflexe

9 et la thoracique sont produites par la scapulaire
o commune). Je me suis livré à quelques recherches
› concernant le point de la brachiale d'où émerge la
• collatérale externe; elles m'ont démontré que cette
artère, dans ses diverses variétés d'origine, se rapproche plutôt de l'extrémité inférieure du tronc de
l'humérale que de son extrémité opposée, disposition
à laquelle on aura égard quand on lie la brachiale au
voisinage de l'aisselle (1).

J'ai trouvé sur le bras droit d'un homme de peine
la collatérale externe d'un si gros calibre qu'elle res-
semblait à une seconde brachiale. Scarpa a vu la collatérale dont il s'agit double. Sur le bras gauche d'un
enfant de quinze ans, la collatérale externe s'arrêtait
brusquement au-dessus de l'épicondyle, sans s'anastomoser avec les récurrentes; mais née du même tronc
qu'elle, l'interne offrait une capacité presque double
de l'habituelle. Le professeur Blandin mentionne une

(1) Nous sommes loin de l'époque où un chirurgien de renom,
placé à la tête d'un des grands hôpitaux de la capitale, considérait
la collatérale externe comme indispensable au maintien de la circulation, alors que la brachiale était oblitérée. Après une ligature de
cette artère avec issue malheureuse, Deschamps prétend que la lésion du vaisseau étant située au-dessus de l'artère profonde supérieure, on ne pouvait conserver le membre. Certes, l'artère dont je
signale les anomalies étant la plus considérable du tronc brachial,
on doit la ménager; mais quand il ne peut en être ainsi, faut-il en
venir à l'amputation? Qui ne répond aujourd'hui par la négative?
Comme si, la ligature placée même au-dessus de l'origine de la
grande collatérale, ses branches ascendantes ne devaient pas recevoir assez de sang des circonflexes, de la scapulaire commune! Le liquide ne serait-il point transmis aux artères de l'avant-bras par les
branches descendantes de ces mêmes collatérales? Le temps a fait
justice de cette réserve pusillanime, qui ne trouve point aujourd'hui
d'excuse dans le manque de ressources vasculaires.

disposition que j'ai retrouvée trois fois, deux à gauche, une à droite : la grande collatérale se recourbe
de dehors en dedans au niveau de l'épicondyle. De
l'inosculation de l'artère avec une autre, émise par
l'humérale, résulte une arcade dirigée transversalement, fournissant des rameaux aux muscles supina-
teurs et radiaux.

J'ai profité de quelques occasions pour rechercher
les variétés d'origine de la récurrente radiale antérieure, qui m'ont paru rares. Provenant du côté externe de la radiale, très près de son origine, elle naît
parfois de la division du tronc brachial qui se tri-
furque et fournit la radiale, la cubitale et la récurrente
en question. Lorsque la radiale sort prématurément
de l'humérale, assez généralement la récurrente se
détache de la première. Il est difficile d'assigner les
limites de hauteur relative à l'origine de la récurrente, venant de la brachiale, hauteur qui, suivant
E.-A. Lauth, varie de 3 à 8 millimètres au-dessus de la
naissance de la radiale. On a trouvé la récurrente
radiale antérieure émanant de la cubitale. Des élèves
ont soumis à mon examen un bras gauche sur lequel
la récurrente avait deux origines évidentes, l'une de
la radiale, l'autre d'une artère aberrante s'abouchant
dans celle-ci.

Je n'ai pas à indiquer de variétés importantes
concernant la récurrente radiale postérieure, artère
toujours d'un certain volume et assez constante dans
son mode d'origine et de distribution.

Quant aux récurrentes cubitales, loin de naître
toujours d'une manière isolée, elles viennent d'un
tronc commun très court. La seule anomalie qui mé-

rite d'être rappelée est celle que j'ai rencontrée sur un bras droit, et encore n'a-t-elle trait qu'au volume comparatif de la récurrente postérieure, dont le diamètre, ordinairement plus grand que celui de l'antérieure, offrait une disposition inverse. Diminuée dans son développement, elle prenait peu de part à la formation du réseau artériel qui circonscrit l'articulation du coude. Le rameau que la récurrente postérieure envoie au nerf cubital était très mince et ne l'accompagnait que dans une partie de son trajet. Par une sorte de compensation, les trois autres récurrentes avaient acquis une capacité supérieure à celle qui leur est naturelle.

3° *Artères aberrantes.* — C'est après quelque hésitation que je consacre un article particulier aux vaisseaux aberrants (*vasa aberrantia*). Leur existence, sorte de déviation peu commune, tend à renforcer un vaisseau principal et à lui donner comme une double origine, après laquelle il recouvre son calibre naturel d'abord diminué. Meckel les compare à des artères articulaires d'un grand développement. La plupart des auteurs les envisagent comme une sorte de répétition, d'accessoires des artères avec lesquelles elles s'abouchent, ou d'où elles prennent origine, leur imposant la même dénomination, y ajoutant toutefois l'épithète de petite, seconde, surnuméraire. Les vaisseaux aberrants des membres supérieurs naissent de l'axillaire, pour se jeter dans la brachiale, disposition moins commune que celle de leur origine de l'humérale, pour s'ouvrir dans la radiale, moins souvent dans la cubitale et surtout les récurrentes. Les vaisseaux aberrants se distinguent par leur ténuité, la longueur de leur trajet et leur position superficielle. On a dit que plus ils offraient de capacité, moins ils représentaient le caractère anastomotique, et qu'alors, par exemple, ils simulaient la partie supérieure de la radiale ou de la cubitale. Le professeur Cruveilhier rappelle que cette communication de la partie supérieure et inférieure d'un tronc artériel, ce mode d'inosculation du canal latéral, est inusité pour le système artériel, alors qu'il est très ordinaire dans le système veineux. Rarement les vaisseaux en question émettent des rameaux dans leur cours. Sur trois sujets que j'ai examinés, deux fois le vaisseau aberrant sortait à droite du tiers supérieur de la brachiale et une seule fois à gauche, pour s'aboucher dans la radiale. Dans un cas, l'artère anomale émanait de la partie interne de l'humérale, serpentant à côté d'elle, jusqu'au voisinage du pli du coude ; là elle la croisait obliquement, la surmontant, pour arriver à la radiale. Sous-jacente à la céphalique, elle était placée de manière à être piquée en même temps que cette veine.

Contribuer à l'élargissement des vaisseaux, dont le calibre est, à leur origine, au-dessus de celui qui leur est ordinaire, étendre, multiplier les communications vasculaires, tel doit être l'avantage des vaisseaux aberrants; mais n'est-il pas plus que compensé, par la présence imprévue d'artères superficielles et les chances des lésions plus nombreuses attachées à leur position ? Je regarde comme plus grave encore, dans la nécessité d'une ligature située sur l'artère et au voisinage du lieu où s'insère le vaisseau aberrant, l'obstacle qu'il apporte à l'organisation du caillot se sanguin, indispensable pour l'oblitération du vaisseau.

4° *Anomalies multiples.* — Une anomalie vasculaire apparaît rarement isolée ; elle en entraîne d'autres qui en sont une conséquence. Ainsi, par exemple, une artère de l'avant-bras naissant prématurément, il advient une modification quant à la hauteur à laquelle s'opère la sous-division ultérieure des autres branches. Je désigne sous le titre de *multiples* celles, plus ou moins nombreuses, dont la co-existence ne détermine pas toujours la subordination, celles qui ne peuvent être soumises à une classification et dont les aberrations s'étendent à l'origine, aux rapports et au mode de distribution des vaisseaux qui en sont le siége. Je me bornerai à exposer deux faits d'aberration multiple du système artériel, appartenant aux membres supérieurs.

Sur le bras droit d'un jeune militaire, mort d'un dépôt par congestion de la région lombaire (1), l'humérale se termine au-dessous de l'articulation, par deux branches inégales en grosseur : l'une radiale, moins volumineuse, ne présente d'abord rien de particulier dans ses connexions habituelles, mais tôt après son émergence de la brachiale, elle donne, par son côté externe, des rameaux musculaires, une artère contournant le ligament latéral externe, pour se consumer en arrière du coude : la troisième branche est la récurrente radiale antérieure. Notons qu'on cherche vainement la radio-palmaire, dont on ne trouve pas de vestige. L'autre branche de la bifurcation de l'humérale constitue un tronc long de près de cinq

(1) Pl. VII, fig. 2, *Artère du nerf médian volumineuse.*

centimètres, qui se quadrifurque. Des branches provenant de ce tronc cubital, trois sont à peu près du même volume ; cependant la continuation du tronc est plus considérable : les autres branches représentent la satellite du nerf médian, et l'inter-osseuse antérieure : quant à la postérieure, d'un petit calibre, elle naît isolément, ainsi que l'antérieure, et ce sont les seuls traits qui les distinguent de leur disposition ordinaire. Arrivée dans la paume de la main, légèrement infléchie en dehors, la cubitale ne forme pas d'arcade, mais fournit une branche qui se perd dans l'hypo-thénar, et bientôt après, les collatérales digitales de l'auriculaire, de l'annulaire et du côté cubital du médius. La branche satellite du médian, d'un diamètre considérable, traverse ce nerf vers la partie supérieure de l'avant-bras, où les fibres se réunissent après le passage du médian, au côté externe duquel l'artère est accolée, tandis que supérieurement elle est placée en dedans. L'artère envoie les collatérales du côté radial du médius et les deux collatérales de l'indicateur ; celles du pouce émergent de la radiale : la crosse palmaire profonde est peu développée. (J'ignore si le bras gauche du sujet offrait quelque particularité artérielle.)

J'ai étudié sur le bras gauche d'une femme, morte subitement, une série de variétés se rapprochant de celles que je viens de citer, avec cette différence que, dans la main, l'artère du nerf médian, très volumineuse, donnant les mêmes collatérales digitales, communiquait au-devant du troisième os métacarpien avec l'artère cubitale, par l'intermédiaire d'un vaisseau transversal. C'est encore à mon collègue Ehrmann que je dois la communication du fait que voici : il existe au bras droit deux vaisseaux nés de l'axillaire, marchant parallèlement, mais indépendants l'un de l'autre, c'est à-dire sans relation anastomotique. Au pli du bras, le vaisseau situé au côté externe est la radiale, émettant, non loin de son origine, une grosse artère, qui se dirige obliquement en dedans, en passant au-devant du tronc inter-osseux ; cette artère forme la cubitale aussi développée que la radiale qui la produit. Du vaisseau situé au côté interne du pli du bras provient, à 13 millimètres de distance de l'articulation huméro-cubitale, l'inter-osseuse commune. L'humérale, ayant ainsi perdu de sa capacité, devient fusiforme et se jette dans la radiale.

Le vaisseau constituant l'humérale interne, atteint dans la phlébotomie et lié suivant la méthode d'Anel, n'eût amené aucun résultat favorable contre l'hémorrhagie ; phénomène assez étrange pour arrêter celle provenant de la cubitale, c'était sur la radiale, ou mieux l'humérale externe, qu'il convenait de porter les moyens définitifs d'hémostase. Dans des circonstances aussi insolites, en présence de faits de cette nature, qui viennent déjouer toute prévision, ne dirait-on point, quant au choix du vaisseau pour l'application des moyens de thérapeutique chirurgicale, qu'ici la difficulté est presque voisine de l'impossibilité ? Dans le cas d'une aussi bizarre disposition, la cubitale blessée et l'hémorrhagie continuant malgré la compression ou la ligature de l'humérale interne, que l'on doit croire unique (méprise d'autant plus facile que l'autre est à une grande distance d'elle), il importe d'examiner avec grand soin le bras, où des pulsations que l'on ne perçoit pas communément révèlent la dualité de la brachiale. La compression arrêtant l'hémorrhagie fait présumer une partie des inversions artérielles, celles dont la connaissance peut mettre sur la voie et décider du parti à prendre.

A mesure que l'on approche de la partie terminale des membres supérieurs, les artères offrent des divisions plus nombreuses, des anastomoses plus fréquentes et aussi des anomalies plus multipliées. Les arcades palmaires viennent en preuve de cette assertion. Formée en grande partie par la cubitale, la superficielle est complétée par une branche de la radiale, comme l'arcade profonde, constituée par celle-ci, reçoit une branche de la cubitale. Faisant un choix parmi plusieurs exemples que je possède et qui ont trait aux variétés des crosses palmaires, je me bornerai à l'exposition des principales, à celles qui seules offrent de l'importance au point de vue pratique.

L'antagonisme entre la radiale et la cubitale, quant à leur développement, se continue dans les arcades palmaires, dont la capacité est en raison inverse l'une de l'autre. Quelques statistiques, dont les chiffres concordent, établissent que les anomalies de la cubitale, surtout dans sa distribution à la main, sont plus ordinaires que celles de la radiale. On a constaté qu'en l'absence complète de la crosse palmaire superficielle, ou lorsqu'elle était rudimentaire, la profonde, qui la remplaçait, donnait les collatérales digitales (1). Tantôt c'est la première qui prend moins de

____

(1) Voir Tiedemann, pl. XVIII, fig. 5.

part à la formation de l'arcade où elle est suppléée par
la branche radio-palmaire, ou par la satellite du nerf
médian, dont nous avons déjà parlé, ou encore par
la sous-métacarpienne de la première inter-osseuse.
De cette participation moindre de la cubitale à la
crosse palmaire superficielle, il s'ensuit qu'elle ne
fournit point à la plupart des doigts. Je l'ai vue ne
donnant que les artères de l'auriculaire et du côté
cubital de l'annulaire, les autres collatérales provenant de diverses artères renforçant la cubitale dans
la main. J'ai rencontré deux fois, une à droite,
l'autre du côté opposé, l'aberration indiquée par quelques auteurs et dont Tiedemann n'a pas omis de parler
dans son Iconographie : parvenues dans la paume de
la main, la radiale et la cubitale n'offrent pas l'aspect
arciforme ; on distingue deux troncs, produisant les
artères digitales, et unis par un rameau transversal
ténu, plus souvent simple que double. Dans cette
circonstance, de la radiale émergeraient en plus les
artères du pouce, celle qui longe le côté externe de
l'index, et le côté interne du même doigt. La ligature
nécessitée par la lésion des artères de la main était
praticable, sans trop de difficulté, sur les vaisseaux
qui tenaient lieu des crosses palmaires.

La cubitale constitue à elle seule l'arcade superficielle, ce dont j'ai été témoin, pour les deux côtés,
sur deux sujets, et malgré la réussite de l'injection, je
n'ai pu découvrir, sur l'un, de vestige de la branche
radio-palmaire ; sur l'autre, réduite à l'état capillaire,
elle se consumait entre l'aponévrose palmaire et les
muscles du pouce ; en excédant des digitales communes, nées comme à l'ordinaire de la cubitale, cette

dernière envoyait deux artères au pouce et une autre en dehors de l'index, ces dernières d'un petit diamètre. Il n'en est pas néanmoins toujours ainsi, et ce qui est digne de remarque, c'est que, dans le genre de variété en question, la grande artère du pouce vient parfois de la cubitale, quand la collatérale externe de l'indicateur sort de la radiale, preuve, dit Theile, que cette dernière doit, à juste titre, être considérée comme branche essentielle de la radiale. La science n'a, du moins à ma connaissance, enregistré qu'une observation avérée d'arcade superficielle double; elle est due à Lauth le père : la crosse était, il est vrai, peu développée et formée par deux rameaux, l'un né de la cubitale, l'autre de la branche dorsale de la radiale. Je dois supposer que cette arcade surnuméraire n'émettait pas d'artère, alors que l'habile anatomiste de Strasbourg n'en fait pas mention. Je passerai sous silence les variétés d'un médiocre intérêt dont sont passibles les artères des doigts; quelques unes semblent appartenir plutôt à la crosse palmaire profonde que superficielle. Qui n'a remarqué, dans ses dissections, plusieurs artères digitales réunies en un tronc commun très bref, duquel elles se détachent ensuite? On est conduit transitoirement à cette variété, par le rapprochement des deux branches, mode voisin de leur fusion complète; avec quelque habitude d'anatomie pratique, qui n'a été encore à même de s'assurer que la collatérale interne du petit doigt ne tire pas toujours son origine d'un tronc isolé, ainsi qu'il arrive communément? Des élèves ont soumis à mon examen le bras droit d'un vieillard chez lequel manquait l'arcade palmaire profonde. De la radiale, diminuée de volume, sortaient les inter-osseuses palmaires, grêles et anastomosées avec les collatérales digitales. D'autres fois les premières égalent en diamètre celui des collatérales émises par la cubitale.

L'on admire l'heureuse solidarité des artères de l'avant-bras, dont les riches voies anastomotiques ne permettent pas le moindre doute sur la vie du membre, après l'oblitération des troncs principaux ; mais s'il est un phénomène qui mérite l'attention, c'est celui, du reste très rare, qui nous montre dans une sorte d'isolement ces mêmes vaisseaux, privés qu'ils sont de leurs anastomoses si répandues, et cela jusqu'à leur terminaison, insolite indépendance, caractérisant une véritable dualité artérielle ; là où les connexions sont naturellement si abondantes, on ne saurait les retrouver, même dans les arcades palmaires. J'ai étudié et présenté dans mes leçons d'anatomie une pièce d'un haut intérêt. Le bras avait été injecté par des élèves de l'École pratique, la radiale et la cubitale ne constituaient pas d'arcade, mais elles étaient l'origine des artères digitales : les deux artères de l'avant-bras ne s'inosculaient par aucune de leurs branches. Il faut avouer qu'une aberration de cette nature deviendrait favorable pour la ligature isolée des artères de l'avant-bras, lors des hémorrhagies traumatiques ou des tumeurs sanguines de la paume de la main. Cette disposition avait-elle lieu dans les cas heureux d'oblitération de ces vaisseaux provoquée par l'art? J'en doute. D'ailleurs la rareté du fait, l'impossibilité de le prévoir, sont de puissants motifs pour ne rien entreprendre sur sa foi.

La préférence à accorder, dans les hémorrhagies

de la main, à telle ou telle méthode hémostatique, est un point de l'art encore contesté. Je répéterai, avec notre savant collègue le professeur Velpeau, que tout ici réussit, comme tout échoue. La compression, la ligature, le cautère actuel ont eu des succès et comptent des revers. La nature de cet ouvrage ne permet pas de discuter les avantages et les inconvénients respectifs de ces divers moyens ; mais j'ai observé maintes fois des blessures de la main, compliquées d'hémorrhagies inquiétantes, plus peut-être par leur répétition que par la quantité de sang qui s'écoulait à chaque hémorrhagie. Je raconterai donc brièvement ce que j'ai vu, ce que j'ai fait, cherchant à motiver ma conduite, et si je ne m'abuse, quelques unes des observations que j'ai réunies méritent souvenir et peuvent être utiles. Commençons par établir qu'il n'est qu'une seule chance réelle pour la ligature de la crosse palmaire superficielle : c'est quand l'agent vulnérant l'a mise à nu, et un précepte rigoureux est alors d'embrasser dans l'anse du fil les deux bouts du vaisseau. Quant à l'arcade profonde, sa situation écarte toute idée de ligature, aussi bien que ses rapports avec des nerfs nombreux et des tendons. Le plus ordinairement, à la suite de solutions de continuité, faites par instruments tranchants et accompagnées d'hémorrhagie, j'ai réussi par la seule compression, même comme méthode définitive : elle sera d'autant plus efficace qu'on y recourra immédiatement après l'accident. Il convient donc de suspendre le cours du sang dans la radiale, la cubitale, en même temps que l'on comprime dans la paume de la main. La compression est le premier moyen à employer,

dût-il n'être que temporaire ; que si un certain laps
de temps s'est écoulé depuis l'accident, si l'avant-
bras et la main sont tuméfiés, enflammés, les tissus
ramollis, il n'y a plus à compter sur la compression,
qui, du reste, ne saurait être supportée ; la ligature
doit être mise en usage : mais plaçant la source de
l'hémorrhagie dans l'une ou l'autre des crosses palmaires, ou dans les deux, sur quel vaisseau l'appliquer ? L'observation qui suit éclairera la question. Un
garçon de café, âgé de dix-neuf ans, portait une bou-
teille de bière quand, faisant un faux pas, il tombe ;
le verre se brise en éclats, et les fragments font une
plaie profonde dans la paume de la main droite : des
hémorrhagies se succèdent, on s'en rend maître pour
un temps, mais elles reparaissent ; quinze jours après
l'événement, le blessé est transporté à Montpellier.
La tuméfaction phlegmoneuse de la main est considérable, la levée de l'appareil ramène l'écoulement
du sang artériel. La plaie, à direction oblique, s'étend
du second os métacarpien jusqu'auprès du quatrième. Je suis appelé en consultation par un célèbre
chirurgien, auquel est confié le malade : deux autres
confrères sont aussi convoqués par la famille ; d'un
avis unanime, on arrête qu'il serait dangereux de
temporiser, qu'il faut en venir à la ligature ; mais,
quant au choix du vaisseau, il y a dissidence. Le
médecin qui avait traité le jeune homme pense que
l'arcade palmaire superficielle est seule ouverte et
qu'il faut lier la cubitale. Je ne partage point cette
opinion, et je déduis les raisons qui, en supposant
même qu'on pût ainsi préciser le vaisseau intéressé,
me détermineraient à porter le fil sur la brachiale.

Seul de mon avis, je n'en persiste pas moins dans ma conviction; cependant on procède à la ligature de la cubitale, et, à peine exécutée, l'hémorrhagie se reproduit avec la même intensité; on découvre la radiale et on l'entoure d'un fil, seconde opération tout aussi insignifiante que la première; enfin, une troisième ligature embrasse l'humérale, et l'hémorrhagie s'arrête. La guérison a lieu tardivement; le membre est atrophié, et les doigts sont restés dans une demi-flexion permanente. Ce cas n'exige pas de commentaires; il porte avec lui son enseignement, et n'est-ce point par où on a fini qu'il fallait commencer, en épargnant au malade deux opérations plus qu'inutiles? Je réunis à ce fait un autre qui vient le corroborer et conduit à des déductions pratiques semblables.

Un homme, dans la force de l'âge, de formes athlétiques, s'introduit par mégarde, dans la paume de la main gauche, un instrument en fer pointu et incandescent. Peu de jours après, un abcès se manifeste. Un estimable et très ancien praticien, qui fut élève de notre Desault, plonge profondément un bistouri dans la main : il ne s'écoule que peu de matière purulente, mais une hémorrhagie artérielle a lieu instantanément : on applique au haut du bras le tourniquet de J.-L. Petit; des bourdonnets de charpie saupoudrés de colophane sont introduits dans la plaie. Quand l'instrument est relâché, ou l'appareil levé, le sang coule. C'est le vingtième jour seulement que je suis mandé près du blessé. Malgré le gonflement phlegmoneux de la main et de la partie inférieure de l'avant-bras, l'hémorrhagie se renouvelle à des intervalles assez rapprochés ; le sang s'échappe par jets, et tout le bras est œdémateux. Le blessé est affaibli et préoccupé de sa position, qu'il juge mortelle. Mon avis est prompt, il n'y a plus à attendre : je propose aussitôt la ligature de l'artère humérale. Peu confiant dans ce moyen et bien qu'il sente la compression insuffisante, mon confrère penche pour l'amputation de l'avant-bras, alléguant que P. Camper l'avait pratiquée avec un plein succès, pour mettre un terme à des hémorrhagies incoercibles, et fournis par l'arcade palmaire profonde. Le sentiment qui me dominait, ou, si on veut même l'appeler ainsi, ma ténacité triompha de la répugnance du médecin traitant : il m'assista, ainsi que le docteur Franc, agrégé de la faculté de Montpellier, dans la ligature de l'artère humérale, que je fis à la partie moyenne du bras. Au bout de deux semaines, le fil tomba, la guérison fut complète, et le membre a recouvré le libre usage de ses mouvements.

Je n'ai parlé que des hémorrhagies traumatiques de la région palmaire, bien qu'ici les vaisseaux soient le siége d'anévrismes spontanés, de tumeurs sanguines érectiles, débutant quelquefois par un seul doigt, sous la forme de nævus congénial. L'on sait que le mal peut ensuite envahir le système artériel de l'avant-bras et se propager plus loin, voire même non loin du cœur ; les vaisseaux ondulés, serpentant, sont atteints d'hypertrophie. On dirait un plexus de veines variqueuses (anévrisme cirsoïde, varice artérielle). Une triste expérience ne nous apprend-elle pas que, dans cette affection, les ressources de l'art sont trop souvent impuissantes ?

CHAPITRE VII.

ANOMALIES DE L'AORTE THORACIQUE.

ARTICLE PREMIER.

Anomalies de l'aorte thoracique.

La fréquence des anomalies intéressant l'aorte thoracique et ses branches (1) a été la cause d'assertions bien différentes parmi des hommes que la science place au premier rang. Pour ne parler que de la crosse aortique et des artères qui en proviennent, je citerai J.-F. Meckel, affirmant qu'il a rencontré des variétés, au moins dans un cas sur huit. A côté de cette autorité je placerai celle si imposante de A. Haller, avançant que la dissection de quatre cents sujets ne lui a pas donné l'occasion de constater, même une seule fois, ce que le professeur de Halle avait si souvent observé. Si l'on s'étonne de la multiplicité d'anomalies qu'il signale, n'éprouve-t-on pas le même sentiment quand on songe combien elles ont été rares pour Haller? Le premier s'est attaché à noter quelques modifications, légères en apparence, sans être l'état régulier et méritant à peine le nom d'aberration;

(1) Un phénomène qu'il importe de faire observer est celui relatif à la fixité d'insertion des gros troncs veineux aboutissant au cœur, lorsqu'il y a inversion d'origine de l'aorte et de la pulmonaire, ou que la première naît simultanément des deux ventricules.

toujours dirigé par un esprit philosophique, il les a groupées, pour arriver, par transition, à de véritables anomalies. Je m'en suis assuré lorsque j'entrepris un travail, publié naguère, sur les anévrismes de la portion ascendante et de la crosse de l'aorte, travail qui nécessita de nombreuses recherches. Peut-être l'analyse d'investigations faites sur des individus de sexe, d'âge et de stature différents, sera-t-elle de quelque utilité, aujourd'hui que l'auscultation perfectionnée vient éclairer les maladies de l'aorte, si obscures avant la découverte de ce précieux moyen de séméiotique physique (1).

Je me bornerai, dans ce chapitre, à exposer les variétés de l'aorte pectorale, réservant pour l'histoire de chacune des artères qui en naissent la connaissance de leurs aberrations respectives. Je considérerai deux portions dans l'aorte thoracique, distinction qui, tout artificielle qu'elle paraisse, a l'avantage de mieux fixer dans la mémoire des rapports essentiels, de faire saisir la prédominance des lésions organiques, affectant telle ou telle région du vaisseau, d'expliquer enfin certains phénomènes morbides. J'admettrai donc : 1° une portion antérieure demi-circulaire, ou crosse de l'aorte ; 2° une portion descendante ou postérieure.

(1) S'il était, et à Dieu ne plaise qu'il en soit ainsi, quelque médecin, je n'ose dire contempteur, mais indifférent pour cette méthode d'exploration, ne serait-on pas en droit d'accuser plutôt l'impéritie ou la négligence de l'artiste que l'impuissance de l'art? On ne peut disconvenir que la science a fait d'immenses progrès au point de vue de l'auscultation; ne pas les suivre, c'est être dépassé. N'oublions pas non plus que l'éducation des sens, en médecine pratique, de celui de l'ouïe surtout, est longue et difficile.

La partie antérieure ou ascendante de la crosse aortique s'étend du ventricule gauche au niveau du bord supérieur de la deuxième côte droite ; elle est renfermée dans le péricarde, que j'ai vu, sur quatorze sujets, l'entourer entièrement, tandis que sur cinq autres cette membrane n'enveloppait que ses trois quarts inférieurs ; parfois même la fibro-séreuse cardiaque ne s'applique sur cette partie de l'aorte qu'à droite et en avant. Le vaisseau s'élève dans une direction oblique, légèrement incurvée en avant, en haut et à droite, confrontant en bas avec l'oreillette du même côté, en rapport à gauche avec l'artère pulmonaire, qui est reçue dans la concavité de l'aorte, à droite avec la veine cave supérieure.

La longueur de cette partie ascendante varie de 4 à 6 centimètres ; elle augmente ou diminue assez généralement, suivant le plus ou moins de hauteur du torse. J'ai vu chez deux hommes adultes l'artère se diriger presque en droite ligne et se rapprocher de la veine cave descendante, en s'éloignant plus que de coutume du tronc de l'artère pulmonaire ; la crosse, plus élevée qu'à l'ordinaire, correspondait à la partie inférieure de la première pièce du sternum. La tunique externe, ou fibro-celluleuse de la première portion aortique, a moins d'épaisseur que dans le reste de l'étendue de l'artère ; mais, par une sorte de compensation, elle est renforcée par un revêtement du péricarde : donnée anatomique qui rend compte de l'extensibilité bornée de cette partie du vaisseau. D'ailleurs l'expérience ne nous apprend-elle point que, dans le cas d'anévrisme, la rupture arrive avant qu'il ait acquis un certain développement ? vérité dont je me suis convaincu sur deux hommes dans la force de l'âge, morts instantanément et avec les apparences d'une brillante santé ; ici la déchirure s'était opérée à peu près au même lieu, c'est-à-dire à 16 ou 18 millimètres au-dessus des valvules sigmoïdes.

La crosse de l'aorte, commençant au ventricule gauche, finit là où la bronche gauche la coupe perpendiculairement, ou, si l'on préfère se diriger d'après une limite osseuse, au niveau de l'articulation de la troisième vertèbre dorsale avec la quatrième. La longueur de l'arc aortique est de 12 à 14 centimètres. Sa direction est oblique de droite à gauche et d'avant en arrière, de telle sorte que la moitié droite de l'arc est plus rapprochée du sternum que la gauche, qui, elle-même, se trouve plus voisine du rachis. On l'a dit avec raison, le point culminant de la courbure aortique occupe chez l'enfant l'origine du tronc brachio-céphalique, et chez le vieillard l'origine de la sous-clavière gauche. L'obliquité de la crosse, disposition naturelle, se retrouve chez l'enfant, malgré les assertions contraires de quelques anatomistes, entre autres du célèbre Sœmmerring. Avec l'âge, l'aorte se rapproche du sternum ; et si elle en semble voisine chez le nouveau-né, c'est que l'os n'a point encore acquis tout son développement. Je répéterai avec Theile (1) que le degré de cette obliquité devient surtout sensible, si on imagine un plan horizontal passant par la partie la plus saillante à droite de la crosse et par l'aorte ascendante. Enfin la comparaison de crosses aortiques d'enfants et d'adultes me

(1) *Encyclopédie anatomique*, trad. par A.-J.-L. Jourdan, Paris, 1843, t. III ; Angéiologie, p. 392.

donne la conviction que l'obliquité est plus marquée chez les premiers que chez les autres, sans qu'on puisse admettre que la présence du thymus exerce ici quelque influence.

Quant à la capacité de la crosse de l'aorte, je rappellerai d'une manière générale qu'elle ne diminue point en raison du volume des vaisseaux qui en émergent ; ainsi, pour l'arc aortique, la moyenne du diamètre, qui s'élève, chez l'adulte, à 30 millimètres, n'est plus que de 27 millimètres pour l'aorte thoracique, et de 18 à 20 lorsqu'elle traverse l'arcade diaphragmatique. Le docteur Bizot (de Genève) a mesuré avec une exactitude et une patience dignes d'éloges l'aorte au niveau du bord libre des valvules sigmoïdes, avant l'origine du tronc brachio-céphalique, avant celle de la sous-clavière gauche, au niveau du lieu qu'occupait le canal artériel ; eh bien, il résulte de ces moyennes que le diamètre de l'aorte est plus grand avant la naissance du tronc innominé que vers les valvules sigmoïdes, qu'il est moins considérable vers la sous-clavière gauche. En dedans de la convexité de l'aorte, existe une dilatation qui ne se développe que dans un âge avancé : je veux parler du grand sinus de Valsalva, par opposition à trois petits sinus correspondant à l'insertion des valvules semi-lunaires. Ces sinus sont liés à l'organisation de l'aorte ; leur existence est congénitale, tandis qu'il en est tout autrement du grand sinus : le fœtus, l'enfant, n'en présentent aucun vestige ; l'âge seul le développe, il en est la conséquence (1). On trouve dans la vieillesse, et en

---

(1) Morgagni assure néanmoins avoir trouvé le sinus de l'aorte très développé dans des fœtus.

diverses régions de l'aorte pectorale , des dilatations que j'appellerai séniles , comprenant toute la circonférence du vaisseau, et qu'il ne faut pas confondre avec l'anévrisme vrai. En vieillissant, le système artériel perd cette propriété qui le caractérise, l'élasticité. Distendue par le sang, l'artère ne réagit qu'incomplétement sur la colonne de liquide , et alors , avec l'accroissement de capacité du vaisseau, coïncide l'augmentation d'épaisseur des parois qui s'hypertrophient par l'effet du temps. L'on aperçoit souvent , en cette circonstance, des incrustations calcaires, ossiformes, développées dans la tunique moyenne ou dans le tissu cellulaire qui la sépare de l'interne.

En avant, le thymus, ou le tissu cellulaire qui le remplace; en arrière, la trachée au-dessus de sa division ; en haut, le tronc veineux innominé; en bas , le nerf récurrent, le tronc artériel pulmonaire, des ganglions lymphatiques; à gauche , le pneumo-gastrique de ce côté, constituent les principaux rapports de la crosse aortique. Contenue dans le médiastin postérieur, l'aorte descendante s'applique sur le côté gauche du rachis, où elle est en rapport, à gauche avec le bord postérieur du poumon, à droite avec l'œsophage, la grande veine azygos et le canal thoracique.

La connaissance des rapports de l'aorte avec les autres organes permet de concevoir comment les anévrismes affectant diverses régions du vaisseau peuvent s'ouvrir dans le péricarde, la cavité thoracique, les oreillettes, la trachée, les bronches, le parenchyme pulmonaire, l'œsophage, et même pénétrer dans le canal rachidien (Laënnec). Enfin , ce qui arrive plus rarement, mais dont j'ai été le témoin une fois, c'est qu'un anévrisme de la concavité de la crosse peut comprimer le tronc pulmonaire et occasionner des symptômes dus à une artérialisation insuffisante. Pour embrasser et suivre la chaîne des anomalies de l'aorte pectorale, et saisir en quelque sorte leur filiation, il convient de commencer par les plus légères pour arriver aux aberrations les plus éloignées du type normal.

Afin de rappeler avec rapidité les divers genres d'aberrations de cette artère, je les comprendrai sous trois chefs qui seront relatifs : le premier, aux modifications qu'elle est susceptible d'éprouver dans sa direction, son trajet et son calibre; le deuxième, aux scissions qu'elle peut offrir ; le dernier, à ses variétés d'origine.

Un léger changement de direction de l'aorte consiste en ce qu'elle se porte prématurément en arrière, passant aussitôt sur la bronche droite, ou bien elle gagne le côté gauche, se glissant derrière la trachée et l'œsophage, disposition que Meckel a constatée quelquefois ; tantôt, au contraire, elle reste appliquée sur le côté droit de la colonne dorsale, jusqu'au moment où elle traverse le diaphragme. Ce mode d'inversion, par lequel l'arc aortique se recourbe de gauche à droite, c'est-à-dire dans un sens opposé à celui qui est naturel, ne laisse pas que d'être rare, quand il est isolé, et non la conséquence de la transposition générale des organes. La planche VIII, destinée à montrer, naissant de l'aorte abdominale, les vaisseaux fournis par le tronc cœliaque, manquant ici, représente l'aorte et l'œsophage passant par une ouverture commune, qui est celle de l'artère. Très rapprochés, les piliers du diaphragme ne laissent point entre eux d'hiatus pour le passage du canal œsophagien en contact avec l'aorte et situé en arrière d'elle. Un troisième pilier, prenant son origine dans l'aile gauche du diaphragme, descend obliquement, appliqué à la face antérieure du pilier droit diaphragmatique. La contiguïté accidentelle de l'aorte et de l'œsophage permet de supposer que, dans le cas d'anévrisme, la dysphagie pouvait en être la conséquence.

Je ne passerai pas sous silence un fait qui m'a donné à réfléchir, et le seul de ce genre que j'aie observé. Il est une nouvelle preuve d'un rétrécissement congénital de l'aorte : un garçon de cinq ans, né de parents sains, n'avait jamais joui d'une bonne santé, malgré une certaine apparence d'embonpoint trompeur. J'avoue que je ne saurais caractériser par un nom spécial la maladie chronique dont il était affecté; la symptomatologie révélait une surcharge vasculaire de la tête, de la poitrine, liée à l'hypertrophie cardiaque, état contrastant avec une atonie des viscères sous-diaphragmatiques. Dans ma pensée, quelque obstacle mécanique entravait la circulation artérielle; mais je restais dans le doute sur la nature comme sur le siége de cet obstacle. Consulté pour cet enfant, je ne le voyais d'ailleurs que de loin en loin, et quand les accidents devenaient plus intenses. Après avoir traîné une vie languissante, il périt des suites de la grippe qui, il y a quelques années, régna à Montpellier. Je fis moi-même l'ouverture du corps, réclamée par la famille, alors qu'un autre enfant, plus jeune

que celui-ci, avait succombé à une lésion organique
du cœur, s'il faut s'en rapporter à des renseignements
peu certains. Les poumons, spécialement le gauche,
contenaient de nombreux tubercules, les uns crus,
les autres suppurés. Le cœur offrait dans ses cavités
gauches un véritable type d'hypertrophie excentrique,
tandis que les cavités opposées étaient amincies et
moins considérables qu'elles n'ont coutume de l'être.
L'aorte avait, à sa naissance, un calibre médiocre;
mais en dehors de la sous-clavière gauche, son diamètre diminuait tellement, que là où avait existé le
canal pulmo-aortique, remplacé par le ligament artériel, la cavité du vaisseau ne présentait plus que le
quart de son diamètre habituel. J'insiste pour dire que
la tunique interne était saine à l'endroit du rétrécissement, qu'elle n'offrait aucune trace de phlegmasie,
même de coloration particulière; qu'en un mot elle
était exempte d'altération quelconque. Aucun caillot
ou portion fibrineuse n'occupait l'intérieur du vaisseau. Si l'on rapproche quelques observations authen-
tiques que possède la science sur des oblitérations
presque complètes de l'aorte chez l'adulte et chez le
vieillard, n'est-on pas frappé de l'identité de lieu où
elles se manifestent? N'est-ce pas vers la terminaison
de l'arc aortique, là où il se continue avec la portion
descendante? Ce qui rend cet état compatible avec la
vie et permet qu'elle se prolonge, manquait ici. Je puis
affirmer que la nature n'avait point établi de circulation collatérale et que les artères intercostales, exami-
nées avec soin, n'avaient que leur dimension habituelle. Dans l'observation que je rapporte, j'admets
que le rétrécissement était congénital, que la nature

n'avait pas créé des voies circulatoires supplémentaires, et qu'à la longue le rétrécissement a causé la mort de l'enfant.

Il est une sorte de rétrécissement congénital qui porte sur toute l'étendue de l'aorte, et dont je possède un bel exemple, recueilli chez un adulte sur le compte duquel je suis sans renseignements ; le cœur, les vaisseaux qui en partent et qui s'y rendent, sont distendus par une injection heureuse ; j'avoue n'avoir jamais vu d'aorte thoracique d'un si petit calibre, et ce qui est à noter, c'est que l'angustie du vaisseau se trouve plus marquée encore en dehors de l'origine de l'artère sous-clavière gauche, dans ce point où se manifeste ordinairement la coarctation ou l'oblitération de l'artère. Nul doute que cette étroitesse générale de l'aorte, partagée par tout l'arbre artériel, n'ait exercé quelque influence sur la circulation à sang rouge. J'ai mesuré d'une manière comparative l'aorte pectorale dont je parle, et je joins ici le résultat de mes recherches. La moyenne de la circonférence de l'aorte, prise à son origine, est de 8 centimètres, celle que je cite n'en a que 5 1/2. Le terme moyen, au niveau du tronc innominé, s'élève à 8 centimètres 1/2 ; ici il est réduit à 5. On compte ordinairement 5 ou 6 centimètres immédiatement après l'origine de la sous-clavière gauche ; sur ce sujet la mensuration donne seulement 4 centimètres 1/2.

Une singulière anomalie est celle de la scission de l'aorte, soit qu'elle naisse par une double racine, ou que, d'abord unique, elle se bifurque ensuite ; mais la réunion succède bientôt à cette division. Ce genre d'anomalie affectant la crosse aortique n'est point fréquent : je n'en ai pas observé, et je suis réduit à rappeler quelques exemples célèbres, reproduits par Tiedemann dans son atlas. Qui ne connaît le fait singulier dû à Homel (1)? A 16 ou 18 millimètres du cœur, l'aorte, à l'endroit de sa courbure, se divise en deux branches, dont la longueur est de 5 centimètres 1/2 ; elles circonscrivent, par leur écartement, la trachée-artère et l'œsophage, et se réunissent ensuite pour constituer l'aorte descendante ; la carotide primitive et la sous-clavière droite naissent avant la scission et en communauté d'origine, par un tronc rudimentaire, vestige du brachio-céphalique : la carotide gauche, d'un petit calibre, provient de la branche antérieure anomale de l'aorte ; à très peu de distance on voit la sous-clavière gauche, dont le volume est aussi diminué. Tous les rapports naturels sont ici intervertis, et les connaissances anatomiques les plus précises, reposant sur la conformation régulière de nos organes, sont tout-à-fait en défaut.

Une malformation plus extraordinaire encore, ou mieux un degré de complication plus grand, se retrouve dans le fait publié à Turin par Malacarne, et resté jusqu'à présent sans analogue. A sa sortie du ventricule, l'aorte se partage en deux troncs, l'un droit, l'autre gauche ; chacun, se dirigeant de son côté, émet successivement de bas en haut la sous-clavière, la carotide externe et l'interne (la carotide primitive manque) ; la sous-clavière est plus considérable que les deux autres vaisseaux. Vers la partie

(1) La pièce, qui date de 1737, figure aujourd'hui dans le riche musée d'anatomie de Strasbourg.

supérieure du thorax, les deux troncs résultant de la séparation de l'aorte s'abouchent, et prennent à l'endroit de cette fusion une disposition arciforme à convexité supérieure, sans fournir aucune branche. L'espace intercepté par les deux troncs aortiques représente un ovale dont la grosse extrémité tournée en bas renferme l'artère pulmonaire. En contemplant l'image de cette aberration, l'esprit admire ce qu'elle concilie à la fois d'étrange et même de disparate. D'une part, une subversion dans la forme, la direction, le trajet et les connexions de l'aorte; de l'autre une symétrie bilatérale telle, que le mode normal n'en saurait avoir de plus parfaite. Je le demande, n'est-on point conduit à rejeter ici l'intervention de toute cause mécanique, voire même morbide, qui aurait agi sur les premiers linéaments de l'être, et ne faut-il pas reconnaître que dans ces anomalies les plus profondes qui paraissent bouleverser les lois générales de l'organisme, il en est en tératologie de spéciales qui ont aussi leur fixité ?

La crosse de l'aorte peut manquer entièrement; l'on connaît l'observation de Klinz, si souvent reproduite, et qui, ouvrant le corps d'un soldat de vingt ans, s'aperçut que l'aorte, à sa sortie du cœur, formait deux troncs isolés, l'un descendant, l'autre s'élevant verticalement; grande fut sa surprise de ne point trouver de courbure à l'aorte; considérée dans son ensemble, cette aorte offrait une disposition cruciale; à mesure qu'elle s'éloignait du ventricule gauche, elle perdait graduellement de son volume. A droite naissaient transversalement du tronc brachiocéphalique la sous-clavière et la carotide primitive droites ; à gauche, et toujours dans la même direction, provenaient la carotide primitive, et plus haut la sous-clavière gauche.

Des faits assez nombreux attestent la possibilité d'une double origine de l'aorte, provenant des deux ventricules. Sténon, Sandifort, Farre, Ring, Cooper, Weston, Lawrence, Meckel, etc., en citent des exemples. Deux fois j'ai été à même d'en observer, aussi ai-je étudié les principaux connus dans la science et qui me semblent constituer deux classes bien distinctes : la première, tout-à-fait exceptionnelle, a trait à un double embranchement ventriculaire de l'aorte, avec intégrité de la cloison inter-ventriculaire ; le second, embrassant la majorité des cas, coïncide avec une ouverture située à la base de la cloison. Cette communication entre deux cavités qui doivent être séparées soulève une question importante, que je formulerai en ces termes : l'ouverture n'est-elle qu'un simple arrêt de développement ou, au contraire, la conséquence d'une lésion organique, ayant à la longue, et par voie d'ulcération, détruit la substance du cœur ? Tout en reconnaissant que ce mode d'altération ne saurait être nié, avouons aussi qu'il n'est pas commun, alors que le défaut d'occlusion complète des ventricules l'est beaucoup plus. Parcourant les détails que renferment les observations relatives à la perforation de la base de la cloison, on s'assure que la communication qu'elle établit entre les ventricules est réellement congénitale ; rien n'indique un travail destructeur, que la spontanéité d'accidents graves annoncerait bientôt. Faut-il d'ailleurs rappeler que les ventricules communiquent entre eux durant les premiers temps de la vie intra-utérine, et qu'au second mois seulement on aperçoit les rudiments de la cloison, dont la base est la dernière partie parachevée? L'anomalie dont je parle se présente rarement isolée; ses complications les plus ordinaires sont : un état incomplet de la cloison inter-auriculaire, la diminution et même l'oblitération de l'artère pulmonaire du côté du ventricule, la conservation du canal pulmo-aortique, l'hypertrophie du ventricule droit. Il y a un phénomène curieux dans cette dualité, relative à la naissance de l'aorte : c'est qu'en quelques circonstances l'enfant n'éprouve point, durant deux ou trois jours, et du côté de la respiration, des symptômes propres à révéler la gravité d'un tel vice de conformation, comme si une sorte d'assuétude de la circulation, pendant la vie intra-utérine, se perpétuait encore quand l'enfant est séparé de sa mère et qu'une nouvelle fonction entre en exercice.

Dans un cas rapporté par Farre, mais dont la description laisse beaucoup à désirer pour l'exactitude, le sujet était parvenu à quarante ans, prolongation de l'existence qui ne peut guère s'expliquer ici que par la capacité accrue de l'artère pulmonaire. N'est-ce point encore à la double origine de l'aorte qu'une investigation anatomique attentive a fait rapporter les observations de seconde artère pulmonaire, se détachant du ventricule droit pour s'aboucher avec l'aorte? Encore une fois, ce n'est qu'une répétition de la bifidité de l'aorte ; la prétendue artère pulmonaire surnuméraire n'est que la racine normale de la grande artère. Il est rare de trouver l'artère pulmonaire communiquant avec les deux ventricules, leur cloison étant incomplète vers sa base, et je suis porté à croire qu'il n'y a guère d'avéré, à ce sujet, que les deux exemples dus à Cooper.

Un vice de conformation moins fréquent que celui qui vient de nous occuper consiste dans la transposition des deux ventricules et des artères qui en émergent : ainsi le ventricule aortique se trouve à droite, le pulmonaire à gauche, malformation figurée par Tiedemann, indiquée par Meckel, Baillie, Farre, Otto. J'ai vu et étudié à loisir un cas de ce genre, publié par A. Dugès dans le *Mémorial des hôpitaux du Midi*. L'enfant, fortement cyanosé, ne vécut que trois ou quatre jours ; le cœur était arrondi et plus volumineux que de coutume ; les oreillettes n'offraient rien de particulier, quant à l'insertion des veines caves et pulmonaires. Une cloison complète séparait les ventricules : du droit, plus épais que l'autre, se détachait l'aorte, et du gauche l'artère pulmonaire, inversion qui avait modifié quelques rapports. Au lieu de se croiser, ces deux gros vaisseaux s'élevaient parallèlement et jusqu'à l'endroit de la crosse ; l'aorte était rectiligne ; l'artère pulmonaire affectait aussi cette direction, de même que le canal artériel. Au-dessous de la naissance des vaisseaux brachio-céphaliques, le système artériel, à l'exception des coronaires, dont je parlerai plus tard, paraissait sans variété. La disposition de l'appareil circulatoire explique ici l'existence de la cyanose. La transposition des grands vaisseaux artériels ne fait-elle pas aussi comprendre comment le sang noir était sans cesse versé dans le torrent de la circulation ? En effet, l'aorte ne recevait, à son origine, que le sang transmis par les veines caves, et, si l'on peut s'exprimer ainsi, l'isolement des deux circulations, pulmonaire et générale, remplaçait leur croisement naturel. Que devenait le sang des veines pulmonaires? Il retournait aux organes respiratoires, impropre qu'il était à la nutrition, puisqu'il n'avait point les qualités du sang artériel. Si la frêle existence du nouveau-né s'est soutenue pendant peu de jours, c'est que le canal artériel projetait dans l'aorte descendante une petite quantité de sang oxigéné, mais celui qui abordait à la tête était veineux. Il en était autrement durant la vie intra-utérine. Presque tout le sang des veines cave inférieure et ombilicale passait dans l'oreillette gauche, le ventricule du même côté, le tronc pulmonaire et l'aorte descendante. Néanmoins la valvule d'Eustachi n'avait pas assez de développement pour s'opposer au reflux du sang maternel, dans l'oreillette, le ventricule droit et l'aorte ascendante (1).

Régularité, en même temps qu'anomalie extrême, voilà les caractères opposés, rendus sensibles par l'étude anatomique de ce cœur. Quant à cette conformation si exceptionnelle, n'est-elle point, suivant la pensée de Dugès, comme une singulière exception au

______

(1) Notre regrettable et savant collègue A. Dugès arguait de ce cas, auquel il en avait annexé trois autres à peu près semblables pour prouver ce qu'avait d'exclusif la théorie de la circulation fœtale émise par Harvey et développée par Sabatier. Habitué à épuiser un fait dans toutes ses conséquences, le professeur de Montpellier se sert de son observation pour s'élever contre les idées trop mécaniques de l'oxigénation du sang, telles qu'elles sont généralement admises de nos jours.

principe de connexion, ainsi qu'à l'affinité élective des éléments organiques?

Dans l'état où le cœur est réduit à une seule oreillette et à un ventricule unique, on voit naître de la même cavité ventriculaire l'aorte et l'artère pulmonaire; si le dernier de ces vaisseaux manque, ses branches sont fournies par l'aorte. Une publication curieuse est due à Mauran, de Providence (États-Unis). Il s'agit d'une petite fille de dix mois et demi, sur la peau de laquelle était répandue une teinte bleue passant au noir livide sous l'influence du plus léger mouvement, qui entraînait l'imminence de suffocation. Le cœur n'avait qu'une oreillette et un ventricule, communiquant librement ensemble par une large ouverture garnie d'une valvule tricuspide. De l'angle supérieur du ventricule se détachait l'aorte, donnant ses branches habituelles. L'artère pulmonaire, imperméable à son origine, était ouverte à l'autre extrémité, pour donner naissance au canal artériel, s'ouvrant dans l'aorte descendante. L'oreillette, très dilatée, recevait les veines caves et la veine pulmonaire droite (on ne comptait que deux veines pulmonaires); la gauche débouchait près l'insertion de l'artère pulmonaire. L'on s'étonne, avec cette insuffisance dans le principal moteur de la circulation, de la persistance de la vie, quelque passagère qu'elle ait été. Versé dans l'oreillette par trois veines, le sang parvenait dans le ventricule, d'où il était projeté dans l'aorte et dans l'artère pulmonaire oblitérée. Il est vrai que le sang était noir, mais nous avons mentionné la perméabilité du conduit pulmo-aortique : eh bien, c'était par lui et d'une manière rétrograde, qu'une petite quantité de sang abordait aux poumons, pour en être rapportée par les veines. L'oreillette représentait un vaste réservoir commun au sang veineux et au sang artériel. Ce n'est donc en définitive qu'au moyen d'un filet de sang rouge que l'enfant a pu vivre, ou plutôt qu'il a langui au-delà de dix mois, car à chaque instant sa chétive existence était compromise.

Fare a fait connaître l'histoire d'un enfant à terme, né asphyxié, chez lequel la circulation pulmonaire ne s'établit qu'au bout d'une heure et demie; la respiration fut toujours accélérée et diaphragmatique. A chaque inspiration le sternum était violemment porté en avant, les accès de suffocation se répétaient avec rapidité, et la mort survint au bout de soixante-dix-neuf heures. A l'ouverture du thorax, on s'assura que l'oreillette et le ventricule étaient uniques. Un seul vaisseau naissait de ce dernier, et c'était l'aorte envoyant aux poumons deux branches peu volumineuses, représentant les artères pulmonaires. Une troisième branche, d'un calibre supérieur, émettait les vaisseaux, qui ordinairement proviennent de la crosse aortique.

Ces deux faits ont entre eux plus d'un trait d'analogie, quant au mode de malformation. Ils nous montrent l'arrêt de développement le plus simple du cœur, avec lequel du moins est compatible l'existence, et encore pour un temps assez court. Chez le sujet dont parle Mauran, la prolongation de la vie doit être attribuée à l'existence du canal artériel; chez l'enfant observé par Farre, l'aorte produisant l'artère pulmonaire, le canal artériel manquait nécessairement, et la mort eut lieu par asphyxie.

Le contact du sang noir avec les organes où il remplace le rouge, est-il donc, surtout dans les premiers moments de la vie extra-utérine, aussi léthifère qu'on serait porté à l'admettre? La persistance du canal artériel, du trou de Botal, la communication établie à la base des deux ventricules, expliquent comment, avec une très minime proportion de sang artérialisé, l'existence se soutient et même se prolonge. Le beau travail du docteur W.-F. Edwards (1) est bien fait pour éclairer ce point important de la science.

Il m'eût été facile de multiplier les exemples, en les empruntant à des auteurs connus, et, parcourant l'échelle tératologique, de m'élever de l'unité de l'oreillette et du ventricule à la dualité de la première, le second restant toujours simple. A l'occasion de ces vices de conformation, j'aurais invoqué le fait remarquable de J. Hodgson (2) et de Léadam, dans lequel ils mentionnent un homme qui vécut vingt ans affecté de cyanose, d'orthopnée, etc., etc. Mais en résumé, quoique la présence des deux oreillettes vînt modifier la circulation, l'aorte et l'artère pulmonaire n'en partaient pas moins d'un seul ventricule.

L'étude comparative des anomalies où ces deux troncs vasculaires naissent ainsi nous révèle des symptômes qui se manifestent avec une sorte de constance quoique se rencontrant dans d'autres vices de conformation du cœur. Ainsi, à part la cyanopathie, les

(1) *De l'influence des agents physiques sur la vie.* Paris, 1824.
(2) *Traité des maladies des artères et des veines,* trad. par G. Breschet, Paris, 1819.

pulsations de l'organe sont accélérées et distinctes dans une grande étendue de la poitrine ; le moindre effort locomoteur provoque la suffocation ; le sujet semble s'épuiser en grandes et rapides inspirations. On dirait qu'il ne respire plus que par le diaphragme. Des signes d'emphysème pulmonaire se manifestent fréquemment. Le premier battement cardiaque donne un bruit de soufflet, tandis qu'au second battement, on ne perçoit que le bruit normal ; parfois on distingue dans les carotides un bruit de soufflet, mais faible. L'auscultation doit, quoiqu'il n'y ait qu'une oreillette et un ventricule unique, donner cependant la sensation d'un double bruit cardiaque, en raison de la contraction successive de l'oreillette et du ventricule ; mais la brièveté du mouvement annonce quelque chose d'anormal.

L'on doit à Jackson l'observation d'une petite fille de trois ans dont la mort fut subite ; l'enfant n'avait jamais présenté de couleur bleue des téguments, mais la respiration était rapide et irrégulière. L'artère pulmonaire fut trouvée plus grosse que l'aorte ; la première se divisait en deux branches, dont l'une s'ouvrait dans l'artère sous-clavière gauche. Le trou ovale n'était pas oblitéré. Meckel, qui rapporte ce fait dans son mémoire sur les vices de conformation du cœur s'opposant à la formation du sang rouge, ne fait point mention du canal artériel, ce qui me porte à présumer que la branche pulmonaire aboutissant dans la sous-clavière gauche le remplaçait.

Je ne parlerai pas de l'influence qu'au point de vue physiologique l'anomalie que j'ai citée a dû exercer sur la circulation fœtale, alors qu'elle a été de peu d'importance. Si, des fonctions du fœtus, la circulation est la plus connue, on ne saurait la diviser en artérielle et veineuse, bien que le sang apporté du placenta par la veine ombilicale possède des propriétés autres que le reste du sang avec lequel il se mélange. La seule différence à noter ici se rapporte à l'insertion du canal artériel, qui, au lieu de se faire dans la partie concave de la crosse aortique, s'opérait dans l'artère sous-clavière gauche. Le but physiologique n'était-il pas également atteint? je veux dire que la dérivation du sang contenu dans le tronc pulmonaire s'effectuait seulement par une voie plus étroite que de coutume, mais refluait dans la crosse aortique.

Les données anatomiques ont fait prévoir, et l'expérience a démontré, que les anévrismes de la portion descendante de l'aorte thoracique s'ouvrent dans la bronche gauche ; ici l'accident aurait pu s'accomplir dans la bronche droite ; de plus, une tumeur anévrismale de l'artère pulmonaire tendrait à se faire jour dans la trachée-artère. Si, comme nous en possédons deux exemples, la partie concave de la crosse aortique était devenue le siége d'une tumeur anévrismale, la compression n'eût point porté sur le tronc pulmonaire, comme il arrive ordinairement, mais sur la trachée-artère, dont la position était modifiée. Les vaisseaux émergeant de la crosse aortique, celle-ci même, devaient se trouver plus voisins, en relation plus intime avec la partie supérieure du sternum. La trachéotomie eût été semée de dangers, la trachée devenait, on peut le dire, inabordable pour l'instrument tranchant, surtout à la partie inférieure de la région cervicale.

Jusqu'à présent je n'ai signalé que des aberrations portant sur le système vasculaire à sang rouge, ici se place un autre ordre de faits; je montrerai un vaisseau qui, bien que désigné sous le nom d'artériel, puisqu'il en remplit les fonctions, qu'il est en réalité afférent, n'en contient pas moins du sang noir. Ici l'essence de l'anomalie est dans la substitution d'un gros tronc artériel à un autre; l'anomalie a lieu entre des vaisseaux dissimilaires, eu égard à la différence du liquide qu'ils projettent. C'est à l'aorte et à l'artère pulmonaire que je fais allusion, et le vice de conformation que je rappelle n'établit nullement un fait exceptionnel à la loi d'affinité du soi pour soi, créée par notre excellent et vénérable maître E. Geoffroy-Saint-Hilaire.

Un fœtus de sept mois et demi, atteint de *spina bifida*, de malformation de plusieurs parties du système osseux, m'a été remis naguère pour être étudié, et voici les anomalies vasculaires qui ont été constatées (1). Le tronc de l'artère pulmonaire ne présente rien d'insolite dans son origine et sa direction, quoique ce vaisseau devienne plus tard le siége d'une double et singulière anomalie; l'une, relative aux branches qu'il fournit; l'autre, au mode de terminaison du tronc. Après avoir gagné la partie postérieure de l'aorte et à une distance de 2 centimètres environ, l'artère pulmonaire, loin de se terminer en se bifurquant, donne à gauche une branche dont le volume égale les deux tiers du tronc lui-même; ayant fourni

(1) Ce fœtus offrant plusieurs vices de conformation, m'a été apporté de Valparaiso, par le docteur de Commeiras, chirurgien de la marine royale, et notre ancien élève de l'École pratique.

des rameaux au poumon de ce côté, elle se dirige très obliquement en haut et à gauche, pour gagner la partie postérieure de la bronche correspondante. Plus haut le tronc pulmonaire envoie à droite une autre branche, destinée pour le poumon, moins volumineuse que la précédente, et se distribuant de la même manière dans l'organe. Voilà déjà une variété, quant à la capacité des artères pulmonaires, la droite étant habituellement plus considérable que l'autre. Cependant le tronc pulmonaire n'a, après l'émission des deux artères, que peu perdu de son calibre; il poursuit son trajet en avant et toujours sur un plan postérieur à l'aorte. Parvenu au niveau de l'angle de bifurcation des bronches, il se recourbe d'avant en arrière, légèrement de droite à gauche, et reçoit par la convexité de sa courbure l'extrémité de la crosse aortique, arrêtée d'une manière abrupte. De cette fusion opérée sous un angle aigu, à l'instar des anastomoses par convergence, résulte un tronc unique, dont la capacité est supérieure à celle des deux vaisseaux pris isolément, mais moindre que celle des deux réunis. Ce tronc se dirige en bas, sur la partie latérale gauche de la colonne dorsale, pour constituer l'aorte thoracique; celle ci, après avoir traversé l'ouverture du diaphragme, donne une artère volumineuse qui se rend à la masse intestinale et se continue ensuite avec la crurale droite. Il est facile de se figurer la disposition de l'aorte; née en arrière de la précédente, elle se dirige en avant et à droite, se recourbe au-dessous d'elle pour former une véritable crosse qui se jette dans l'artère pulmonaire, comme je viens de l'indiquer. Chez ce fœtus il n'existait donc de l'aorte que la portion ascendante et la crosse ; de celle-ci se détachaient les vaisseaux qui en naissent habituellement. L'artère pulmonaire la remplaçait donc et représentait l'aorte thoracique descendante et l'abdominale.

Quelque bizarre que semble d'abord ce vice de conformation, il n'est point sans analogue, et il place celui qui en est atteint dans des conditions physiologiques spéciales. Si la substitution de l'artère pulmonaire à l'aorte est peu importante chez le fœtus, puisque déjà elle est en communication avec elle, il cesse d'en être ainsi pour la vie extra-utérine. N'en résulte-t-il pas une grande différence, quant à la nature du sang abordant à la tête, aux extrémités supérieures et inférieures ? Sous l'influence immédiate de l'aorte, les premières reçoivent un sang plus riche, tandis qu'à une partie de la poitrine, à l'abdomen et aux membres inférieurs, se rend un sang mélangé et contenant beaucoup plus de sang noir, alors que c'est celui qui circule dans l'artère pulmonaire. Il est digne d'attention que, dans un des cas si rares d'insertion de l'artère pulmonaire sur les deux ventricules, on ait rencontré l'oblitération de l'aorte, après qu'elle avait donné les artères carotides primitives et les sous-clavières. La pulmonaire la suppléait dans le reste de son étendue. Une plus récente observation a été insérée par M. le docteur Gibert, dans le *Bulletin de la Société anatomique de Paris*. L'enfant, du sexe masculin, est né à terme et bien conformé, la couleur de la peau est violette, il maigrit et est oppressé, les mouvements du pouls sont précipités ; il succombe au bout du quatorzième jour ; provenant du ventricule droit, le tronc pulmonaire s'incurve à gauche, après avoir produit les artères des poumons ; il se continue le long du côté gauche du rachis se terminant en bas comme l'aorte descendante, dont il tient lieu, et se bifurquant en iliaques primitives. L'aorte est réduite à la crosse, d'où se détachent les vaisseaux qui en naissent naturellement.

Quand l'artère pulmonaire est substituée à l'aorte, dans certaines régions du corps, on a établi d'une manière par trop absolue que les enfants ne peuvent vivre au-delà de dix jours (1). Sans qu'on puisse déterminer sa durée d'une manière aussi précise, on conçoit que la vie ne peut être que passagère, parce qu'il est indispensable de respirer, parce qu'il faut que la circulation veineuse et artérielle s'établisse, nécessité qui ne se rencontre plus dans la vie intra-utérine, où les aberrations qui plus tard doivent entraîner la mort n'ont aucun inconvénient.

Ce mode d'anomalie est-il susceptible de quelque explication vraisemblable? Pour cela il faut détacher son esprit des formes, des connexions, enfin des dispositions définitives de nos organes, pour le reporter sur ce qui se passe pendant les évolutions, les métamorphoses de l'embryon. Sans rappeler ce qui s'accomplit durant les premiers jours de l'animation du germe, sans parler de ces conduits vasculaires primitifs, de ces conduits appelés arcs aortiques et si transitoires, n'est-il pas une époque où l'on voit distinctement l'artère pulmonaire et l'aorte confondues dans un même tronc, ou plutôt où l'on distingue

(1) J.-F. Meckel, *Mémoire cité.*

l'artère pulmonaire venant de l'aorte? Que les courants sanguins précédant les vaisseaux qui doivent les contenir, éprouvent des déviations par suite de quelque obstacle ; que le développement trop précoce des organes voisins gène, annihile même une partie de l'aorte, la pulmonaire, acquérant un volume considérable, se substitue à l'aorte. En définitive, l'aberration consiste en ce que la grande artère est oblitérée dans une portion de son étendue et que l'artère pulmonaire la remplace.

L'étude des anomalies si fréquentes de l'aorte et des vaisseaux dont elle est l'origine conduit à une réflexion qui n'est pas sans intérêt : c'est qu'au milieu de tous ces vices de conformation, les gros troncs veineux, si voisins des artères, ne partagent point ces déviations du type normal.

1. *Artères bronchiques.* — Si la connaissance des variétés du système artériel est plus difficile à acquérir que celle de sa disposition normale, il en est tout autrement pour les artères bronchiques, dont Ruysch revendiquait la découverte en ces termes positifs : *Hanc arteriam a nemine esse observatam, intrepidè affirmo,* et cependant Érasistrate, Galien, Fernel, avaient fait mention de ce vaisseau avant l'illustre anatomiste hollandais.

Les artères bronchiques qui sont en rapport de volume assez exact avec les bronches varient dans leur nombre, leur origine et leurs anastomoses. A l'état régulier on ne compte que deux artères, une de chaque côté. C'est après avoir colligé et comparé vingt-cinq cas que Haller admet trois bronchiques, dont deux à gauche. Quelques auteurs en reconnaissent quatre, qu'ils désignent sous le nom de supérieures et inférieures. Les premières, situées plutôt à gauche qu'à droite, ne sont que des vaisseaux aberrants qu'il n'est pas ordinaire de rencontrer; ils proviennent de la sous-clavière, de la mammaire interne, de la thyroïdienne inférieure. Quant aux bronchiques inférieures, ou mieux encore bronchiques proprement dites, leur tronc est rarement commun. Elles émergent isolément de la portion réfléchie de l'arc aortique, en devant, sur les côtés, ou du point de jonction de la courbure avec l'aorte pectorale. Dans l'iconographie de Tiedemann, la bronchique droite est représentée sortant de la concavité de la crosse aortique. Il n'est pas rare de voir cette bronchique, toujours plus volumineuse que sa congénère, naître en communauté avec la première intercostale ou la deuxième; mais alors l'artère qui se rend à la bronche est plus considérable que celle destinée à l'espace intercostal.

J'aborde un point délicat de l'histoire anatomique des vaisseaux qui m'occupent, et qui est aujourd'hui encore un objet de controverse dont je me suis plus d'une fois préoccupé. Toujours pénible pour l'esprit, le doute le devient davantage quand il surgit dans une science aussi positive que l'anatomie, quand il faut le justifier pour le transmettre à ceux dont notre mission est de diriger les efforts et d'éclairer les premiers pas. Cette réflexion m'est suggérée par les sentiments disparates qui règnent sur le mode de terminaison des artères bronchiques. Haller, Sœmmerring, Reisseissen, affirment avoir vu, non d'une manière accidentelle, mais commune, de manifestes anasto-

moses entre les branches des artères bronchiques et
celles de l'artère pulmonaire. Sœmmerring ne décrit-il
point les modes d'inosculation, et la contemplation
des planches de Reisseissen (1) laisse-t-elle aucun
doute sur cette insolite communication de vaisseaux
à sang rouge et à sang noir? En supposant ce fait
aussi avéré que l'indiquent des hommes d'une immense autorité, il vient détruire l'isolement des deux
circulations, consacré comme une sorte d'axiome
physiologique. Plusieurs de nos modernes classiques français se contentent de reproduire l'assertion
des auteurs cités, sans approuver ou improuver.
Loin de moi la prétention de trancher une question
qui reste incertaine; je dirai seulement le résultat
auquel je suis arrivé, comme étant, peut-être, l'expression des faits les plus généraux. Je ne m'en suis
pas rapporté seulement à ce que j'ai étudié par moi-
même; mettant à profit le zèle et le savoir de jeunes
anatomistes placés près de moi, je les ai engagés à
vérifier par eux-mêmes. Avant de livrer cet article à
l'impression, quelques investigations ont été de nouveau pratiquées sous mes yeux, tantôt en injectant
les artères bronchiques, tantôt en les mettant à nu,
sans me servir de l'injection, et jamais nous ne sommes parvenu à découvrir ces anastomoses si évidentes
pour d'autres.

J'extrais des notes rédigées par moi, bien antérieurement à l'époque de ces recherches, les deux faits
suivants : sur un enfant mâle, né à terme, et mort
une demi-heure après, dans un véritable état d'as-

(1) *De fabrica pulmonum*, Berolini, 1822, in-fol., fig.

phyxie, j'ai aperçu distinctement un rameau de l'artère bronchique droite, accolé à un conduit aérien, près la base du lobe moyen du poumon, et envoyant des ramuscules aux parois d'une branche de l'artère pulmonaire qu'elle entourait d'élégantes arborisations ; mais il n'y avait point d'anastomoses là où je les supposais d'abord.

Sur un matelot, qui par mégarde tomba dans la mer et n'en fut retiré que le second jour, j'ai démontré semblable disposition, encore sur le poumon droit : elle y était plus visible en raison du volume des vaisseaux. C'étaient de véritables artères nourricières, des *vasa vasorum* que la bronchique envoyait à l'artère pulmonaire, et je me suis assuré, en poussant alternativement de l'air et de l'eau, que les artères étaient sans anastomoses. En serait-on aujourd'hui à adopter, sur la non-communication des vaisseaux, l'assertion formelle émise, il y a près d'un siècle, par Wohlfahant (1)?

L'abouchement des vaisseaux artériels avec ceux contenant du sang noir, établissant physiologiquement un phénomène tout-à-fait exceptionnel, ne paraît pas moins étrange au point de vue anatomique. Ceux qui ont l'habitude des dissections savent combien il est difficile d'injecter les artères des bronches jusqu'à la vésicule aérienne, tandis qu'on peut aisément, après une fine injection, poursuivre les vaisseaux bronchiques artériels sous la plèvre et dans le tissu cellulaire inter-lobulaire (2). Qu'on n'oublie point qu'un

(1) Haller. *De bronchiis, vasisque bronchialibus,* 1748.
(2) C'est une grande difficulté, même à l'aide du microscope, que la démonstration du passage d'un capillaire bronchique dans

des caractères de l'artère pulmonaire est de ne présenter d'anastomoses que vers sa terminaison. Enfin, le calibre des veines bronchiques est en rapport exact avec celui des artères de ce nom. Il faut néanmoins avouer que quelques conditions rares de malformation du cœur, d'ectopie des gros vaisseaux qui en naissent, conditions dont on ne saurait arguer pour reconnaître normalement l'anastomose en question, nous montrent les artères pulmonaires et bronchiques se suppléant mutuellement. Dans une observation due à Wilson, l'enfant ayant vécu sept jours, le cœur était réduit à une oreillette et à un ventricule; les artères et les veines bronchiques n'existaient pas. Chez un individu affecté de cyanopathie, Jacobson remarqua le peu de capacité de l'artère pulmonaire, en opposition avec celle très considérable de l'aorte.

une radicule d'artère pulmonaire. L'anatomie pathologique est-elle favorable à la communication de ces deux ordres de vaisseaux? On serait porté à répondre par l'affirmative en s'appuyant sur les injections de M. Schrœder Van der Kolk. Quand, dans la phthisie, des masses tuberculeuses envahissant les organes respiratoires rendent les artères pulmonaires moins aptes à la circulation, l'anatomiste hollandais avance qu'il s'établit un nouveau cercle circulatoire, dont le point de départ se trouve à l'artère pulmonaire, et la terminaison aux veines du même nom, passant par les artères et les veines intercostales. J'avoue que ce fait est l'énoncé d'une proposition décidément anti-physiologique. On connaît sur le même sujet les travaux si intéressants du docteur Nat. Guillot. C'est au pourtour des tubercules qu'il a découvert un réseau vasculaire s'abouchant, non plus avec les extrémités de l'artère pulmonaire, mais avec les artères bronchiques dans les cas de non-adhérence et avec les artères intercostales, quand il en existe. Voir, pour de plus amples détails, l'article PHTHISIE, *Dictionnaire de médecine*, t. XXIV, p. 312 et suivantes.

La pulmonaire, suivie dans le parenchyme des organes respiratoires, s'anastomosait avec les artères bronchiques très dilatées, surtout à gauche. Winslow a parlé de l'anastomose d'une artère bronchique avec l'azygos. Bertin a rencontré la première s'inosculant avec une veine pulmonaire, et A. Portal dit qu'on a vu un rameau des artères bronchiques s'anastomosant avec une branche de la veine coronaire droite.

Parmi les artères se distribuant soit aux viscères, soit aux parois thoraciques, les unes tirent directement leur origine de l'aorte, les autres proviennent d'une source différente.

II. *Artères thymiques.* — Le désir de vérifier certains faits nouveaux avancés par Astley Cooper, dans sa splendide monographie sur le thymus, m'a conduit à un examen attentif de l'origine et du mode de distribution des vaisseaux qui se rendent à ce corps glanduleux (1).

A l'instar des véritables glandes qui séparent du corps, et élaborent une humeur spéciale, le thymus, organe dont l'existence est temporaire, ne possède

(1) On sait que le grand chirurgien d'outre-Manche admet pour chaque lobule thymique une cavité remplie d'un fluide laiteux. L'injection de ces cavités semble avoir démontré, pour lui, leur succession le long d'un conduit sinueux unique pour chacun des lobes de l'organe. Astley Cooper suppose que les vaisseaux absorbants prennent ce liquide dans le réservoir pour le transmettre aux veines jugulaires internes, où il sert à la nutrition du fœtus. Des investigations patientes et répétées par d'autres sont loin d'avoir conduit au même résultat, et le doute reste toujours sur les fonctions probables du thymus.

pas ordinairement d'artères naissant immédiatement de l'aorte. Malgré la difficulté de formuler la règle au milieu des variétés, je dirai qu'une thymique émane de la mammaire interne, et c'est la première branche que celle-ci produit dans le thorax, branche parfois en communauté d'origine avec la diaphragmatique supérieure. La thyroïdienne inférieure fournit ordinairement des rameaux au thymus, qui en reçoit aussi des bronchiques, médiastines, péricardiques. L'anomalie consiste surtout dans l'émission des branches, se détachant de l'aorte ascendante ou de la concavité de sa crosse. Neubauër a suivi une artère thymique naissant d'une carotide primitive. Dans une hypertrophie du thymus dont un enfant de dix-huit mois, enlevé par le croup, m'a donné l'exemple, j'ai vu une artère thymique sortant de la sous-clavière droite, mode de naissance signalé par d'autres. Quant au nombre des artères thymiques, il s'élève jusqu'à 8, et même au-delà, d'après A. Haller.

III. *Péricardiques.*—Le péricarde fait exception à la plupart des membranes fibreuses, dans l'organisation desquelles entrent peu de vaisseaux sanguins. Ils sont multipliés, mais ténus dans la poche fibro-séreuse contenant le cœur. Qui n'a vu sur des fœtus, morts dans un état de surcharge vasculaire, le péricarde recouvert de belles arborisations (1)?

(1) J'ai déposé dans le conservatoire de l'École le cœur d'un jeune homme de dix-huit ans qui succomba à une hydropéricarde, avec des hydatides du genre des acéphalocystes ovoïdes flottants dans le liquide épanché. Sur la fibreuse rampaient des capillaires tellement nombreux, qu'on aurait dit une membrane vasculaire superposée au péricarde. Dans les péricardites sur-aiguës, les vaisseaux dévelop-

Les artères péricardiques les plus constantes proviennent de la mammaire interne et de la thyroïdienne inférieure. Il n'est pas rare que la bronchique droite émette une péricardique postérieure. Le péricarde reçoit aussi des branches des thymiques, des médiastines et particulièrement des œsophagiennes et des intercostales. Il n'est pas rare d'observer des rameaux produits par les sous-clavières et surtout les cardiaques.

IV. *OEsophagiennes.*—On en compte de trois à six et' au-delà. L'origine la plus régulière se rapporte à l'aorte, au-dessous des artères bronchiques. Sur un sujet servant à mes leçons, les œsophagiennes, au nombre de trois, émergeaient de celle-ci. Il peut n'exister qu'un tronc œsophagien unique, mais d'un volume considérable, et c'est lui qui émet les autres œsophagiennes. J'ai vu ce tronc offrir 3 millimètres, tandis que le diamètre des artères œsophagiennes sortant de l'aorte dépasse à peine 1 millimètre.

V. *Médiastines.*—On divise ces artères, dont le nombre n'est pas fixe, en antérieures et postérieures; ces dernières sont plus considérables, et l'on comprend

pés dans l'épaisseur des pseudo-membranes occupent une autre place ; c'est entre les feuillets pariétal et viscéral de la séreuse qu'ils sont situés. D'ailleurs ne sont-ils pas la traduction d'un acte morbide accompli alors que normalement les vaisseaux péricardiques se distinguent en dehors de la fibreuse, dans les replis pleuraux qui entourent la portion du péricarde correspondante au médiastin ? Le tissu cellulaire membraniforme où sont les vaisseaux offre une apparence musculaire ; et je présume que les fibres regardées comme charnues par d'anciens anatomistes pourraient bien n'être que des vaisseaux nombreux et très rapprochés. L'observation microscopique appuie cette opinion.

parmi elles des branches provenant de la partie antérieure de l'aorte thoracique, dont quelques unes se
consument dans le médiastin postérieur, lorsque
d'autres se perdent sur les parois de l'aorte. J'ai rencontré des médiastines postérieures en communauté
d'origine avec des péricardiques.

VI. *Diaphragmatiques.*— Indépendamment des artères de ce nom, dues à la mammaire interne, on en
trouve d'autres que j'appellerai diaphragmatiques
supérieures moyennes; néanmoins leur présence,
qui a lieu à peu près une fois sur trois, constitue
la variété. Ce sont les dernières branches sortant
de l'aorte thoracique par sa partie antérieure. Ces artères, oubliées par la plupart des anatomistes modernes, dit E. A. Lauth (1), ont été à tort décrites sous la
dénomination de péricardio-diaphragmatiques; elles
se ramifient à la partie postérieure des piliers du diaphragme. Il n'est pas sans exemple qu'elles naissent
d'une intercostale. On ne doit pas confondre ces diaphragmatiques supérieures moyennes avec quelques
artérioles que les œsophagiennes envoient au diaphragme.

VII. *Artères intercostales postérieures.* Les artères intercostales aortiques ou postérieures proviennent de la
partie postérieure de l'aorte pectorale. Leur nombre
ordinaire s'élève à neuf, l'intercostale supérieure fournissant aux deux premiers espaces intercostaux. Le
tronc s'étend-il plus bas, il s'ensuit une diminution
dans les intercostales inférieures. Sur un homme qui
périt dans la force de l'âge, j'ai trouvé dix intercostales à gauche, tandis qu'à droite on n'en comptait que

(1) *Mém. de la Société d'hist. nat. de Strasbourg, t. I, 2ᵉ livraison.*

15

huit. Il y a une évidente solidarité numérique entre les supérieures et les inférieures, et il ne faut pas oublier que quelques anatomistes considèrent la première lombaire comme une intercostale. La variété est ordinairement caractérisée ici par la diminution du nombre des vaisseaux plutôt que par leur augmentation. Sont-ils réduits à huit, même à sept, cette disposition dépend de ce qu'un même tronc envoie à plusieurs espaces intercostaux, ou de ce que la dernière intercostale naît de la première lombaire. Rarement les branches homonymes, des deux côtés, présentent une commune origine, aberration dont j'ai été témoin dans trois circonstances, et toujours pour des intercostales supérieures; alors c'est la branche inférieure qui est la véritable continuation du tronc. Comme l'a avancé Meckel(1), jamais les intercostales ne se détachent de l'aorte sous des angles droits. Les variétés de volume des intercostales se manifestent durant la lactation et portent plus spécialement sur les branches mammaires venant des deux premières intercostales aortiques, branches que M. Cruveilhier a observées du volume de la radiale. Rien n'est plus propre à donner une idée de la capacité vraiment extraordinaire des artères après l'oblitération d'un gros tronc, que la contemplation des intercostales à la suite de cet accident, accompli dans l'aorte thoracique. J'ai eu l'avantage d'étudier un fait de cette nature, et je regrette encore que le hasard ait fait tomber cette pièce si intéressante dans des mains novices qui l'avaient dégradée, de manière à en rendre la

(1) *Manuel d'anatomie générale, descriptive et pathologique*, trad. par A.-J.-L. Jourdan et G. Breschet, Paris, 1825, t, II, p. 409.

conservation impossible. Sur le cadavre d'une vieille femme phthisique, l'aorte était presque entièrement oblitérée au-dessous du ligament artériel. Je dis presque, puisque je pouvais encore introduire dans l'artère un tuyau de la dimension de la seringue d'Anel. Là où l'artère était froncée, on distinguait des plis longitudinaux, sans vestige d'un ancien coagulum, sans un atome de concrétion calcaire. Les anastomoses des intercostales aortiques avec les intercostales supérieures et les mammaires internes, et celles des mammaires internes avec les épigastriques, s'opéraient par des branches d'un volume plus que triple de celui qui leur est naturel. Les artères occupant les espaces intercostaux, contournées sur elles-mêmes et tourbillonnées, offraient un calibre énorme, principalement les supérieures intercostales aortiques. La seconde du côté droit, mesurée, avait une circonférence de 9 millimètres. La région des côtes, en rapport avec ces énormes dilatations des intercostales, se montrait partout abrasée et amincie (1).

(1) Du peu de fréquence des anomalies, quant au mode de distribution des principales branches intercostales, il résulte que l'opération de l'empyème pratiquée suivant les règles de l'art n'expose guère à la lésion de ces vaisseaux. Que l'on me permette de mentionner un fait que je ne puis oublier, et qui offre quelque intérêt. En 1836, me trouvant à Bordeaux, d'honorables confrères me prièrent de vouloir bien examiner avec eux un jeune marin italien. Je partageai leur opinion sur l'existence d'un vaste épanchement dans la cavité droite du thorax, et, cédant à leur sollicitation, je pratiquai aussitôt l'empyème. Le cas était urgent, le malade étant en imminent danger de suffocation. L'ouverture du thorax donna issue à une abondante sérosité sanguinolente; quelques assistants crurent officieusement à la lésion d'une artère intercostale. Ne partageant nullement cette crainte, je jugeai qu'une pleurésie aiguë

CHAPITRE VIII.

ANOMALIES DE L'AORTE ABDOMINALE, ET DE SES PRINCIPALES BRANCHES.

ARTICLE PREMIER.

Aorte abdominale.

Le lieu où l'aorte abdominale donne les iliaques primitives n'est pas toujours le même. On assigne ordinairement, pour cette division, le milieu du corps de la quatrième vertèbre lombaire. Parfois elle répond au fibro-cartilage placé entre la troisième et la qua-

s'était terminée par hémothorax : aussi, loin d'arrêter ce liquide, j'en favorisai l'évacuation; et, certes, la quantité eût été incessamment mortelle dans le cas d'hémorrhagie artérielle. Loin de là, il arriva que le malade, incontinent soulagé, se coucha du côté opposé à l'épanchement. Cependant, un mois et demi après l'opération, il succomba, moins aux suites de l'affection de poitrine qu'aux conséquences d'une diarrhée chronique que rien ne put arrêter, ce qui fut constaté par l'autopsie cadavérique pratiquée par le docteur Pereyra, qui a publié l'observation. Plusieurs personnes assistèrent à l'ouverture du corps, désireuses de connaître la vérité sur un cas qui donna lieu à des commentaires plus ou moins bienveillants.

Indépendamment des épanchements sanguins non traumatiques, on observe dans les épanchements pleuraux chroniques, de nature séreuse ou autre, des vaisseaux sanguins nombreux répandus dans les pseudo-membranes, et ici la thoracocentèse entraînerait une hémorrhagie de peu de gravité. Enfin, il importe de connaître, d'apprécier ces données d'anatomie pathologique, pour ne pas se méprendre sur la nature et la source du sang dans l'opération de l'empyème.

trième vertèbre. Le professeur Cruveilhier a vu la bifurcation de l'aorte s'opérer au niveau de la deuxième vertèbre lombaire. Sur une pièce déposée dans le musée anatomique de la Faculté de Paris, l'iliaque primitive droite manque entièrement ; l'aorte se termine trifide ; les deux branches droites sont l'hypogastrique et l'iliaque externe ; l'autre à gauche, qui est l'iliaque primitive, se comporte comme de coutume. Dans ce cas, ainsi que le dit M. Cruveilhier, l'aorte abdominale représente, jusqu'à un certain point, l'aorte ascendante, et, comme celle-ci, est constituée par trois troncs. Dans les circonstances de brièveté extrême du vaisseau, la bifurcation a lieu au-dessus de la mésentérique inférieure : Petche a cité un semblable exemple ; mais ici les deux iliaques s'anastomosaient au moyen d'une branche transversale. Si je m'en rapporte aux faits assez multipliés que j'ai recueillis, ou qui m'ont été communiqués, j'admettrai comme plus fréquent le raccourcissement de l'aorte, que sa prolongation insolite ; car il n'est pas commun qu'elle atteigne la partie supérieure de la dernière vertèbre lombaire.

Pour ce qui concerne la capacité de l'artère, il importe d'être prévenu qu'elle est plus considérable chez l'homme que chez la femme, bien qu'on ait avancé le contraire. Les recherches du docteur Bizot (1) ne permettent pas de doute à ce sujet. Qu'on ne s'en laisse pas non plus imposer, prenant pour des dilatations anévrismales de l'aorte abdominale ce qui n'est que la conséquence de l'âge avancé et coïncide avec l'épaisseur accrue des parois artérielles.

(1) *Mémoires de la Société méd. d'observations*, t. I.

Le déplacement complet de l'aorte ventrale, observé dans la transposition générale des organes, ne se reproduit guère isolément; je veux dire, quand ceux-ci occupent leur position normale, et alors même qu'il y a scission ou division dans une partie de l'aorte thoracique, l'abdominale n'en est pas moins indivise. Voici un cas d'inversion de l'aorte, rencontré sur le corps d'une vieille femme livrée aux dissections de l'École pratique. L'artère occupait d'une manière symétrique et presque dans tout son trajet la partie moyenne de la colonne dorsale. Après avoir traversé le diaphragme, la veine cave inférieure passait derrière l'aorte, et s'accolait au côté gauche de ce tronc; à 6 ou 7 millimètres au-dessus des veines iliaques primitives, le vaisseau veineux s'infléchissait à droite pour devenir encore postérieur à l'aorte.

L'examen de celle-ci, fait sur un assez grand nombre de cadavres, démontre des variétés légères et de peu d'intérêt, tandis qu'il en est d'autres de quelque importance : parmi les premières, je me contenterai de mentionner l'inclinaison plus ou moins exagérée à gauche, dans la région lombaire, et continuée depuis son origine jusqu'à celle des iliaques primitives. A côté de ces circonstances de peu de valeur, j'indiquerai les modifications profondes apportées dans la direction de l'aorte et son mode de connexité avec les parties environnantes. Dans les difformités du système osseux, il y a, comme on l'a dit, une anatomie et une physiologie toutes nouvelles; ce qu'il devient surtout curieux d'apprécier, c'est que quelques unes de ces affections étant guéries, la colonne épinière, malgré ses incurvations marquées, revient à la longue presque à sa rectitude naturelle, laissant peu de traces d'un mal aussi grave; et cependant, après ce changement heureux, l'aorte reste toujours infléchie; j'ai placé dans notre musée une pièce de ce genre, pour servir comme de spécimen anatomo-pathologique. J'ai étudié, avec notre Delpech, plusieurs faits semblables. Il en est un, entre autres, que, dans son *Traité d'orthomorphie*, l'illustre chirurgien de Montpellier a décrit en ces termes : «Tous les disciples de cette école ont examiné avec nous une colonne vertébrale appartenant à un sujet affecté de difformité, dans les vertèbres du bas de la région dorsale et de toutes les lombaires; les fibro-cartilages intervertébraux, d'abord engorgés, s'étaient atrophiés: cependant, considérée par la région postérieure, l'épine ne présentait presque pas de marque de difformité. L'artère aorte et la veine cave inférieure étaient fixées de plus près qu'à l'ordinaire, au-devant des vertèbres jadis malades, ou mieux à la couche fibreuse recouvrant la portion de l'épine, où les formes étaient altérées. Les deux vaisseaux offraient dans leur longueur des inflexions latérales parallèles à celles de l'épine même, comme elles anguleuses, mais bien plus étendues. Les déviations de l'artère et de la veine témoignaient que celles de l'artère avaient été plus considérables; mais comment est-il advenu que les deux vaisseaux aient suivi les vertèbres déplacées et conservé toute l'exagération des premières courbures? Pour concevoir ces phénomènes, et bien que l'essence de la maladie n'ait pas été inflammatoire, force est d'admettre que la lésion de l'épine a provoqué un degré quelconque d'inflammation qui a uni les enveloppes fibreuses aux parties adjacentes, spécialement aux deux vaisseaux. Dès lors ceux-ci ont dû suivre le destin de l'épine, et tandis que les vertèbres profitaient d'une certaine réduction, les vaisseaux conservaient leur courbure vicieuse, assujettis qu'ils étaient par les points d'adhérence devenus désormais invariables. »

Cette digression, signalant un état pathologique particulier de l'aorte, lui-même consécutif à la lésion d'une partie plus ou moins étendue du rachis, n'est pas, comme il le semblerait d'abord, étrangère au but essentiellement pratique que je me suis proposé: ainsi, de nos jours, n'oppose-t-on pas aux métrorrhagies la compression de l'aorte, exercée sur la région lombaire, à travers les parois abdominales; et sans accorder d'une manière absolue à une telle méthode hémostatique la confiance qu'elle inspire à d'habiles praticiens, il y a nécessité d'y recourir, alors que l'on doit peu compter sur les autres moyens. Dans la circonstance de ces courbures aortiques accidentelles et permanentes dont je viens de parler, ou encore dans l'ectopie de l'artère, occupant à droite la place de la veine cave inférieure, la compression perd de son efficacité, puisque l'axe du vaisseau doit être fixé sur le plan latéral gauche des vertèbres lombaires, et d'autre part les rapports nouveaux établis entre l'aorte et la veine cave font que la puissance mécanique porte simultanément son action sur les deux. En supposant même accompli ce qu'il importe surtout d'obtenir promptement, je veux parler de la suspension de l'hémorrhagie, n'a-t-on point à redouter les congestions sanguines, l'hypérémie et

L d'autres accidents? C'est toujours une fâcheuse nécessité que de comprendre l'aorte et la veine cave
inférieure dans la même action compressive, et pour
empêcher une hémorrhagie utérine, il importe aussi
de ne pas mettre obstacle au retour du sang, vers les
parties supérieures, en agissant mécaniquement sur
les troncs veineux abdominaux.

Convient-il, à l'occasion des incurvations de l'aorte
abdominale consécutives au rachitisme, par exemple, et entraînant l'adhérence du vaisseau aux vertèbres lombaires, de dire que cette disposition serait
une difficulté de plus à vaincre pour isoler le vaisseau, l'embrasser par une ligature, s'il s'agissait
d'une opération que la nécessité et l'inspiration du
génie chirurgical pourraient ne pas pleinement justifier? Jusqu'à ce jour restreinte, en quelque sorte
monopolisée dans la Grande-Bretagne, cette opération ne semble pas être importée dans notre France,
sans que décidément il y ait trop à s'en plaindre, et
bien que la ligature de l'aorte abdominale prolongeât,
dit-on, de quarante heures la vie de celui sur lequel
le célèbre A. Cooper pratiqua la première tentative de
ce genre : deux autres opérations furent plus incessamment mortelles (1).

(1) Admettre que le corps humain est une vaste anastomose; apprécier les faits qui ne laissent aucun doute sur la possibilité d'une
circulation collatérale après l'oblitération presque complète de
l'aorte abdominale et par la seule puissance de la nature; tenir
compte de quelques succès obtenus sur des animaux après la ligature du vaisseau : voilà, il faut l'avouer, autant de données qui,
prises même collectivement, n'ont peut-être pas assez de valeur
pour légitimer une opération tout au moins téméraire Un des
hommes qui ont puissamment concouru à l'illustration de la chi-

Parmi les artères dont l'insertion sur l'aorte abdominale constitue une singulière variété, il en est une que je ferai connaître avec quelques détails empruntés à M. Naugears, qui, en l'an x, publia l'observation dans le *Journal de médecine et chirurgie* de Corvisart et Boyer. L'auteur, dirigé par le docteur Jadelot, préparait sur le cadavre d'un enfant de sept ans les artères,

rurgie française, Delpech, s'exprimait ainsi dans le *Mémorial des hôpitaux du Midi*, à l'occasion d'un article communiqué par moi sur la guérison spontanée d'un anévrisme poplité : « Ce sont des faits de cet ordre qui soutenaient le courage du plus célèbre chirurgien de l'Angleterre, quand il osa se frayer une voie à travers les viscères et chercher de nouvelles ressources dans la ligature de l'aorte abdominale. Cette belle entreprise est peut-être un écart; mais, à coup sûr, c'est celui d'un homme de génie profondément versé dans l'observation de la nature. » Et notre Delpech aussi appelait de ses vœux une circonstance qui autorisât sous le double rapport de l'humanité et de la science une semblable énormité opératoire. S'il l'eût pratiquée, on eût pu lui appliquer avec justice ce qu'il écrivit de son émule d'outre-mer.

Une réflexion naturelle se présente à l'esprit, lorsqu'on songe aux trois seuls cas connus, c'est que le danger de l'opération fait oublier si une telle entreprise chirurgicale est rationnellement indiquée. M. Malgaigne, dans son Mémoire sur l'anévrisme de la région inguinale (*), prouve le contraire Je comprends et partage le sentiment qui le domine, quand, rappelant une tentative de ce genre faite par Murray au cap de Bonne-Espérance, en 1834, et sur un malheureux n'offrant aucune chance de salut, il proteste en ces termes énergiques contre une telle barbarie : « Un Malais à l'agonie! Espérait-il lui rendre la vie en liant l'aorte? Le membre déjà gangrené! Pensait-on arrêter la gangrène? Je cherche en vain ce que le chirurgien prétendait faire, sinon une misérable expérience sur cet agonisant, afin sans doute d'attacher son triste nom à l'histoire d'une opération excentrique. Considérons donc désormais la ligature de l'aorte comme l'erreur d'un grand talent, et rejettons-la, moins encore à cause de son danger que de son inutilité. »

(*) *Journal de chirurgie*, février 1846.

quand il en découvrit une considérable, qui, au premier aspect, lui parut n'être qu'une diaphragmatique d'un volume extraordinaire. Bientôt il reconnut
son erreur, et s'assura que l'artère naissant, en haut,
en avant et à droite, de l'aorte abdominale, était en
réalité étrangère au diaphragme, qu'elle pénétrait
dans la poitrine, s'y divisait en deux grosses branches,
se distribuant aux poumons. Le vaisseau surnuméraire avait un diamètre de 5 millimètres, tandis qu'à
l'endroit où il émergeait de l'aorte, il n'excédait pas
1 centimètre. Très rapproché du tronc cœliaque, il
remontait entre l'aorte et l'œsophage pour donner, à
4 millimètres environ de sa naissance, la sous-diaphragmatique droite. C'est par l'ouverture œsopha-
gienne du diaphragme que l'artère anormale pénétrait
dans le thorax, et là se partageait en deux branches,
du diamètre de plus de 3 millimètres ; courbées vers
le poumon, elles se dirigeaient obliquement sous un
angle à peu près droit. Moins volumineuse que la
branche gauche, mais plus longue, la droite s'introduisait dans la partie inférieure et postérieure du poumon de son côté, se consumant dans le lobe inférieur,
par deux ramifications principales. La branche gauche suivait dans l'organe pulmonaire correspondant
la même distribution. Aucune veine n'accompagnait
ces artères.

Quant à l'artère pulmonaire normale, on remar-
quait seulement que sa branche gauche était d'un
moindre calibre qu'à l'ordinaire ; mais aussi, en compensation, l'artère provenant de l'aorte et gagnant le
poumon gauche était volumineuse. Ce qui est enfin
digne d'attention, c'est que le tronc de l'artère pulmo-

naire, distendu par une injection, a permis de distinguer plusieurs anastomoses évidentes entre les pulmonaires normales, que par leur position on peut nommer supérieures et inférieures ou surnuméraires. Les veines pulmonaires, comme les artères bronchiques, n'offraient rien qui méritât d'être noté : seulement, le volume et la longueur des poumons avaient quelque chose d'extraordinaire.

Je m'abstiens de réflexions sur ce cas de communication directe entre une portion du système vasculaire à sang rouge et du veineux. On le sait, ce mélange des deux sangs s'observe quelquefois dans une plus grande étendue et par des voies plus larges, sans apporter de trouble dans la circulation générale. N'a-t-on pas avancé que des artères bronchiques s'anastomosent avec des ramifications de l'artère pulmonaire?

Il est une anomalie, relative à la veine cave inférieure, que je ne dois pas omettre de rappeler, puisqu'elle intéresse sa connexité avec l'aorte. J'emprunte ce passage à M. P. Robert, que je cite textuellement: à l'instar de l'anomalie que présente l'aorte, on trouve aussi la veine cave inférieure se divisant sur l'articulation de la première avec la deuxième vertèbre lombaire. Zagorskhy en cite un cas où les veines qui se rendent ordinairement à la veine cave en cet endroit, telles que les rénales, les spermatiques, etc., débouchaient dans les veines iliaques primitives.

Si, à l'exemple de sir Astley Cooper, on voulait tenter la ligature de l'aorte sur un sujet offrant cette variété, il se pourrait qu'on ne liât que l'artère et la veine iliaque primitives.

Un homme, ouvert par Wilde, offrait une veine cave inférieure disposée de manière que le tronc normal avait conservé sa position naturelle, ou n'était qu'un peu dévié à gauche, dans son extrémité supérieure, avant de s'engager dans l'ouverture du diaphragme. Un autre tronc formait la veine iliaque du côté gauche et s'unissait par une branche obliquement dirigée en haut et à droite, avec la veine cave proprement dite, laquelle donnait de son côté la veine iliaque droite. La branche anormale était placée sur le côté gauche du corps des vertèbres, à gauche de l'aorte et sur un plan antérieur supérieurement. Les deux troncs se réunissaient au niveau de l'extrémité supérieure des deux veines, non pas sur la ligne médiane, mais en s'inclinant un peu du côté droit. L'aorte, placée en arrière de l'angle de réunion de la branche anormale avec la veine cave, se portait en avant entre ces deux branches, de telle sorte, qu'inférieurement ses divisions marchaient au-devant de celles des veines.

Cette variété est très utile à connaître pour celui qui veut pratiquer la ligature du tronc de l'aorte au-dessus de sa bifurcation. En effet, nous trouvons qu'ici un gros tronc veineux occupe la place de l'aorte, qui est placée en dedans au lieu d'être en dehors de ce tronc. Une ligature pourrait imprudemment être portée sur la veine, l'artère restant libre de tout lien. Cette erreur sera encore plus probable quand on réfléchira que la tumeur anévrismale de l'iliaque primitive a apporté un changement dans les parties et de la gêne dans l'opération, et qu'enfin on a souvent vu cette même opération, pratiquée sur le cadavre, comprendre le tout ou une portion du conduit de la veine cave normale dans l'anse de fil destinée à l'aorte seulement. Encore une fois la ligature de l'aorte que l'on a vue réussir sur des chiens n'est pas applicable à l'homme affecté d'une maladie dont on ne peut-juger exactement le siége et l'étendue, et chez lequel tous les moyens palliatifs, d'abord employés, ont laissé au mal faire de rapides progrès et enlever le peu de chances de guérison qu'on pût espérer.

Dans une observation publiée par le docteur Franche (*Zeitschrift fur natur und Heilkunde*), l'aorte abdominale occupait sa position ordinaire; mais la veine cave ascendante, au lieu d'être située à droite de ce vaisseau, montait du côté gauche dans la région correspondante aux quatrième, troisième et deuxième vertèbres lombaires; au niveau de la première, la veine cave passait devant l'aorte, immédiatement au-dessous de la veine mésentérique supérieure; parvenue au côté droit de l'aorte, la veine cave montait, comme de coutume, vers le foie et le diaphragme. Là où la veine est constituée par la jonction des veines iliaques primitives, les deux artères homonymes la recouvraient presque entièrement, les premières placées plus à gauche que les secondes. Par suite de cette disposition, l'aorte ventrale était tout-à-fait embrassée par la veine cave, du côté opposé à la portion lombaire de la colonne vertébrale.

Sur le cadavre d'un enfant à terme, le docteur Baron a constaté que la courbure de l'aorte, au lieu de se trouver de droite à gauche, était directement d'avant en arrière, de sorte que le tronc aortique des-

cendait exactement sur le milieu du corps des vertèbres. On voit l'aorte assez souvent plus ou moins inclinée, plus ou moins recouverte par les piliers du
diaphragme. Quelques variétés légères que l'on supposerait, au premier abord, appartenir à l'aorte abdominale, sont surtout dues aux parties avec lesquelles
le vaisseau confronte. Ainsi la convexité exagérée du
rachis, dans sa région antérieure, rapprochant l'aorte
des parois abdominales, rend ses pulsations plus facilement appréciables au toucher, quelquefois même
à la vue, chez des individus maigres, au point d'en
imposer pour un anévrisme. L'erreur sera plus aisément commise encore si, par exemple, chez les jeunes
scrofuleux affectés d'engorgement des ganglions mésentériques, avec légère compression de l'aorte, on
explore l'abdomen au-dessus de l'endroit où elle
existe.

R. Quain résume ainsi les recherches faites à l'occasion de l'aorte abdominale, et sur 196 sujets. Elles se
rapportent à la hauteur variable de sa bifurcation en
iliaques communes. Sur 6 cadavres, elle s'opérait au
niveau de la troisième vertèbre lombaire; sur 12, au
niveau du disque inter-vertébral placé entre la troisième et la quatrième; sur 126, vis-à-vis la quatrième
vertèbre; sur 30, vis-à-vis le fibro-cartilage de la quatrième et cinquième vertèbre; sur 22, au niveau de la
cinquième. M. Quain a étendu son investigation aux
rapports de position de la bifurcation aortique et de la
crête des os iliaques. Chez 28 sujets, la division
s'opérait au-dessous de la crête, chez 26 au niveau
d'elle, chez 63 au-dessus, chez 6 à un demi-pouce de
moins (mesure anglaise); sur 11, à 1 pouce et au-des-

sous; sur 4, à 1 demi-pouce de moins; sur 1 à 2 pouces et demi.

Le résultat de ces recherches démontre, d'une part, que c'est vers la quatrième vertèbre lombaire, de l'autre, entre 1 demi-pouce au-dessous de la crête iliaque, que correspond ordinairement la bifurcation de l'aorte abdominale.

De l'étude des anomalies de l'aorte, considérée dans tout son trajet, ne peut-on conclure que celles-ci s'observent moins fréquemment dans la portion abdominale que dans la thoracique, et spécialement vers la crosse?

S'il est assez généralement facile de distinguer les vices de conformation congénitaux de l'aorte ventrale, de ceux qui dépendent d'un état morbide, il n'en est pas toujours ainsi, et cette proposition me conduit à jeter un coup d'œil rapide sur les oblitérations et rétrécissements de ce vaisseau. Voici un exemple d'angustie, dont j'ai été témoin, sur l'étiologie duquel j'ai même été appelé à prononcer, et je ne dus le faire qu'avec une certaine réserve. Il y a quelques années qu'un médecin de Cette me fit remettre le cœur et l'aorte d'un enfant mâle, âgé de dix ans. La note suivante était jointe à la pièce : le sujet est né de parents sains, mais sa vie a toujours été languissante. Il se plaignait de difficulté de respirer, parfois d'étouffements. Les membres thoraciques, bien développés, contrastaient avec les abdominaux, grêles et presque atrophiés. Néanmoins l'enfant pouvait marcher, mais bientôt il se fatiguait. Le cœur a présenté une hypertrophie excentrique du ventricule gauche. L'aorte, à son origine, offrait son calibre ordinaire; la portion thoracique succédant à la crosse, se rétrécissait insensiblement, et c'est surtout dans l'abdomen, au-dessous du tronc cœliaque, vis-à-vis les rénales, que l'angustie de la grande artère devenait considérable. L'aorte vue de sa portion pectorale à la partie supérieure de l'abdominale, représentait un cône à sommet inférieur. Du point d'émergence des rénales à la divison de l'aorte en iliaques primitives, on parvenait à peine à introduire dans l'intérieur de l'aorte une plume de corbeau. Les iliaques et les branches qui en proviennent, partageaient l'étroitesse insolite de tout le système artériel sous-diaphragmatique. Les parois de l'aorte étaient saines, sans la moindre trace d'altération ; seulement les vaisseaux avaient une blancheur extrême, résultant de l'état anémique général. Tous les organes étaient dans une intégrité parfaite, mais presque exsangues. Pour suppléer, ou obvier en quelque sorte au rétrécissement aortique, on cherchait en vain des voies circulatoires collatérales, ou une augmentation de capacité dans les vaisseaux artériels. Il n'existait ici qu'une angustie de l'aorte, saine d'ailleurs. Ce qui avait pu en imposer et faire croire à la présence de l'anévrisme désigné par G. Breschet sous le nom de fusiforme (1), c'est l'aspect général de l'aorte, depuis sa naissance jusqu'au lieu où le rétrécissement était le plus marqué. Je n'ai donc reconnu dans ce cas qu'une angustie congénitale de l'aorte, consécutive à un arrêt de développement. Si l'on voit là le simple énoncé d'une opinion plutôt

____

(1) Mémoire sur les anévrismes (*Mémoire de l'Académie royale de médecine*. Paris, 1833, t. III, pag. 115.)

qu'une explication plausible, peut-on dire avec Lob-
stein (1), que la cause de diminution dans le diamètre du vaisseau dépend vraisemblablement d'une
contraction continue des fibres circulaires de l'artère,
soit permanente, soit fréquemment répétée. Tout en
admettant, comme avérées, les lésions dynamiques
ou nerveuses du système artériel, je ne saurais, je
l'avoue, y rattacher, au point de vue étiologique, le
fait précédent.

Quant aux exemples d'oblitération complète, de
l'artère abdominale, ils sont rares. Il est un vrai modèle de description en ce genre et qui est dû au docteur
Barth (2). L'aorte, au-dessous des rénales, se trouvait
entièrement obturée par un coagulum sanguin. Le sujet
était une femme de 31 ans. L'imperméabilité du vaisseau bien avérée, deux voies existaient, dit l'auteur,
pour la transmission du sang, dans le bassin et aux
membres inférieurs, l'une dans les parois abdominales,
par les anastomoses des mammaires, intercostales
inférieures, diaphragmatiques, lombaires, avec les épigastriques, circonflexes iliaques, sous-cutanées abdominales; une autre voie, beaucoup plus large, qu'avec
M. Barth j'appellerai viscérale, était établie, au moyen
des anastomoses multipliées de l'artère cœliaque, de
celles plus nombreuses encore des mésentériques,
surtout de l'inférieure, avec les branches profondes
de l'hypogastrique. Je n'ai jamais, dans mes recher-

____

(1) *Anatomie pathologique*, t. II, p. 535.
(2) *Archives générales de médecine.* Paris, 1835, 2e série, t. VIII,
pag. 26.

ches cadavériques, rencontré d'oblitération aussi complète; mais j'ai pu constater des rétrécissements de
l'aorte ventrale, se manifestant à divers degrés, et
faire les remarques suivantes. Ou la cause du rétrécissement est étrangère aux parois artérielles, ou elle
réside en elles. Dans la première catégorie, se placent
ces tumeurs plus ou moins volumineuses et de nature
diverse, lentement développées dans les ganglions
lymphatiques ou le tissu cellulaire post-péritonéal.
J'ai vu sur le cadavre d'une femme de quarante-six
ans l'artère au-dessous de l'origine des artères rénales,
enfouie dans une énorme masse cancéreuse. La capacité de l'aorte n'excédait guère 10 millimètres, tandis
que, dans cette région, elle en offre ordinairement 34,
mais ici les vaisseaux chargés de la circulation collatérale avaient acquis une amplitude considérable, et
si, au lieu de les examiner en place, je les avais étudiés isolés, loin des troncs dont ils proviennent,
je n'aurais pu les reconnaître, tant leur calibre
était augmenté. Chez la femme sujet de cette observation, l'aorte, au-dessus du rétrécissement, se
renflait de manière à simuler une dilatation anévrismale.

Quant à la deuxième catégorie, c'est aux tuniques
artérielles elles-mêmes, ou au tissu cellulaire les unis-
sant, qu'il convient de rapporter la pathogénie du rétrécissement. Ici se placent assez naturellement ces
divers modes d'incrustations calcaires ou ossiformes,
suite habituelle de l'âge avancé, incrustations ne bouchant jamais la lumière du vaisseau au point de le
rendre imperméable au sang, car il paraît en être au-

trement pour les ossifications se manifestant avant la vieillesse.

ARTICLE II.

Anomalies du tronc cœliaque.

Le tronc cœliaque peut naître de l'aorte, en communauté d'origine avec la mésentérique supérieure, variété que je n'ai rencontrée qu'une fois et qui ne s'est point offerte à Haller. Il s'exprime ainsi dans une note annexée à la partie de son Iconographie représentant la mésentérique supérieure : *Unica est perpetuo et diversa a cœliaca. Galenus equidem dubitanter ita scripsit, ut possit videri communem truncum esse. Riolanus veterem errorem ita renovavit, ut splenicam quidem ex aorta, cœliacæ loco prodeuntem describeret, ramos omnes reliquos et cœliacæ et mesenteriæ superioris uno trunco adscriberet.*

Sur un cadavre, destiné à mes leçons d'anatomie, le prosecteur préparait l'aorte abdominale, quand il s'aperçut que la même ouverture du diaphragme livrait passage à l'aorte et à l'œsophage. L'artère cœliaque manquait (pl. VIII) en totalité, tandis que les trois branches qu'elle a coutume de fournir émergeaient de l'aorte, dans l'ordre suivant : d'abord la splénique, puis l'hépatique, et plus bas la coronaire stomachique. L'hépatique se distingue par la petitesse de son calibre, qui surpasse celui de la coronaire stomachique. La première se partage en trois branches, l'une pour le lobe droit du foie, l'autre se consumant dans le gauche; quant à la dernière, la cystique, d'une capacité presque égale aux deux autres réunies, elle s'épanouit en un riche réseau, recouvrant la face inférieure de la vésicule biliaire. Ici l'hépatique ne donne pas la gastro-épiploïque droite, mais s'anastomose au pourtour du pylore avec la terminaison de la coronaire stomachique. La splénique est remarquable par une extension insolite. Placée, tôt après sa naissance, entre le pilier gauche du diaphragme et le cardia, elle gagne la région splénique de l'estomac, envoyant à la rate des rameaux grêles et peu nombreux. La splénique, après avoir longé la grande courbure du ventricule, arrive au pylore pour s'inosculer avec la coronaire stomachique, suppléant largement la gastro-épiploïque droite, par les branches qu'elle distribue à l'estomac et à l'épiploon gastro-colique.

L'examen de la splénique dans sa direction, comme dans le mode de distribution, semble faire penser que c'est un tronc commun aux artères gastro-épiploïques qui émane de l'aorte et donne la splénique. Les anomalies que je viens de retracer, quoique dépourvues de toute importance en application pratique, sont peut-être de quelque intérêt, envisagées dans leur rareté même, car c'est vainement que j'ai recherché dans les auteurs un fait semblable (1).

L'origine de la cœliaque, sous un angle droit au-dessous du lieu où l'aorte traverse le diaphragme, mérite au point de vue anatomo-pathologique de fixer l'attention. C'est ainsi que les anévrismes de

(1) Quand j'écrivais ces lignes je ne connaissais pas l'ouvrage de Quain. On voit, dans la cinquantième planche de son atlas, un autre exemple d'absence complète du tronc cœliaque.

cette artère, développés dans sa portion sous-diaphragmatique et envahissant surtout la paroi antérieure du vaisseau, s'étendent à la naissance de la cœliaque, disposition qui, sans trop de fondement, a accrédité l'opinion de fréquence des anévrismes de la cœliaque, opinion répétée sans preuves et comme par une sorte d'habitude traditionnelle, contre laquelle s'élève le professeur Bérard (1). Il rappelle que Morgagni place la cause des anévrismes de la cœliaque dans l'obstacle que doit éprouver le cours du sang, en parcourant les flexuosités de la splénique; et cependant il n'est pas une des observations rapportées par lui qui établisse en réalité l'anévrisme du vaisseau.

J'ai profité de l'occasion qui m'a permis, à de longs intervalles, d'étudier trois anévrismes de l'artère cœliaque et d'apprécier combien les lésions matérielles diffèrent suivant l'époque plus ou moins avancée de la maladie. Le premier exemple fut observé sur un homme de peine, dans la force de l'âge, qui succomba à une pleuro-pneumonie aiguë. Une tumeur anévrismale, du volume d'un œuf de pigeon, occupait la partie la plus supérieure de la paroi antérieure du vaisseau, comprenant la cœliaque très dilatée, mais sans aucune altération de la tunique interne, tandis que celle tapissant l'aorte, était jaunâtre, épaissie; fendillée de distance en distance, mais adhérente à la moyenne. Cette pièce nous confirme dans la pensée que souvent la dilatation artérielle, qui constitue l'anévrisme vrai, sujet de si longues controverses,

(1) Art. Cœliaque du *Dictionnaire ou Répertoire général des sciences médicales*, t. VIII, p. 165.

peut précéder la déchirure des membranes interne et moyenne. Quant aux deux autres individus, ils avaient dépassé soixante ans ; les anévrismes , d'ancienne date, s'accompagnaient, en certains endroits, de l'usure, voire même de la destruction des deux tuniques internes , et de l'oblitération de la cœliaque à son point d'émergence de l'aorte; des masses fibrineuses épaisses , stratifiées, remplissaient l'intérieur des tumeurs. Chez un des individus, la mort survint par suite de la rupture de l'anévrisme dans la cavité abdominale (1).

(1) Une erreur de diagnostic facile à commettre en pratique se rattache à la violence des pulsations artérielles qui, chez quelques hypochondriaques, ou chez des personnes maigres et nerveuses, se manifeste dans la région épigastrique, où elles en imposent pour un anévrisme du tronc cœliaque. Certaines tumeurs rétro-péritonéales, repoussant l'aorte vers les parois abdominales, rendent parfois ses battements sensibles, même à la vue ; la main, appliquée sur le ventre, est soulevée par une sorte de force impulsive. J'ai tout récemment été appelé en consultation pour un homme de cinquante-quatre ans , de très haute stature, d'un embonpoint médiocre, et tourmenté, depuis *quinze jours seulement*, par une série de symptômes dont le siège primitif était dans l'abdomen. On pouvait les considérer comme indiquant une lésion dynamique du système ganglionnaire ou de véritables névroses aiguës des plexus qui en proviennent. Le médecin traitant avait parfaitement apprécié le caractère du mal ; mais dans l'exploration de l'abdomen il avait dû être frappé des mouvements tumultueux de l'aorte ventrale et de toutes les artères qu'elle fournit, y compris les iliaques primitives. L'œil distinguait facilement les pulsations de l'arbre artériel intra-abdominal en isochronisme avec celles du pouls. Les consultants observèrent avec raison que si les battements avaient été limités au tronc cœliaque, la durée, l'absence de toute intermittence, devenaient des motifs suffisants pour justifier la possibilité d'un anévrisme. Dans le cas que je cite et dans beaucoup d'autres analogues , le trouble circulatoire n'est-il pas le résultat de la réaction nerveuse sur les

Au fait précité d'absence complète de la cœliaque
j'opposerai une observation de Morgagni qui, sur le
corps d'un maçon, mort subitement après une chute,
a découvert trois artères cœliaques, dont une petite,
deux assez grosses, et toutes trois rapprochées l'une
de l'autre. J'avoue qu'ici le laconisme de l'auteur
laisse ce fait fort incomplet.

Le nombre de vaisseaux sortant de la cœliaque est
pour l'ordinaire de trois, quelquefois de quatre,
même de cinq, suivant que les diaphragmatiques
inférieures viennent chacune isolément, ou par un
tronc commun de la cœliaque. L'insertion de ces
artères sur celle-ci arrive assez souvent pour que
quelques anatomistes, loin de la regarder comme
une variété, n'y voient que la règle. Je pense avec
Theille que, puisque dans la majorité des cas, c'est
de la racine de la cœliaque qu'elles naissent, il est
facile de comprendre que leur origine remonte jusqu'à l'aorte elle-même, et c'est ce qui se présente un
assez grand nombre de fois pour qu'on décrive, ce
qui n'en est pas moins inexact, les sous-diaphragmatiques comme branches immédiates de l'aorte.

J'ai constaté une anomalie qui n'avait pas échappé
aux laborieuses recherches de Lauth le père : elle
consiste en quatre branches dues à la cœliaque ; la
supplémentaire est une artère considérable que je
nommerai *duodénale*, et qui existe indépendamment
des rameaux duodéno-pancréatiques. Quand il s'agit

vaisseaux sanguins? Les branches de l'aorte ventrale sont accompagnées de plexus nerveux qui les enlacent pour ainsi dire; et qui ne
sait que la cœliaque est embrassée par un réseau nerveux tellement
abondant qu'il faut l'intéresser pour découvrir l'artère?

de la simple dualité de la cœliaque pour son mode de division, la coronaire stomachique, la splénique et plus rarement l'hépatique manquent tour à tour. Celle-ci peut ne naître qu'en partie de la cœliaque, les autres branches étant fournies, soit par la coronaire stomachique, la mésentérique supérieure, l'aorte, tout autant de cas dont j'ai été témoin.

Loin d'être un tronc unique, l'hépatique est représentée par des branches plus ou moins nombreuses ne se rendant qu'au foie, mais qui émergent d'autres artères que l'hépatique même, et en semblable occurrence, peut-on établir la multiplicité des artères hépatiques? Je le crois d'autant moins que l'on rencontre constamment, quoiqu'à l'état rudimentaire, l'hépatique fournie par la cœliaque ; la seule différence consiste en ce qu'ici la variété est due à l'inversion de quelques branches provenant pour l'ordinaire de l'hépatique. Voici une disposition qui résume en quelque sorte les cas ayant plus ou moins d'affinité avec elle, sinon tout-à-fait semblables : j'ai démontré le fait dans mes leçons, et il me fut présenté par le docteur Bourely, prosecteur de la Faculté de médecine. Trois vaisseaux, de volume à peu près égal, se rendaient au foie ; le premier naissait de la coronaire stomachique, quand elle va gagner la petite courbure de l'estomac, et aboutissait dans le lobe gauche du foie. La deuxième branche, ou la véritable hépatique, tirait son origine de la cœliaque et se consumait dans le grand lobe de l'organe. La troisième (c'était une division de la mésentérique supérieure) remontait devant le pancréas, derrière la seconde courbure du duodénum, pour se jeter à gauche dans le foie, après avoir envoyé des rameaux à la vésicule biliaire.

Je n'omettrai pas une singulière anomalie de la splénique, rencontrée sur une femme de moyen âge, morte d'entérite chronique, avec complication d'ascite qui, à plusieurs reprises, nécessita la paracentèse. L'artère était d'un volume à peu près double de l'ordinaire, sans que la rate eût éprouvé de changement dans son calibre, ou d'altération dans son tissu. Les vaisseaux courts semblaient hypertrophiés ; cependant l'artère, perdant en longueur ce qu'elle avait acquis en capacité et après la distribution des branches qui pénètrent la scissure splénique, se terminait d'une manière abrupte par une gastro-épiploïque gauche, grèle et brève, tandis que la droite, devenue supplémentaire, s'étendait aux deux tiers du bord inférieur de l'estomac et s'anastomosait avec la première (1).

———

ARTICLE III.

Anomalies des artères mésentériques, capsulaires, rénales et spermatiques.

PLANCHE IX, FIGURES 1 et 2.

A l'instar de la plupart des artères destinées pour les viscères abdominaux, la mésentérique supérieure offre des variétés de plus d'un genre. Je me bornerai à en indiquer les principales, bien qu'elles restent

(1) Sur deux hommes âgés j'ai observé des anévrismes de l'artère splénique, et mes notes m'apprennent qu'ils coexistaient avec une obésité extrême des sujets. Un anévrisme de la même artère a été mentionné à l'occasion de l'ouverture et de l'embaumement du corps de Louis XVIII.

sans intérêt au point de vue de la pratique chirurgicale. On a vu la mésentérique naître par deux branches de l'aorte ; j'ai déjà signalé la communauté d'origine de la cœliaque et de la mésentérique supérieure : rarement celle-ci naît éloignée de la cœliaque ; cependant sur le corps d'un nègre, de trente-huit ans, mort phthisique, j'ai trouvé un intervalle de 22 millimètres entre les deux vaisseaux, et j'ai noté que le torse de ce sujet avait une longueur vraiment extraordinaire. Le tronc mésentérique supérieur est, des divisions de l'arbre artériel, un de ceux dont le calibre acquiert le plus d'amplitude par l'effet de l'âge.

Au nombre des branches émanant de la mésentérique, on a compté l'hépatique elle-même : il est plus commun de voir des branches de la mésentérique se rendre au foie que de voir le tronc entier venir de la mésentérique. Les rameaux intestinaux, ceux émergeant de la convexité de l'arcade mésentérique, ou mieux se distribuant à l'intestin grêle, sont-ils, comme le répètent quelques auteurs classiques, de quinze à vingt ; et, consacrant ainsi une sorte d'anomalie numérique, ce qu'ils donnent pour règle ne se rapporterait-il pas plutôt à l'exception(1) ? Des injections étendues jusqu'aux artères capillaires ne permettent pas de douter de la plus grande abondance des vaisseaux

(1) Combien de fois j'ai été interrogé par des élèves qui, à la suite d'injections heureuses, s'étonnaient de ne compter que huit ou dix artères intestinales! Il m'était facile de leur démontrer que ce nombre s'accroît toujours par l'addition d'une quantité égale de rameaux secondaires, moins volumineux, tirant leur origine de la mésentérique supérieure à sa terminaison. L'arcade anastomotique qu'elle forme avec la branche iléo-colique empêche de préciser les limites de ces vaisseaux.

sur la face antérieure de l'intestin que sur la postérieure.

Résumant plusieurs faits, je dois penser que deux
troncs, plutôt que trois, forment les artères coliques
droites : comme E.-A. Lauth, j'ai été témoin de l'absence complète de la colique supérieure, les deux
autres naissant isolément; ici le colon transverse
recevait le sang de la mésentérique inférieure. Bichat
me paraît dans l'erreur quand il avance que la colique droite moyenne est constamment isolée : je l'ai
rencontrée s'insérant sur l'inférieure. Meckel cite un
semblable fait.

Il est difficile de dire d'une manière précise à
quelle hauteur la mésentérique inférieure émerge de
l'aorte avant sa bifurcation. Les deux extrêmes sont
entre 3 et 6 centimètres. On peut assigner 45 millimètres comme la moyenne (1). Je ne sais qu'un cas d'absence de la mésentérique inférieure, suppléée par la
supérieure; c'est celui rapporté par Fleichmann. Dans
l'observation due à Petche, la mésentérique inférieure
sortait de l'iliaque primitive gauche, la division de
l'aorte s'effectuant très haut. Le point d'émergence
du vaisseau qui nous occupe devient d'une haute
importance pour ceux qui considèrent la ligature de
l'aorte abdominale comme une opération rationnellement praticable. Sur un jeune scrofuleux, dont le
cadavre devait nous offrir une série de variétés arté-

(1) Il est important, pour la ligature de l'aorte, de connaitre l'o-
rigine précise de la mésentérique inférieure. Quain a mesuré, sur
plusieurs sujets, la distance qui sépare la naissance de la mésentérique inférieure de la bifurcation de l'aorte. Sur 80 sujets, 5 offraient une longueur au-dessous de 27 millim., 10 de 27 millim.,
48 de 13 millim., 13 de 54 millim., 4 de 67 millim.

rielles, la colique gauche moyenne ne naissait point de la mésentérique inférieure, mais de la supérieure, par un tronc long de 67 millimètres, émettant à sa partie supérieure une branche divisée en deux rameaux, l'un ascendant, l'autre descendant. Vicq d'Azyr a signalé l'absence de cette large anastomose entre la mésentérique inférieure et la colique moyenne; de petites artères établissaient la communication. Haller mentionne une artère vaginale, s'insérant sur l'hémorrhoïdale supérieure.

Artères capsulaires.—Il faut avoir injecté et étudié, chez le fœtus, les artères qui se rendent aux capsules surrénales, pour se faire une juste idée de la richesse vasculaire de ces organes, de ces espèces de diverticulum; la position des vaisseaux conduit à les diviser en supérieurs, moyens et inférieurs. Les premiers, souvent doubles ou triples, viennent des sous-diaphragmatiques, tantôt du tronc, tantôt des branches; les moyennes ou capsulaires proprement dites sont fournies par l'aorte, rarement par le tronc cœliaque ou les spermatiques. Sur trois exemples de ce genre, deux fois, à ma connaissance, la capsulaire moyenne gauche émanait de la spermatique de ce côté. Les capsulaires inférieures naissent des rénales : sur un enfant de deux ans, j'ai trouvé une capsulaire inférieure gauche, sortant de la première lombaire. Il est une circonstance qui a dû me frapper dans le déplacement des reins et principalement dans celui que l'on peut désigner sous le nom de *pelvien*, où la capsule surrénale, malgré l'ectopie du rein qu'elle surmonte naturellement, ne le suit pas dans le bassin, mais occupe sa place accoutumée; alors en raison de

la distance qui sépare le rein de sa capsule , celle-ci
ne reçoit plus de branches de la rénale. Dans une telle
anomalie, que pour mon compte j'ai constatée deux
fois, la capsulaire moyenne devient ici l'inférieure, et
son calibre se montre plus considérable qu'à l'ordinaire. Malgré la migration du rein, la capsule n'en
conserve pas moins son volume et ses connexions
avec les parties environnantes.

Artères rénales.—— Les reins offrent dans les artères
qui s'y rendent des variétés depuis longtemps signalées. Nous devons à Mayer une observation d'absence
complète de l'appareil urinaire ; l'enfant était mort né,
mais à terme et sans le moindre vestige de vaisseaux
rénaux. Wolfstnegel, cité par le professeur de Bonn,
a publié une semblable histoire , et dans les deux les
capsules surrénales existaient avec un grand développement.

Le rein est-il unique, il en est de même de l'artère
plus volumineuse, alors que l'organe sécréteur de
l'urine doit suppléer, dans ses fonctions, celui qui manque (1). Dans la coalescence ou fusion des reins en un
seul (voir pl. IX, fig. 2), la masse parenchymateuse
placée en travers sur le rachis et de forme d'un croissant, à concavité supérieure, recouvre, par sa parti e
moyenne et postérieure, l'aorte abdominale et la veine
cave inférieure : il arrive assez ordinairement alors que,
multiples de chaque côté, les artères rénales naissent

(1) Il est évident, d'après les recherches du docteur Rayer, auteur
d'un traité estimé *sur les maladies des reins*, qu'à toutes les époques
de la vie le volume du rein gauche a sur son congénère une prépon-
dérance réelle, et cependant la différence entre les deux artères
n'est guère appréciable.

de l'aorte, à distance et sous un angle variable. L'on
voit, dans le musée de l'École, un bel exemple de
l'anomalie en question, conservée par l'exsiccation et
l'injection. Le sujet, âgé de trente-deux ans, n'avait,
pendant le cours de son existence, rien éprouvé du
côté des voies urinaires. A la mort, survenue par une
apoplexie foudroyante, on constata la réunion des
reins, situés et disposés comme je viens de l'indiquer ;
les deux uretères, peu éloignés, venaient s'insérer là
où les deux reins étaient confondus, c'est-à-dire sur
leur extrémité inférieure : le nombre des artères s'élevait à cinq, deux à droite et trois à gauche. Les vaisseaux pairs émergeaient de l'aorte, les uns vis-à-vis
les autres ; l'impair se divisait en deux branches, dont
la plus considérable, destinée pour le rein gauche ; la
droite pour celui de son côté. Autant de veines satellites s'ouvraient dans la veine cave inférieure, recouvrant les artères, la rénale supérieure droite exceptée.

Dans les circonstances d'un troisième rein, et
qu'on se garde ici de confondre la scission, l'isolement des lobules rénaux, avec la multiplication des
organes, les artères, suivant la position du rein supplémentaire, sont fournies par l'aorte ou une des
iliaques primitives.

L'unité rénale, par suite de la soudure de ces organes, d'abord doubles, n'établit pas la seule circonstance de pluralité des artères, que l'on trouve souvent
sans altération et même sans hypertrophie des reins.
Je pense, avec Meckel, que la multiplicité des artères
doit être considérée comme conséquence de la réduction des branches en troncs distincts, émanant immédiatement de l'aorte ; et n'est-on pas d'ailleurs préparé

à cette disposition par la variété, de peu d'importance il est vrai, dans laquelle la rénale, simple à son origine, se partage prématurément en branches, ce qui se présente fréquemment d'un seul côté, tandis que de l'autre on remarque une division en plusieurs troncs?

La dualité artérielle, bornée à un rein, constitue la catégorie la plus commune. Les rénales sont-elles triples, quadruples et même au-delà? On sait que lorsque l'anomalie artérielle dépasse la dualité, elle a coutume de se répéter pour chaque rein. Au milieu de beaucoup de faits semblables, dont j'ai tenu note, je n'en mentionnerai qu'un, ayant sous les yeux le dessin qui le retrace fidèlement. Les deux reins sont égaux en volume; au droit aboutissent trois artères données isolément par l'aorte; la supérieure gagne l'extrémité la plus élevée du rein; la moyenne pénètre par la scissure, et la dernière se rend à l'extrémité inférieure. Pour le rein gauche, même nombre de branches : seulement, plus volumineuses et des deux côtés, les rénales supérieures donnent naissance aux diaphragmatiques inférieures, qui émettent, elles-mêmes, de grosses branches pour les capsules surrénales.

Je ne sais, je l'avoue, assigner à une moitié du corps plutôt qu'à l'autre la fréquence plus marquée concernant les artères rénales multiples. Bornée à un seul rein, cette variété deviendrait-elle favorable si, osant pratiquer la ligature de l'aorte, on arrivait à poser fortuitement le fil entre les vaisseaux surnuméraires?

Les rénales sont loin d'être constantes, quant à leur origine aortique, qui peut avoir lieu par un tronc commun, inséré à la partie antérieure du vaisseau. Je possède une observation de ce genre. Dans l'ectopie d'un rein placé, par exemple, dans la cavité pelvienne, l'artère, suivant la position que l'organe occupe, provient tantôt de l'aorte avant sa bifurcation, ou de l'iliaque primitive, de l'iliaque externe, voire même de l'hypogastrique. Il existe, dans le musée anatomique de notre Faculté, une pièce d'une belle conservation, recueillie sur un homme âgé, mort phthisique. Le rein gauche, plus petit que l'autre, est placé dans la partie supérieure gauche du bassin, et reçoit une artère volumineuse, de l'origine de l'iliaque primitive gauche ; une veine rénale, antérieure à l'artère, s'ouvre dans la veine iliaque primitive. Ici la ligature de l'iliaque externe, faite souvent avec succès, et peut-être parce qu'elle ne fournit de branches qu'à sa terminaison, offrirait une difficulté en raison de l'origine accidentelle de la rénale. La ligature placée au voisinage de celle-ci empêcherait la formation d'un caillot sanguin.

Quant au mode de distribution des artères dans le rein, je ferai connaître une disposition qui m'a paru assez curieuse pour figurer dans notre atlas (planche IX, figure 1). Sur le rein droit d'un homme jeune et vigoureux, qui succomba à une pleuro-pneumonie aiguë, la principale division de l'artère, après avoir traversé l'épaisseur de l'organe, en émergeait par la partie moyenne de sa face externe, pour se diviser en deux branches ascendantes et considérables : l'une antérieure, c'était la *capsulaire inférieure*, l'autre s'anastomosant avec la deuxième lombaire droite (1).

(1) Conduit à pratiquer la néphrotomie, quand un abcès s'est

Je terminerai par l'indication d'une anomalie congénitale du rein, appelant l'attention, non seulement par l'élongation extrême de l'artère et de la veine, mais encore comme pouvant induire en erreur de diagnostic et faisant prendre pour pathologique ce qui peut amener quelques symptômes fâcheux. Je veux parler de la mobilité du rein, particulièrement du droit, dont le docteur Rayer signale plusieurs observations (1). Le péritoine enveloppe le rein, hors la scissure, et lui forme une sorte de mésentère.

Artères spermatiques. — Depuis longtemps les variations d'origine des artères spermatiques ont été signalées par les auteurs, et Haller s'exprime ainsi : « Ad spermaticarum arteriarum originem variabilem

développé dans l'organe sécréteur de l'urine, et qu'une réunion de symptômes rend indispensable une ouverture artificielle, l'instrument pourrait ici atteindre le vaisseau et entraîner une hémorrhagie inquiétante ; néanmoins, quand une vaste collection purulente a son siége dans le rein, il acquiert en volume ce qu'il perd en épaisseur, et l'hémorrhagie est moins à craindre qu'on ne serait porté à le supposer. Une seule fois j'ai été dans la nécessité d'ouvrir le rein gauche chez un vieillard décrépit, atteint de maladie chronique de l'appareil urinaire. La région lombaire tendue et proéminente, on avait d'abord cru qu'il s'agissait d'un abcès extra-rénal ; sans partager cette opinion, je fus, avec tous les consultants, de l'avis d'une opération, qui me parut même tardivement entreprise. Je pratiquai une incision de quelque profondeur, prenant pour guide le bord externe du faisceau commun au sacro-lombaire et long dorsal ; une matière purulente, jaunâtre, d'odeur infecte, mais nullement urineuse, sortit en abondance. Le malade succomba onze jours après : le rein, métamorphosé en une immense poche ou kyste, pouvait contenir un litre de liquide ; il ne présentait plus l'apparence parenchymateuse. Les vaisseaux, peu nombreux, étaient pour ainsi dire capillaires ; l'artère, la veine rénale ainsi que l'uretère, étaient en partie oblitérés.

(1) *Traité des maladies des reins*, Paris, 1840, t. III, p. 783.

» hic unicè observationes meas proprias ex triginta
» cadaveribus adferam, ut confirmem, quod ad Boer-
» haavium scripsi esse nempe variabilem. » Elles naissent de l'aorte abdominale, en avant ou sur les côtés,
entre les rénales et la mésentérique inférieure ; il est
rare qu'elles proviennent d'un tronc commun, ou
qu'elles se détachent au même niveau. Les extrêmes,
quant à la hauteur du lieu d'émergence, peuvent être
comprises entre la capsulaire moyenne et l'aorte, au-
dessous de la mésentérique inférieure. Les spermatiques sont aussi fournies par les rénales, une lombaire moyenne, l'iliaque primitive, l'hypogastrique,
et enfin l'épigastrique. On a dû rattacher cette dernière catégorie à une simple augmentation de la
branche que l'artère envoie au cordon testiculaire;
mais une pièce démontrée par notre habile confrère,
M. Amussat, ne laisse aucun doute sur l'origine de la
spermatique, du tronc de l'épigastrique, et ici dans la
herniotomie, le vaisseau ne peut-il être lésé? Les préceptes donnés pour éviter la blessure de l'épigastrique,
dans l'opération de la hernie, conviennent également
en cette circonstance. Deux spermatiques s'observent
d'un seul côté, même des deux, et alors l'origine de
chacune est différente. Le résumé de treize exemples
de naissance anormale de la spermatique m'en offre
huit intéressant la gauche.

Le corps d'un enfant de onze ans, mort de carie
vertébrale, a présenté des aberrations infinies du système vasculaire, et entre autres l'absence des deux
spermatiques. Le cadavre ayant été heureusement injecté, il devenait intéressant de reconnaître la source
d'où les testicules recevaient le sang, et voici ce que

j'ai constaté : l'artère vésico-prostatique, remarquable par l'exagération de son volume, ne venait point d'une vésicale inférieure, mais de l'iliaque interne. Loin de se consumer dans les vésicules séminales ou la vessie, la vésico-prostatique gagnait le sommet de l'arcade pubienne, changeant de direction, et de chaque côté elle longeait le corps caverneux, disposition insolite sur laquelle je reviendrai à l'occasion des vaisseaux du périnée et de quelques inductions pratiques afférentes à la cystotomie sous-pubienne. Les spermatiques étaient remplacées, à droite comme à gauche, par cinq ou six rameaux grêles, dont deux ascendants se dirigeaient sur la portion extra-abdominale du cordon ; les inférieurs pénétraient dans le testicule par ses faces antérieure et postérieure. Des veines, en nombre excédant les artères, les accompagnaient.

Dans cette singulière anomalie, reproduite des deux côtés avec une admirable symétrie, de petites artères suppléaient les spermatiques. Si, conformément à une méthode que l'on a prétendu substituer à la castration, on eût cherché l'artère spermatique au-dessous de l'anneau, on n'eût découvert que des vaisseaux capillaires dont le diamètre augmentait, il est vrai, à mesure qu'ils devenaient inférieurs. Eût-on préféré l'ablation du testicule, il fallait multiplier les ligatures, et, l'organe enlevé, l'hémorrhagie persistait en raison de l'origine insolite des spermatiques ; mais il eût été facile de remédier à cet accident.

Malgré le long trajet parcouru par l'artère avant d'arriver à l'organe séminal, elle varie peu ; néanmoins le professeur Cruveilhier a vu la droite située derrière la veine cave, tandis qu'elle occupe presque toujours sa partie antérieure. Une sorte de fixité dans ses connexions, le nombre des branches émises par les spermatiques, tel est le caractère opposé à son insertion si peu constante. Je fais surtout allusion à la portion du vaisseau qui a franchi le canal inguinal; car, dans l'abdomen, elle fournit assez irrégulièrement au duodénum, au mésocolon transverse, et d'une manière plus habituelle au tissu cellulo-adipeux de la région lombaire, à des ganglions lymphatiques, aux uretères.

La régularité artérielle se remarque pour le cordon, ses dépendances et le testicule. Je dois rappeler qu'une artère appartenant en propre au canal déférent s'anastomose avec la spermatique, et qu'une autre artère destinée au muscle crémaster émane de l'épigastrique (1). En songeant à ces anastomoses, qui ne comprend qu'il y a peu à espérer de la seule ligature de l'artère spermatique, proposée par Walther, et notre respectable confrère le docteur Maunoir, de Genève, comme devant remplacer la castration? On sait d'ailleurs que dans quelques dégénérescences du testicule, des vaisseaux se développent, de nouvelles anastomoses s'établissent. Quelquefois aussi les honteuses externes ne s'arrêtent pas à la tunique vaginale, mais vont jusqu'au testicule.

J'ai disséqué cet organe, atteint de véritable fongus hématodes; la vascularité morbide ne se bornait point à la glande, elle s'étendait aux artères du cordon, dont les membranes interne et moyenne étaient altérées. Les branches de l'artère spermatique sont

(1) Laurence a publié le cas, peut-être unique, d'une hémorrhagie mortelle par suite d'une ouverture de l'artère crémastérique.

17

parfois accidentellement lésées, dans certaines opérations où on ne devait pas supposer leur présence; et
quoiqu'il ne s'agisse pas d'aberration congénitale, je
raconterai ce dont j'ai été témoin. Un homme de
soixante ans portait à droite une hydrocèle ancienne
pour laquelle j'avais, dans l'intervalle de plus d'un
an, pratiqué deux fois la ponction, lorsque, quelques
instants après une troisième opération de ce genre, du
sang s'écoula dans la tunique vaginale et prit la place
du liquide évacué : deux heures après l'opération, le
scrotum était tuméfié et de couleur bleuâtre; je reconnus une hématocèle, et j'incisai aussitôt pour donner
issue au sang épanché. Déjà l'hémorrhagie était arrêtée, la guérison fut prompte, l'hydrocèle reparut;
mais, dans la crainte d'un accident de même nature,
le sujet ne voulut plus se soumettre à une nouvelle
ponction. J'avoue que le souvenir d'une observation
rapportée par Scarpa et empruntée à Gasparoli, chirurgien à Pallenza, m'inspira sur-le-champ de vives
inquiétudes; je crus, et n'ai point changé d'opinion,
que chez mon malade l'effusion sanguine était la conséquence de l'ouverture d'une des branches de la
spermatique, ainsi que dans le fait retracé par l'illustre professeur de Pavie : ici il fallut lier l'artère spermatique et aussitôt après enlever le testicule qui était
sain, mais privé du sang nécessaire pour sa nutrition.
Toutes ces circonstances, je les avais péniblement présentes à l'esprit; elles me rassuraient d'autant moins
que l'individu était très méticuleux. Pour être rares,
ces cas n'en sont pas moins à méditer; on ne les rencontre que dans d'anciennes hydrocèles, avec distension de la tunique vaginale et éparpillement des par-

ties constituant le cordon testiculaire ; c'est pour prévenir l'hémorrhagie que Scarpa conseille de plonger le trois-quarts à une assez grande distance du fond de la tumeur, c'est-à-dire un peu au-dessous de la partie moyenne.

Ce que l'on a signalé, quant aux branches de la spermatique, se reproduit dans quelques hernies inguinales datant de loin. Les éléments du cordon s'écartent, se dissocient, et les vaisseaux, au lieu d'occuper la partie postérieure de la tumeur, sont situés sur ses côtés et même en avant ; de telle sorte que, dans l'opération de la hernie inguinale, l'artère spermatique n'est point hors de l'atteinte de l'instrument.

Il m'a été donné d'étudier sur un adulte monorche, mort subitement, la connexité du cordon avec le testicule, occupant obliquement la région inférieure du canal inguinal gauche. Le testicule avait un volume d'un quart moindre que son congénère descendu dans le scrotum. Repliée sur elle-même, pelotonnée, mais intriquée avec les veines, l'artère spermatique m'a paru avoir son calibre accoutumé ; quant à sa longueur, ainsi que celle de la totalité du cordon, elle était la même qu'à droite, et je m'en suis assuré en les comparant. La brièveté du cordon ne pouvait donc pas être invoquée comme cause de la rétention du testicule au-dessus de l'anneau.

Je ne possède que peu de recherches sur les artères utéro-ovariques, ces analogues des spermatiques chez l'homme : aussi, les comparant aux résultats assez nombreux intéressant ces dernières, serait-il prématuré de conclure à la fréquence plus grande d'anomalies dans l'un ou l'autre sexe. Je me bornerai à l'expo-

sition des faits concernant les vaisseaux de l'ovaire
devenu hydropique. Quand on songe à la ténuité de la
branche ovarique dans l'état sain, et qu'on apprécie
l'énorme dimension à laquelle elle parvient, lors de
quelques affections de l'ovaire, on croit à peine à l'i-
dentité des vaisseaux. Pour donner une idée du développement qu'ils sont susceptibles d'acquérir, je place
ici un tableau de mensuration exacte.

Les mesures ont été prises sur un ovaire gauche
contenant 30 litres d'un liquide albumineux.

	Épaisseur des parois.	Lumière du vaisseau.	Diamètre total.
Artère rampant à la surface ex-térne des parois de l'ovaire.	0^m,000,7	0^m,002,6	0^m,004
Veine satellite	0 ,000,4	0 ,004,2	0 ,005
Veine isolée, située à la surface interne du kyste.	0 ,000,7	0, ,007,6	0 ,009

Les artères sont rectilignes ; j'ai suivi un tronc pré.
sentant six divisions successives et dichotomiques. Les
artères sont disposées sans symétrie : ici on les trouve
multiples, tandis qu'à peu de distance elles manquent,
et là surtout où les parois du kyste sont plus minces.
On cherche vainement des anastomoses entre l'ovaire
malade et l'utérus ; il semble que la chaîne vasculaire
établie naturellement soit rompue. Par suite d'adhé-
rences accidentelles, résultant d'une péritonite, l'o-
vaire peut être recouvert par des vaisseaux qui ne lui
appartiennent pas. Dans un mémoire sur l'extirpation
de cet organe, Lizars rapporte qu'après l'incision des
parois abdominales et du péritoine, le toucher fit sentir, sur la surface morbide, des vaisseaux d'une telle
grosseur, qu'on aurait pu les prendre pour de

petits intestins; dépendants de l'épiploon, ils pénétraient la tumeur. A part peut-être quelques exagé-
rations, c'est sans doute aux veines ovariques que
l'auteur prétend faire allusion : elles sont proportionnellement plus considérables que les artères, et, indépendamment des veines satellites, on en découvre plusieurs autres isolées. J'ajouterai à cette indication,
d'une richesse vasculaire fâcheuse, que dans certaines
hydropisies enkystées de l'ovaire, des vaisseaux de
nouvelle formation sont disséminés sur cette pseudo-
membrane tomenteuse, tapissant l'intérieur de la
plupart des cavités dont est rempli l'ovaire. L'étude
de faits de cette nature, le souvenir d'une opération
malheureuse, rendaient Delpech incertain, alors qu'il
fallait, *pour la première fois*, ponctionner l'ovaire. J'ai
vu hésiter, en cette circonstance, celui dont le génie
chirurgical ne devait guère connaître d'obstacles.
Quelle donnée tant soit peu certaine, demandait-il,
dirigera, quant au lieu où doit se pratiquer l'opération, sans courir les chances de blesser d'aussi immenses vaisseaux? La ponction de l'ovaire est donc
douteuse dans ses conséquences, puisqu'elle n'est pas
soumise à des règles fixes et arrêtées. N'argumente-
rait-on pas plutôt ici de ce qui pourrait advenir que
de ce qui est arrivé en réalité? Singulière opposition !
des hommes d'un grand savoir, s'appuyant sur leur
vaste expérience, répugnent à une première ponction
de l'ovaire, parce qu'il faut se confier au hasard; d'autres, dont les noms sont imposants, croient à son innocuité. Enfin, n'a-t-on pas extirpé l'ovaire en totalité
et même parfois avec succès? Un vaisseau ovarique
considérable est-il ouvert, la lésion n'est pas plus au-

dessus des ressources de l'art que celle de l'épigastrique. De célèbres exemples sont consignés dans les *Mémoires de l'Académie de chirurgie*, pour rappeler que l'on a, comme méthode d'élection, largement ouvert la tumeur ovarique. Inciser sur le lieu de la ponction pour reconnaître le vaisseau ouvert, le lier, est un précepte qui réclame une hardie et prompte exécution.

Artères diaphragmatiques inférieures. — Déjà, en traitant du tronc cœliaque, j'ai parlé des sous-diaphragmatiques, artères remarquables par la chaîne anastomotique qu'elles concourent à établir entre les intercostales, les lombaires et la mammaire interne. Il n'est pas ordinaire que les sous-diaphragmatiques émergent par un tronc unique de l'aorte ou de la cœliaque. La droite, plus sujette à variations, naît plus bas que la gauche : les deux sortent de l'aorte à des hauteurs différentes. Les aberrations d'origine nous les montrent en communauté, ou mieux fournies par les capsulaires, la première lombaire, la rénale et la coronaire stomachique. Haller a noté la présence de quatre diaphragmatiques inférieures, deux provenant de l'aorte, les autres de la cœliaque. J'en ai démontré trois, deux à droite, dues à la cœliaque, la gauche à l'aorte. Comme Meckel, j'ai suivi la branche externe de la diaphragmatique droite venant isolément de l'aorte; deux fois j'ai constaté l'absence de cette branche, qui se perd dans la portion lombo-costale du diaphragme : suppléée dans une circonstance par une artère aortique anormale, elle l'était dans l'autre par un vaisseau de la première lombaire.

Sur un enfant mâle, né à terme et mort aussitôt, le

diaphragme manquait d'une manière presque complète, car je n'ai pu distinguer que des vestiges du pilier droit et une très petite artère diaphragmatique
fournie par l'aorte et se terminant dans le pilier rudimentaire ; il n'existait aucune trace des diaphragmatiques supérieures.

Artères lombaires. Elles naissent de la partie postérieure de l'aorte, en nombre égal à celui des vertèbres
de cette région, et cependant des auteurs classiques
ne portent le nombre de ces artères qu'à quatre, différence tenant à ce que les uns nomment dernière
intercostale, l'artère du douzième espace intercostal,
tandis que les autres regardent comme intercostales
aortiques celles qui longent la dernière côte (1). Les
variations d'origine des lombaires tiennent, comme le
fait observer le professeur Cruveilhier, au développement plus ou moins considérable de l'iléo-lombaire,
qui est pour les artères lombaires ce qu'est l'intercostale supérieure pour les intercostales aortiques. Les
aberrations d'origine ont trait à la communauté de
deux vaisseaux contigus du même côté, et il n'est pas
commun que deux lombaires opposées viennent s'insérer sur le même tronc. J'ai vu la dernière lombaire
droite naître de l'iliaque primitive.

Les cas d'absence de la première lombaire doivent
être distingués de ceux de simple réunion avec la dernière intercostale. Sur le cadavre d'un jeune phthi-

(1) C'est avec raison que Theile taxe d'inexactitude ceux qui ne
reconnaissent d'intercostales que celles marchant dans les espaces
intercostaux, pour n'admettre ensuite que quatre lombaires aortiques ; dans ce calcul peu rigoureux, ne passent-ils pas sous silence
une artère intermédiaire aux intercostales et aux lombaires ?

sique, injecté pour l'étude des vaisseaux, on m'a montré une anomalie de la dernière lombaire, curieuse par la symétrie qui la caractérisait des deux côtés : elle sortait d'un tronc commun aortique ; très ténue, elle contournait la partie moyenne du corps de la cinquième vertèbre lombaire, se terminant à la base de l'apophyse transverse de la vertèbre, après s'être anastomosée avec une branche de l'iléo-lombaire, qui la suppléait dans son mode de distribution accoutumée.

Faut-il rappeler aux fauteurs de la ligature de l'aorte abdominale que la fixité des lombaires sur le rachis exposerait à leur rupture si, dans cette opération, on tentait d'éloigner à une certaine distance l'aorte de la colonne lombaire ?

Sacrée moyenne. — La sacrée moyenne provient de la partie postérieure de l'aorte abdominale, au-dessus de l'angle de la division des iliaques primitives, que l'on peut considérer comme branches latérales de l'aorte, dont la sacrée moyenne serait la terminaison. Les variétés d'origine de cette artère la montrent naissant de l'iliaque primitive gauche, plus rarement la droite, des deux dernières lombaires émergeant d'un tronc commun. L'aorte se bifurque-t-elle prématurément, la sacrée moyenne, accrue dans son calibre, fournit la dernière lombaire : l'artère qui nous occupe peut être double, et les deux branches sont ici d'inégale grosseur. J'ai été témoin de deux cas semblables dans lesquels les sacrées latérales se trouvaient à l'état de vestige : il y a d'ailleurs presque toujours antagonisme de développement entre celles-ci et la moyenne. Enfin, je rappellerai qu'au niveau de la quatrième vertèbre sacrée se détache une branche assez considérable , se distribuant à l'intestin rectum et suppléant quelquefois l'hémorrhoïdale moyenne.

CHAPITRE IX.

ANOMALIES DES ARTÈRES ILIAQUES PRIMITIVES ET DES BRANCHES QUI EN PROVIENNENT.

En parlant des anomalies qui concernent l'aorte abdominale, j'ai déjà signalé la hauteur variable de sa bifurcation et fait connaître le lieu d'origine des iliaques primitives ou communes. Si , au point de vue de l'histoire anatomique de ces vaisseaux , leur naissance plus ou moins élevée peut paraître d'un médiocre intérêt, n'en devient-il pas autrement sous le rapport de la médecine opératoire, aujourd'hui que, sur douze cas de ligature de l'iliaque primitive, la science a enregistré sept succès incontestables (1)?

(1) Profondeur, volume de l'iliaque primitive, voisinage de l'aorte, tout autant de conditions propres, du moins en apparence, à éloigner de la ligature de ce vaisseau, et qui n'ont pas heureusement empêché d'y recourir. On se demande, avec le professeur Velpeau, quelles voies artérielles doivent suppléer l'oblitération du tronc pelvi-crural provoquée par l'art? Comment priver de circulation subitement, et sans amener la mort, tout un cinquième du corps? La triste certitude de l'issue nécessairement funeste de l'anévrisme de l'iliaque externe et de l'hypogastrique abandonné à lui-même, dut inspirer des chirurgiens hardis, mais habiles, qui avaient à lutter contre les données théoriques, et qui ne persistèrent pas moins dans l'exécution de leur projet. La reconnaissance signale le

Deux causes influent sur le plus ou moins de longueur des iliaques primitives : d'abord le lieu d'où elles émanent de l'aorte, que l'on n'observe jamais sur la ligne médiane, et aussi la précocité de leur division. Petsche parle d'iliaques venant après les rénales et une des premières émettant la mésentérique inférieure. L'iliaque droite offre plus de longueur que son homonyme, et le contraire arrive dans la transposition générale des organes. La circonférence des iliaques primitives nous montre la gauche quelquefois plus volumineuse, mais dans de très minimes proportions. Quant à la direction de ces vaisseaux, celui du côté gauche, que l'on dirait la continuation de l'aorte, est plus vertical ; enfin le sinus de l'angle, dû à la bifurcation de l'aorte ventrale, se trouve en rapport de grandeur avec l'amplitude du détroit abdominal de la cavité pelvienne. Je pense, avec Bogros (1), qu'il est assez rare que l'iliaque primitive se divise vers la symphyse sacro-iliaque, comme on le répète communément. L'endroit de la division varie de cette symphyse à l'articulation sacro-vertébrale. J'ai plus d'une fois observé sur le même sujet la bifurcation ne s'opérant pas au même niveau des deux côtés, et j'avancerai que l'iliaque gauche se divise plus haut que celle du côté opposé, disposition que j'ai principalement rencontrée chez la femme. Les connexions des veines iliaques

nom de Gibson, puisque, le premier, il entreprit de porter un fil sur l'iliaque primitive pour un cas de plaie d'arme à feu : le blessé succomba. Honneur surtout à Mott, qui, plusieurs années après, sous le souvenir décourageant d'une seule opération de ce genre, osa la renouveler, et cela avec un plein succès.

(1) *Essai sur l'anatomie chirurgicale de la région iliaque.*

primitives avec les artères réclament quelque attention : ainsi, la veine iliaque droite, située en dehors
du vaisseau artériel, se présente avec une sorte de
fixité de position, tandis que la gauche, successivement recouverte par les deux artères du même nom,
n'est pas toujours placée seulement à son côté interne. Très dilatée chez les femmes multipares, d'un
certain âge, je l'ai vue déborder le vaisseau même en
dehors, et demeurer en rapport avec lui de ce côté
dans une grande étendue, ce qu'on ne doit point
ignorer quand il est question de lier l'iliaque primitive gauche.

J'ai vu sur un sujet, chez lequel la veine cave inférieure était déjetée à gauche tout le long du rachis,
les deux veines iliaques primitives placées symétriquement au côté interne des artères. Il n'y avait en réalité
d'aberration que pour le côté droit.

Weber mentionne l'absence de l'iliaque primitive
droite et des deux artères qui en émanent, suppléées
ici par des vaisseaux collatéraux. J'ai déjà rappelé le
cas, publié par M. Cruveilhier, où l'iliaque droite man
quait complétement. Si un anévrisme de l'iliaque externe avait rendu nécessaire la ligature, on eût placé
le fil sur une portion de ce vaisseau, croyant avoir
embrassé l'iliaque primitive : les anomalies atteignent
plutôt l'iliaque droite que sa congénère.

Les iliaques primitives sont assez communément
flexueuses, dans un âge avancé. Je conserve dans
ma collection une pièce peut-être unique montrant,
portées à l'extrême, les flexuosités ou courbures de
ces vaisseaux ; je l'ai recueillie sur un laboureur,
âgé de cinquante-six ans, mort de gastro-entérite

chronique. L'individu, de stature moyenne, ne présentait rien de particulier dans sa conformation extérieure. Le cadavre fut injecté pour mes leçons d'anatomie. La bifurcation de l'aorte s'opère sur le fibro-cartilage intermédiaire aux quatrième et cinquième vertèbres lombaires. L'iliaque droite prend d'abord une direction transversale de dedans en dehors ; puis, devenue perpendiculaire, elle se divise en regard de l'articulation sacro-iliaque, formant ainsi une arcade à concavité interne, dans laquelle est reçue l'iliaque gauche, dont la circonvolution est encore plus marquée, et telle que, sur l'angle sacro-vertébral, les deux vaisseaux sont en contact presque immédiat. Ce qui frappe dans l'examen de cette pièce d'étude, c'est la capacité des iliaques, comparée à celle de l'aorte abdominale, peu avant qu'elle se bifurque. Les mesures suivantes ont été prises avec exactitude.

	Origine.	Partie moyenne.	Terminaison.
Aorte abdominale. . . .	»	»	$0^m,06,5$
Iliaque primitive gauche. .	$0^m,04,5$	$0^m,05,5$	$0 ,05,5$
Iliaque primitive droite. .	$0 ,05$	$0 ,05,5$	$0 ,05$

Il est à noter que, quoique plus flexueuses que de coutume, les veines le sont ici beaucoup moins que les artères. On eût vainement cherché l'iliaque primitive gauche dans le lieu qu'elle occupe ordinairement. Pour la découvrir, ne fallait-il pas se diriger vers la ligne médiane et même légèrement à droite ? La capacité accrue du bassin, sa profondeur, son angustie, mais sans défaut de symétrie, témoignent d'une affection rachitique très anciennement guérie.

Les iliaques primitives ne donnent que des artères de peu d'importance; elles fournissent, toutefois accidentellement, la spermatique, l'iléo-lombaire. De l'iliaque droite se détache parfois une rénale, quand ces artères sont multiples. J'ai suivi la dernière lombaire naissant de l'iliaque gauche. Quand l'art se propose l'oblitération d'une iliaque primitive, l'origine insolite d'une artère d'un certain calibre nuit ou s'oppose à la formation du caillot. La science possède-t-elle des exemples avérés d'anévrismes siégeant dans l'iliaque primitive, sauf le cas de diathèse anévrismale? N'aurait-on point mal à propos placé ou supposé dans cette artère des tumeurs anévrismales soit de l'iliaque externe, soit même de la partie la plus élevée de la crurale et soulevant le ligament de Fallope? Des recherches récentes de M. Malgaigne (1) portent à répondre par l'affirmative. Cette sorte d'immunité, ajoute-t-il, a sans doute lieu d'étonner, et sera probablement détruite par des observations ultérieures; mais il n'en faut pas moins avoir présente à l'esprit cette proposition inattendue : l'artère iliaque primitive paraît être restée jusqu'à présent exempte d'anévrisme. Cette observation est d'une haute portée quand on songe que la ligature de l'aorte abdominale n'a été tentée que dans la gratuite supposition d'anévrismes de l'iliaque primitive : aussi ce fait bien établi doit-il faire proscrire une opération que rien ne justifie.

Iliaque externe. — L'artère iliaque externe est plus ou moins longue, suivant la hauteur à laquelle s'opère

(1) *Journal de chirurgie*, février 1846.

la division de l'iliaque primitive : la droite l'emporte
de 5 à 7 millimètres de longueur sur la gauche ; l'i-
liaque externe s'étend de la symphyse sacro-iliaque
jusqu'au corps du pubis, ou mieux, au-dessous de
l'arcade crurale. Elle ne descend pas perpendiculairement, mais décrit une courbe à convexité externe et
postérieure : l'âge la rend flexueuse. J'ai, à l'occasion
de l'iliaque primitive, parlé d'une pièce que je possède, remarquable par les inflexions de ce vaisseau.
On voit l'iliaque externe droite plonger, pour ainsi
dire, dans le bassin, se relever ensuite, longeant le
muscle psoas, tandis que l'iliaque opposée forme une
demi - courbure dont la convexité externe est très
élevée ; de là des changements dans les rapports de
l'artère avec les parties environnantes : ainsi la connexion de l'iliaque avec le côté interne du psoas, son
muscle satellite, dont la sépare le *fascia iliaca*, est
moins intime. La veine, qui ne partage pas les ondu-
lations de l'artère, n'est plus, comme normalement, en
arrière et en dehors d'elle. Je l'ai vue, dans un court
espace il est vrai, située en dehors, disposition qui se
trouve surtout à gauche, la veine de ce côté longeant
l'artère dans toute son étendue.

Il est difficile d'établir avec quelque précision la
connexité du nerf génito-crural et de l'iliaque externe.
C'est tantôt en avant, tantôt en arrière d'elle, qu'on
l'aperçoit. Par suite de flexuosités de l'iliaque externe, j'ai rencontré sa partie terminale, cette portion
voisine de l'origine de l'épigastrique et de la circonflexe, celle dépourvue de péritoine, qui là se réfléchit
sur les parois abdominales ; je l'ai rencontrée, dis-je,
se rapprochant de cette membrane par une courbure

tout-à-fait insolite. Ces variétés dans le trajet du vaisseau doivent être prévues quand il faut le lier ou le comprimer. Sur un sujet maigre la compression offre quelque chance, et j'y ai moi-même eu recours d'une manière momentanée, pour un anévrisme inguinal peu considérable. Je me dirigeai sur le relief formé en dedans par le psoas, et, avec le doigt, j'agis à 7 centimètres au-dessus du ligament de Fallope, manœuvre qui faisait cesser aussitôt les pulsations dans la tumeur et arrêtait la circulation dans le membre. Le volume de l'iliaque augmente et parvient à 12 millimètres, de 8 à 9, qui est le naturel quand les rameaux fournis au psoas, à l'iliaque, aux ganglions lymphatiques, au tissu cellulaire environnant, acquièrent un accroissement plus considérable qu'à l'ordinaire; par contre j'ai observé, sur des scrofuleux, d'énormes ganglionnites chroniques entourant le vaisseau, dont ils diminuaient le calibre, et durant la vie les ganglions lui étaient si intimement adhérents, que les pulsations de la tumeur imprimées par l'artère pouvaient donner le change et faire croire à un anévrisme. La capacité de l'iliaque externe s'accroit encore quand elle produit des branches qui normalement proviennent d'un autre tronc. On signale comme émergeant accidentellement de l'iliaque externe l'obturatrice, née en communauté avec l'épigastrique, une épigastrique accessoire, plus rarement la circonflexe interne ou la fémorale profonde. L'iliaque a moins de capacité, quand au lieu de donner deux branches, elle n'en émet qu'une.

L'observation la plus curieuse qui se rattache à l'histoire de l'iliaque externe, est celle communiquée par Jaumes : l'artère était double du même côté, et toutes deux, placées l'une à côté de l'autre, passaient sous l'arcade crurale. Ce qui ajoute à la singularité du fait, c'est qu'une des iliaques avait été liée suivant la méthode de Brasdor. Si une semblable aberration devient embarrassante pour l'opérateur, le rapprochement des artères, leur parallélisme, semblent rendre toute méprise difficile. L'artère devient toujours superficielle quand elle pénètre dans le canal crural, où elle appuie sur le corps du pubis et le muscle pectiné, et dans cette région les variétés sont très peu fréquentes. Lors de la ligature de l'iliaque externe, une précaution importante consiste à s'assurer du lieu d'origine de l'épigastrique et de la circonflexe iliaque, origine variable, comme nous le verrons en parlant de ces vaisseaux. On comprend qu'il serait fâcheux, pour le succès de l'opération, de jeter un fil immédiatement au-dessus de l'épigastrique. On n'ignore pas que le procédé de Bogros a l'avantage de montrer le point d'émergence de celle-ci ; mais ce procédé peut-il être indistinctement admis comme d'élection, par exemple, quand l'iliaque externe doit être oblitérée très haut? J'ai été témoin d'une opération dans laquelle un grand chirurgien, procédant à la ligature de l'ilique externe pour l'anévrisme de la partie supérieure de la crurale gauche, mit à nu l'épigastrique dans une assez grande étendue. Des hémorrhagies ne tardèrent pas à survenir par ce vaisseau, et hâtèrent la mort du malade, déjà affaibli. On dit que Béclard entoura d'une ligature l'iliaque externe au-dessus de l'épigastrique, dont la naissance avait lieu plus haut que dans l'état régulier (1).

(1) Presque à mon début dans la carrière médicale, j'assistais à

Artère épisgastrique. — L'artère épigastrique, dont l'étude et les aberrations se lient si intimement à l'histoire des hernies, naît de la partie interne et un peu antérieure de l'iliaque externe, au niveau de l'iliaque coronaire, ou un peu plus haut. Son origine a lieu ordinairement à 5 ou 7 millimètres au-dessus de l'arcade crurale, quelquefois à la hauteur de 3 centimètres seulement ; ces derniers cas constituent la variété. Que le vaisseau émerge très bas ou très haut de l'iliaque, il n'en passe pas moins derrière le cordon spermatique ou le ligament rond, qu'il croise. Vient-il d'un point très élevé de l'iliaque, il descend jusqu'au bas de l'arcade crurale et est supérieur à l'angle inguinal.

Le rapport de l'anneau inguinal avec l'épigastrique varie en raison de la longueur du premier. Notre collègue et ami, le professeur J. Cloquet, a fait

la première ligature d'iliaque externe pratiquée en France, par mon ancien et habile maître, M. Delaporte, ex-chirurgien en chef de la marine à Brest. Je pris part aux dissections nécessaires, avant qu'on se décidât à une opération qui pouvait passer alors pour un acte de hardiesse ; cependant tout avait été ici prévu et raisonné. Témoin de l'autopsie cadavérique, je pensais et pense de même aujourd'hui que, comme l'a publié dans le temps M. Delaporte, la mort de l'opéré, survenue le treizième jour, a été le résultat de la non-absorption d'énormes masses fibrineuses remplissant la tumeur, et qui occasionnèrent un mouvement de décomposition bien suffisant pour développer des symptômes adynamiques comme ceux qui se manifestèrent.

L'époque à laquelle la ligature de l'iliaque externe prit rang, grâce à Abernethy, parmi les opérations régulières est mémorable ; n'est-ce pas alors aussi que l'on vint à conseiller la ligature d'autres troncs artériels considérables, qui paraissaient soustraits à toute entreprise chirurgicale ?

observer (1) que quand la tumeur est considérable, son sommet n'est séparé de l'artère épigastrique que par quelques lignes, rapprochement qui dépend de la déviation de l'artère portée en dedans, tantôt aussi de l'allongement de cet angle, qui le rend voisin de l'épigastrique. J'ai naguère montré dans mes leçons une hernie inguinale droite dans laquelle l'artère épigastrique se trouvait située en dedans de l'angle opposé; ils semblaient tous les deux venir au-devant l'un de l'autre.

Si le passage de l'artère entre le fascia transversalis et le péritoine établit l'état normal, on aperçoit aussi le vaisseau au-devant du premier, par une ouverture qu'il offre. Je pourrais, donnant quelques mesures exactes, montrer que plus l'épigastrique est distante de la symphyse pubienne, plus cet espace triangulaire qu'elle limite, avant d'arriver au muscle droit, devient considérable, disposition du reste indiquée par d'autres anatomistes.

Sur un sujet âgé, mort d'érysipèle gangréneux, j'ai vu l'épigastrique et l'iliaque coronaire droites, sortant d'un tronc commun, long de 12 millimètres, détaché de la partie antérieure de l'iliaque externe, à 18 millimètres environ de l'arcade crurale.

Monro et Hesselbach affirment qu'ils ont suivi l'épigastrique naissant de l'ischiatique ou de la fessière; qui ne sait la fréquence de communauté d'origine de l'épigastrique et de l'obturatrice, ou, pour être plus précis, le nombre de cas où l'épigastrique donne l'obturatrice? Il est beaucoup plus rare, comme nous

____

(1) *Recherches anatomiques sur les hernies de l'abdomen.*

le verrons à l'article de l'obturatrice, qu'elle produise l'épigastrique. La communauté d'origine de ces vaisseaux, leur solidarité, n'est-elle pas comme préparée par l'anastomose constante des deux artères? A part celle qui est régulière, il peut exister un rameau de l'épigastrique, placé perpendiculairement en arrière du pubis, venant s'inosculer avec une branche de l'obturatrice. Sur trois cadavres d'homme, deux fois à droite, l'autre à gauche, j'ai distingué ce rameau normal pubien, parvenu à un volume considérable. Si sur ce sujet il eût fallu recourir à la herniotomie, le seul débridement en haut n'était pas sans danger, et il était rationnel de lui substituer des débridements multiples.

Trois fois j'ai constaté que l'épigastrique émergeait de la crurale, tôt après l'origine de cette dernière; variété qui, au reste, ne laisse pas de se reproduire. Dans les hernies inguinales, nécessitant l'opération, l'artère pourrait être ici lésée. Sur le corps d'un vieillard, transporté dans l'amphithéâtre de la Faculté, j'ai disséqué une entérocèle ancienne, ayant acquis un grand volume; l'épigastrique se portait d'abord au-devant de l'anneau, pour se placer à son côté interne. Sur une femme, l'obturatrice et l'épigastrique naissaient à gauche d'un tronc commun, se détachant de la partie antérieure et interne de la crurale gauche. Il passait au-devant de la veine du même nom, qu'il croisait obliquement, sans décrire la moindre flexuosité. Arrivé au niveau de l'anneau crural, il se plaçait en dedans de la veine et se dichotomisait au-dessus de l'arcade. A partir de ce lieu, le trajet de l'obturatrice et de l'épigastrique était régulier. Le

tronc commun n'avoisinait pas le ligament de Gimbernat, dont le séparait un espace d'environ 1 centimètre. De ces données, ne résulte-t-il pas évidemment que, dans le débridement de la hernie crurale
en dedans, le tronc anormal ne saurait ici être intéressé? mais il le serait dans la circonstance fort rare
où la hernie aurait lieu entre la portion artérielle et
la veineuse du canal crural; celle-ci en effet serait
alors refoulée en dedans par le sac herniaire, contre le
ligament de Gimbernat.

L'épigastrique se détache anormalement de la profonde; en voici un exemple qui m'a été présenté cette
année à l'École pratique : immédiatement après son
origine, la crurale gauche fournissait, de son côté
interne, la profonde, qui elle-même du point le plus
élevé donnait l'épigastrique comprise dans la partie
moyenne de l'anneau crural, plus près néanmoins de
l'angle interne, distante de 6 millimètres seulement
du bord concave du ligament de Gimbernat; cette
artère remontait directement en arrière du canal inguinal, en dedans du cordon spermatique, gagnant
le bord externe du muscle droit, pour se distribuer
comme de coutume. N'est-ce pas ordinairement au
côté externe du canal crural qu'est placée l'artère,
tandis qu'ici on la distingue à la partie moyenne, avec
légère inclinaison en dedans? Dans l'admission d'une
hernie crurale, l'épigastrique se rencontrerait probablement vers le côté interne de la tumeur, et pourrait
être atteinte dans un large débridement du ligament
de Gimbernat. Au reste, le précepte d'inciser ce ligament pour détruire l'étranglement, est passible de
quelques exceptions. Quand l'épigastrique vient de la

profonde, celle-ci naît constamment plus haut qu'à l'ordinaire.

E.-A. Lauth a rencontré du même côté deux épigastriques, l'une émergeant de l'iliaque externe, l'autre, d'inégal équilibre, émise par l'ombilicale ; l'épigastrique surnuméraire longeait le côté interne de la normale. Que le vaisseau artériel supplémentaire eût été blessé dans une solution de continuité de l'abdomen ou dans la paracentèse, l'existence d'une épigastrique unique se présentait naturellement à l'esprit, si, après l'emploi inutile d'autres moyens et en désespoir de cause, on se fût décidé à lier l'épigastrique régulière, suivant le procédé de Bogros, on pratiquait une opération inutile. J'ai trouvé dans mes dissections l'analogue d'un cas rapporté par le docteur Robert ; je veux parler d'une seconde épigastrique, moindre que la normale et occupant le côté externe de l'orifice interne du canal inguinal, pour se porter en dehors du muscle droit. La présence de ce vaisseau insolite deviendrait embarrassante dans la taille hypogastrique, suivant la méthode du docteur Drivon. Dans le cas que j'ai observé, la ligature de l'artère était facile.

La pratique, l'expérience, sont là pour attester que tout n'est pas aussi facile à prévoir, à distinguer même, qu'on pourrait le penser, quand on se borne à l'étude théorique des hernies, dans leur rapport avec l'artère épigastrique. Ai-je besoin de rappeler que la hernie est dite interne quand le collet de la tumeur est en dedans de l'artère externe, ou oblique dans le cas contraire ? De là des préceptes opératoires tout aussi simples en apparence que la division elle-même, et la nécessité de débrider tantôt en dedans, tantôt en dehors, pour s'éloigner du vaisseau ; mais peut-on toujours, dans le cours de l'opération, apprécier convenablement le mode de développement indiqué? D'ailleurs, dans les hernies anciennes, il advient que les éléments du cordon spermatique se séparent, s'éparpillent, pour ainsi dire, et que les connexions sont alors interverties. Une méthode générale, mais non absolue, est celle de l'illustre professeur de Pavie, quand il recommande de débrider l'anneau inguinal et le sac herniaire, parallèlement à la ligne blanche, de telle manière que l'incision fasse un angle droit avec la branche horizontale du pubis ; mais encore une fois les débridements multiples l'emportent le plus souvent sur un seul débridement.

Parmi les branches qui émanent de l'épigastrique, il en est une grêle, mais constante, destinée pour le cordon testiculaire et nommée par quelques auteurs spermatique externe. Elle m'a paru d'un diamètre triple de celui qui lui est naturel, dans un cas où la spermatique manquait complétement ; la branche en question s'anastomosait avec un rameau de la vésico-prostatique. Lawrence cite l'exemple d'une hémorrhagie mortelle par la seule blessure de la branche que l'épigastrique envoie au crémaster. Ce fait est unique et semble même extraordinaire ; cependant dans des sarcocèles très volumineux, anciens, avec engorgement et dégénérescence du cordon, j'ai été à même de juger que la branche de l'épigastrique qui s'y rend, acquérait assez fréquemment un très grand calibre.

Dans l'état régulier deux veines accompagnent l'épigastrique, placées en dedans, se réunissant en un seul tronc pour se jeter dans la veine iliaque externe. Sur un cadavre injecté pour mes leçons d'artériologie, je n'ai trouvé qu'une seule veine épigastrique occupant la partie externe de l'artère (côté droit). Un rameau anastomotique mettait la veine épigastrique en rapport avec l'obturatrice. La première a été vue, énormément dilatée, par Chopart, et suffisant, avec la veine mammaire interne, pour entretenir la circulation, alors que la veine cave inférieure était oblitérée. Dans la mérocèle avec étranglement, ici la lésion de la veine épigastrique était plus à craindre que celle de l'artère. D'autre part, la ligature de la veine ne compromettait-elle pas la circulation, dont elle était devenue accidentellement une des voies principales ?

L'artère qui nous occupe, ou ses branches, peuvent être ouvertes dans la paracentèse, bien qu'on ait avancé que le vaisseau évite, en roulant, la pointe de l'instrument. J'ai examiné le corps de plusieurs ascitiques soumis, pendant leur vie, à des ponctions plus ou moins nombreuses, et j'ai toujours trouvé l'épigastrique et ses rameaux accrus en volume, tandis que le tronc de l'artère était déjeté en dehors. Deux fois j'ai été témoin de l'ouverture de l'épigastrique, consécutive à la ponction abdominale, et, ce qui m'a surpris dans ces deux cas, c'est que le vaisseau, évité dans quatre ou cinq ponctions précédentes, n'a été lésé que dans la suivante, pratiquée plus bas et plus en dehors que dans les premières. Pourquoi, quand une première paracentèse a eu lieu sans inconvénient, ne pas ponctionner de nouveau dans le même endroit? Dans les observations que je mentionne, la mort ne survint, chez un des hydropiques, que le troisième jour, tandis que l'autre vécut jusqu'au cinquième. L'épanchement sanguin se fit dans la cavité de l'abdomen, et les individus succombèrent à la péritonite causée par l'hémorrhagie. On m'a récemment communiqué le fait d'une blessure de l'épigastrique à la suite de la ponction pratiquée pour la septième fois; le vaisseau, ouvert à droite au niveau de l'ombilic, égalait le volume d'un petit tuyau de plume; l'on trouva dans le ventre 200 grammes environ de sang épanché. Un caillot, déjà adhérent et organisé, existait dans le bout supérieur de l'artère.

Artère circonflexe iliaque. — L'artère circonflexe iliaque naît en dehors de l'iliaque externe, au niveau de l'épigastrique, plus souvent encore au-dessous. Son origine est située quelquefois à 2 centimètres 1/2 plus haut que l'arcade crurale. Je l'ai trouvée émergeant à gauche de la crurale, peu après son passage sous le ligament de Fallope; s'accolant au côté externe de celle-ci, elle pénètre dans le bassin. La circonflexe iliaque est quelquefois double, dualité qui a été considérée comme la division prématurée du vaisseau. Située plus antérieurement qu'il n'a coutume de l'être, il peut alors être atteint dans la paracentèse. J'ai vu, mais sur une pièce sèche, depuis longtemps préparée, une branche remarquable par son volume insolite, signalée par un très petit nombre d'anatomistes, par Bogros entre autres; elle émane en haut de la circonflexe iliaque, 1 à 3 centimètres environ de l'origine de cette dernière, et offre un volume presque égal à celui de l'épigastrique; la branche en question monte en droite ligne dans l'épaisseur des parois abdominales. Ce cas présente de l'analogie avec celui rap-

q porté par Ramsay, à la différence qu'ici une hémorrhagie mortelle fut la suite de la ponction : la circonflexe iliaque, née au-dessus de l'arcade crurale, se
bifurquait à 5 centimètres 1/2 de son origine. Une
branche rappelait la disposition ordinaire de l'artère;
mais l'autre, de la grosseur d'une plume de corbeau,
gagnait le milieu de l'espace compris entre l'épine
iliaque antérieure supérieure et la ligne blanche, pour
se porter entre le grand et le petit oblique. Ramsay
prétend que cette variété se rencontre une fois sur
deux cents. La connaissance anatomique d'une telle
aberration ne suffit pas ; l'art exige plus, et ce plus,
c'est le moyen de l'éviter dans les opérations qui se
pratiquent sur le ventre et spécialement dans la paracentèse. Pour ne parler que de celle-ci, dans la détermination du lieu d'élection, on regarde comme circonstance insignifiante la piqûre des rameaux de la
circonflexe iliaque à cause de leur peu de développement. Eh bien, cet endroit de choix exposerait à la
blessure de l'artère en question, sans qu'on puisse invoquer aucune règle pour se diriger et prévenir ainsi
l'hémorrhagie. La méthode de ponctionner sur la ligne médiane du ventre, méthode généralement préconisée par les Anglais, deviendrait le plus sûr moyen
de s'éloigner de l'artère.

CHAPITRE X.

ANOMALIES DE L'ILIAQUE INTERNE OU ARTÈRE HYPOGASTRIQUE.

S'il est un tronc artériel que sa situation profonde,
l'origine inconstante de ses branches, semblent sous-

traire à toute tentative chirurgicale, n'est-ce point celui de l'hypogastrique, placé, par la richesse de ses anastomoses, comme une sorte d'intermédiaire entre les artères du tronc et celles des membres ? Faisant allusion à la seule difficulté de la préparation anatomique des vaisseaux pelviens, A. Haller s'exprime ainsi : *Sed in adultis, profundæ et umbrosa pelvis est in quam neque cultro, neque luci facile aditum dare* (1). M. le professeur Cruveilhier (2) avance que la position de l'hypogastrique la rend inaccessible aux opérations chirurgicales.

C'est en vain que tout ceci semble être réuni pour la mettre à l'abri de la ligature : sanctionnée par le succès, l'expérience a prononcé, et cette opération a pris rang parmi celles soumises à des règles.

Les variétés de l'hypogastrique intéressent la direction, la longueur de l'artère, comme le lieu d'origine des branches qui en proviennent ; il est d'observation que celles-ci sont assez constantes, quant à leur existence.

Dans l'état ordinaire, c'est sous un angle plus ou moins aigu que l'iliaque interne se sépare de l'externe, et se dirige en bas et en arrière, pour gagner le côté interne du muscle psoas. Dès sa naissance, elle forme une courbure plus ou moins prononcée et à convexité postérieure, tandis que chez quelques sujets on la voit plonger directement dans l'excavation pelvienne.

Deux femmes, avancées en âge, m'ont offert l'exemple d'hypogastriques affectant des deux côtés, dans

(1) *Icones arteriarum pelvis.*
(2) *Traité d'anatomie descriptive*, 2e édition, Paris, 1845.

la presque totalité de leur étendue, des courbures
symétriquement alternes et coïncidant avec une angustie marquée de tous les diamètres du bassin : ces
inflexions artérielles, qui disparaissaient en allon-
geant le vaisseau, en intervertissaient les connexions
naturelles, et, pour ne parler que de celles qu'elle a
avec l'iliaque externe, elles devenaient une difficulté,
peut-être même un obstacle à la ligature de l'hypogastrique.

Ainsi que nous l'avons déjà vu à l'occasion des
carotides externe et interne, une méprise était facile,
et l'on pouvait embrasser dans l'anse du fil l'une des
artères iliaques pour l'autre. Le moyen d'obvier à
cet inconvénient, c'est de ne serrer définitivement
la ligature qu'alors qu'on s'est assuré de la cessation
ou diminution des battements d'une tumeur anévrismale occupant la région fessière du vaisseau qu'on
veut oblitérer.

Plus longue que l'artère, la veine hypogastrique est
située en arrière et en dedans, rapport assez fixe :
seulement, celle-ci, par les progrès de l'âge, tend à
s'élargir, s'infléchissant vers le côté interne du bassin.
Theile (1) nous apprend que, sur un anencéphale, la
veine hypogastrique droite ne se joignait pas à la
veine iliaque du même côté, mais se portait vers la
gauche au-dessous du promontoire, pour se confondre avec la veine iliaque gauche. Ce fait est emprunté
à Irlt.

Quand on s'est borné à étudier l'hypogastrique
uniquement au point de vue descriptif, on n'a attaché
qu'une légère importance à la longueur du vaisseau,

(1) *Encyclopédie anatomique*, t. III.

dont les extrêmes ont été limités entre 1 centimètre 3 millimètres et 5 centimètres 4 millimètres ; mais les progrès de l'anatomie chirurgicale, appelant l'attention sur les dimensions de cette artère, ont administré la preuve qu'il en est peu dans l'économie dont les dimensions soient aussi variables, et cela d'un côté à l'autre ; on pourra en juger par le tableau suivant. Les différences individuelles de stature n'ont que peu d'influence sur la longueur du vaisseau.

Longueur de l'hypogastrique à la première branche qu'elle fournit et qui est ordinairement l'iléo-lombaire.

HOMMES ADULTES.			
Côté droit.	Côté gauche.	Centimètr.	Millimètr.
—	g.	1	2
—	g.	4	5
d.	—	4	5
—	g.	1	—
—	g.	3	5
d.	—	2	5
—	g.	2	5
d.	—	1	—
—	g.	1	5
d.	—	3	5
—	g.	3	5
d.	—	3	—
—	g.	2	—
d.	—	2	—
—	g.	2	—
d.	—	2	3
d.	—	2	—
d.	—	1	2
d.	—	1	4
d.	—	1	3
—	g.	2	1

FEMMES ADULTES.			
Côté droit.	Côté gauche.	Centimètr.	Millimètr.
d.	—	3	5
—	g.	2	5
d.	—	5	—
—	g.	2	5
—	g.	1	—
d.	—	3	5
d.	—	2	5

La moyenne sera 2 centimètres 1 millimètre. Ce tableau est une preuve de la variabilité de longueur qu'affecte l'hypogastrique avant sa division. J'aurais pu présenter un plus grand nombre de mensurations, puisque la totalité de celles dont je conserve le relevé a été prise sur cinquante-huit sujets ; mais les résultats différant peu de ceux que je publie, j'ai jugé inutile d'en charger le tableau (1). J'insiste néanmoins pour faire observer que quand, au lieu de sortir de l'hypogastrique, l'iléo-lombaire vient de la fessière ou du point de division de l'hypogastrique en deux troncs secondaires, la longueur de cette dernière atteint jusqu'à 6 centimètres 3 millimètres. J'en ai la preuve dans quatre exemples recueillis à l'École pratique, sur des individus des deux sexes. C'est alors que le vaisseau parcourt un long trajet avant de se diviser, et présente des conditions heureuses pour la ligature. Cette disposition n'advient guère qu'une fois sur vingt, et plus souvent encore d'un côté que des deux à la fois.

L'étendue si incertaine en longueur du tronc hypogastrique expose à jeter la ligature sur une des divisions de l'artère principale, puisque, comme pour celle des membres, on n'a pas toujours la facilité de distinguer ce vaisseau à la vue. Peu favorable, en apparence, à la ligature de l'iliaque interne, cette considération ne doit pas néanmoins conduire

(1) J'annexe à ce tableau celui qui figure dans l'ouvrage de Richard Quain, et qui résulte de mensurations prises sur 297 sujets.

    7 cas ont donné 0,013 millim.

16 —	entre 0,013	et 0,027 millim.
195 —	— 0,027	et 0,040
57 —	— 0,040	et 0,054
18 —	— 0,054	et 0,067
4 —	— 0 067	et 0,081

La moyenne est de 0,038 millimètres.

jusqu'à sa proscription : ici trois succès (1) répondent
à un seul revers. M. le professeur Bouisson a publié un mémoire (2) plein d'intérêt sur les lésions des
artères fessière ischiatique, et sur les opérations qui
leur conviennent. Après l'exposition exacte des détails
anatomiques, il en tire des déductions pratiques. Le
travail de notre collègue nous paraît un savant plai-
doyer contre la ligature de l'hypogastrique, dans les
circonstances d'anévrisme de la région fessière. Il
préfère la ligature des artères fessière et ischiatique,
et propose un procédé particulier. On s'est décidé,
dit notre ami, à lier l'hypogastrique et même l'iliaque
primitive, pour des anévrismes des artères que nous
venons de mentionner; n'eût-il pas été préférable
de mettre à découvert dans leur portion saine les
vaisseaux intéressés, au lieu d'aller chercher jusque
dans le petit bassin un tronc artériel qui, par la variabilité de sa longueur, est peut-être celui de tous
qui se prête le moins au succès d'une pareille opération. Si d'heureuses circonstances ont protégé la hardiesse des chirurgiens et l'éclat d'un succès opératoire
tel que celui de la ligature de l'artère hypogastrique,

(1) Les chirurgiens qui ont lié l'hypogastrique sont : Stevens
(*Transactions médico-chirurgicales*, t. V); Atkinson d'York (*Medical and physical journal*, t. XXXVIII, p. 267); Pomeroy White
d'Hudson (*The American Journal of the medical sciences*; Fe-
bruary, 1828 (la traduction de cette observation est insérée dans
le *Journal des progrès des sciences et institutions médicales*, t. IX,
p. 264, 1828); Mott (l'observation du fait par lequel ce chirurgien a pratiqué la ligature de l'hypogastrique a été publiée par
M. Roberts, dans le *North American archives of medical and surgical sciences*, et reproduite dans la *Gazette médicale*, 1837).

(2) *Gazette médicale de Paris*, 1845.

elles ont eu aussi l'inconvénient de faire trop méconnaître les avantages qu'on aurait pu retirer de l'oblitération directe des vaisseaux rétro-pelviens.

Aujourd'hui que l'enthousiasme inspiré par des succès trop insolites pour être probants est un peu tombé, on reconnaîtra, ajoute le professeur de Montpellier, que la ligature des artères fessière et ischiatique ne présente ni les difficultés ni les dangers que quelques chirurgiens ont cru devoir lui attribuer. Je ne saurais, je l'avoue, partager entièrement cette opinion. Certes, si un anévrisme traumatique, siégeant dans la fessière ou l'ischiatique, se manifestait, il n'y a point à balancer, c'est sur la portion artérielle, située hors du bassin, que l'on doit tenter l'oblitération; que si, au contraire, l'anévrisme est spontané, comment reconnaître avec précision la limite de l'altération du vaisseau? Le rebord de l'échancrure sciatique n'est pas toujours une séparation établie entre la portion saine et la portion morbide. La portion intra-pelvienne de la fessière et de la sciatique peut, malgré sa brièveté, être atteinte en même temps que l'externe. Y a-t-il d'ailleurs toujours un espace suffisant pour placer un fil entre la tumeur anévrismale et un point de l'artère où elle est saine? Répétons-le : trois cas avérés de réussite pour la ligature de l'hypogastrique, sur quatre opérations, ne doivent-ils pas enhardir pour de nouvelles tentatives et faire naître quelque confiance dans l'avenir? L'histoire de la ligature de certains troncs artériels, longtemps regardée comme au-dessus des ressources de l'art, et aujourd'hui heureusement rentrée dans son domaine, n'est pas aussi rassurante qu'elle semble devoir l'être pour l'hypogastrique.

Qu'on n'oublie point qu'en liant cette artère, le péritoine a été ouvert par suite de l'indocilité du malade.
L'opération pratiquée par un illustre chirurgien amé-
ricain ne dura pas moins de quarante-cinq minutes,
et malgré des chances si fâcheuses, la guérison n'en a
pas moins été complète. D'autre part, qui ne con-
viendra combien est douteux et difficile, quant au
siége, le diagnostic des anévrismes se manifestant
dans la région fessière et sans cause provocatrice? On
sait que la femme sur laquelle Stevens osa pratiquer,
pour la première fois, la ligature de l'hypogastrique,
n'était pas atteinte d'un anévrisme de la fessière,
comme on le présumait, mais bien de l'ischiatique,
ainsi que l'a démontré l'ouverture du corps, plusieurs
années après l'opération. Ce n'est pas seulement sur
le vivant qu'est la difficulté de reconnaître le vaisseau
atteint d'anévrisme ; elle existe même parfois après la
mort. A l'examen de la pièce dont M. Bouisson a cité
l'observation curieuse, une détermination inexacte fit
rapporter à la fessière ce qui résidait dans l'ischiatique. L'oblitération de la première par la tumeur
anévrismale, dut sans doute occasionner une erreur
que l'on comprend et que l'on excuse. Enfin, il faut
réserver la ligature de l'hypogastrique pour ces circonstances rares, mais de nécessité, où il s'agit de
tumeur anévrismale, placée dans la région fessière,
et due à une cause non traumatique.

Malgré les données anatomiques que je viens d'exposer, cette opération a son utilité et ses indications
formelles (1). C'est une ressource extrême à laquelle

____

(1) Des essais multipliés sur le cadavre ne permettent pas de mé-

on doit recourir, bien que la colonne sanguine voisine semble s'opposer parfois à la formation d'un caillot. Ne faut-il pas d'ailleurs admettre, avec M. Malgaigne, que les artères du tronc jouissent d'une force de vitalité supérieure à celle des artères plus éloignées. Notre confrère rappelle que sur 29 cas de ligature des artères iliaques primitive, externe et interne, rassemblés dans la thèse de M. Lisfranc (1), on ne trouve qu'un seul cas d'hémorrhagie, en tout 4 morts, tandis que sur 180 ligatures appliquées sur toutes les artères notables sans distinction, on compte 32 cas d'hémorrhagie ; c'est 1 sur 6. Le chiffre des morts s'élève à 43, ou 1 sur 4 (2).

Quant à la largeur de l'hypogastrique, elle est ordinairement de 6 millimètres, et présente beaucoup moins de variétés que l'étendue en longueur. N'aurait-on pas exagéré, d'après l'assertion de Haller, la tendance de l'hypogastrique aux incrutations calcaires? J'ai acquis la preuve, par l'examen d'un grand nombre de cadavres, que ce mode d'altération se remarque rarement sur ce vaisseau, du moins d'une manière isolée; et c'est une conséquence presque naturelle de l'âge.

La disposition la plus commune de l'hypogastrique

connaître la difficulté de cette opération, surtout chez les sujets qui ont de l'embonpoint. L'hypogastrique est entourée de grosses veines, et je me suis assuré qu'en la soulevant, on court risque de déchirer l'iléo-lombaire.

(1) *Des diverses méthodes et des différents procédés pour l'oblitération des artères dans le traitement des anévrismes, de leurs avantages, de leurs inconvénients respectifs.* Paris, 1834, in-8.

(2) Malgaigne, *Anatomie chirurgicale.* Paris, 1838, t. II, p. 246.

VAISSEAUX ET NERFS DE L'ABDOMEN.

19

est sa division en deux troncs secondaires, l'un antérieur, l'autre postérieur. Du premier émanent l'artère
ombilicale, l'obturatrice, l'hémorrhoïdale moyenne,
les vésicales, la honteuse interne et l'ischiatique.

Le tronc postérieur fournit l'iléo-lombaire, la sacrée
latérale, la fessière; et chez la femme, l'utérine et la
vaginale. Il est assez fréquent que quelques unes des
branches attribuées à la division antérieure proviennent de la postérieure, et réciproquement. Il n'est pas
rare non plus que le tronc de l'hypogastrique se partage en trois branches principales. Indépendamment
des artères indiquées, l'iliaque interne en fournit une
destinée au muscle psoas, et d'autres plus petites ra-
mifiées dans le tissu cellulaire post-péritonéal.

Sur le cadavre d'un vieillard servant à mes leçons
d'anatomie , l'hypogastrique droite donnait de sa
partie antérieure un rameau artériel près de l'obturatrice, se dirigeant vers le trou sous-pubien, s'anastomosant avec une artériole née de l'épigastrique,
non loin de son origine. Ainsi réunis, ces deux vaisseaux suivaient le trajet de l'obturatrice devenue
extra-pelvienne. Le docteur P. Robert (mémoire cité)
rapporte une observation analogue due à M. Michelet.

Dans deux cas d'ectopie du rein gauche, placé dans
la région pelvienne, et que j'ai étudié chez des enfants
morts-nés, un rameau de l'hypogastrique se rendait
à l'organe sécréteur de l'urine, qui en recevait de
plus considérables de l'iliaque primitive gauche. Un
de nos élèves de l'École pratique m'a soumis une préparation dont je conserve un dessin fidèle. La pièce
montre l'artère dorsale de la verge, côté gauche,
naissant, avec l'obturatrice, d'un tronc gros, court,

et qui sort de l'hypogastrique. Je ferai connaître avec quelques détails cette anomalie quand je m'occuperai de la dorsale de la verge.

§ I. Artères ombilicales.

Pendant la vie intra-utérine, les artères ombilicales sont la continuation des iliaques primitives. A la naissance, elles ont le sort des vaisseaux que cesse de traverser le sang, elles s'oblitèrent (1) et deviennent des cordons fibreux. Cependant les ombilicales sont encore perméables à ce liquide, dans une petite étendue, du côté de l'hypogastrique, quand elles fournissent les vésicales. On a constaté l'absence d'une des artères ombilicales sur un enfant mort-né avec de nombreux vices de conformation; l'aorte abdominale se divisait au-devant de la première vertèbre lombaire. Plus volumineuse que sa congénère, l'iliaque primitive droite émettait une ombilicale, qui était l'unique. Ce fait est dû à Mayer de Bonn (2).

Un an s'est écoulé depuis qu'un accoucheur expérimenté me pria d'examiner un fœtus de six mois mort-né, et tenant au placenta, qui, peu volumineux, portait les traces d'une hépatisation rouge, récente; il

(1) Il est curieux, dit le professeur Cruveilhier, dans son *Traité d'anatomie descriptive*, en parlant des branches de l'hypogastrique, d'étudier la manière variable dont les ombilicales se convertissent en tissu fibreux après la naissance; quelquefois ces artères sont converties en deux cordons réguliers, qui se portent en convergeant à l'ombilic; d'autres fois, chacun de ces cordons est subdivisé en faisceaux irréguliers, qu'il est difficile de rapporter à leur véritable origine.

(2) *Zeitschift fuer physiologie*, de F. Tiedemann, Darmstadt, 1826, t. II.

n'existait aucun vestige de l'ombilicale gauche. L'iliaque primitive de ce côté se divisait en iliaque externe et hypogastrique, qui avait une capacité supérieure à celle d'un fœtus de cet âge; l'ombilicale surpassait à peine son volume ordinaire.

Dans une démonstration publique, dont cette pièce devint l'objet, j'ai appelé l'attention sur le petit nombre de radicales placentaires de la veine ombilicale. Inutile d'ajouter que le manque d'une artère ombilicale n'a pu exercer aucune influence sur la mort du sujet, qu'il est rationnel d'attribuer à l'altération du placenta.

Sandifort (1) sigale l'absence d'une artère ombilicale, sans désigner le côté, et il mentionne, comme témoins de semblables exemples, Gaspard Bauhin, Hebenstreit, Haller, Wrisberg. Osiander a constaté la présence de trois artères ombilicales.

M. Lorraine a mis sous les yeux de la société anatomique (2) un placenta dont les vaisseaux n'arrivent à l'ombilic qu'après avoir divergé sur les membranes d'enveloppe, qu'ils n'abandonnaient que vers le point opposé, et c'est entre ces vaisseaux que la poche s'est rompue; cette anomalie, dit le rapporteur, tout insignifiante qu'elle paraisse, n'était point sans conséquence quant à l'accouchement.

J'ai vu les ombilicales donner une ou plusieurs artères vésicales. Sur le cadavre d'une vieille femme, transportée dans l'amphithéâtre de la Faculté, l'ombilicale droite fournissait une artère utérine; on en comptait deux; l'inférieure provenait d'une vésicale.

(1) *Observationes anatomico-pathologicæ*, l. III, c. I.
(2) *Bulletin de la Société anatomique*, février 1840.

Je n'ai jamais été à même de constater la coïncidence, dont ont parlé quelques auteurs, d'une seule artère ombilicale avec deux veines ; j'ai au contraire remarqué la diminution de calibre de la veine avec l'unité artérielle.

E.-A. Lauth (mémoire cité) a mentionné des variétés curieuses, dans la distribution de l'ombilicale, sur un adulte atteint d'extroversion de la vessie. Les pubis se trouvaient écartés de 4 pouces 6 lignes, les muscles du périnée étaient beaucoup plus développés que dans l'état normal, circonstances propres à modifier les instruments de la circulation de cette région. La honteuse ne donnait que les hémorrhoïdales moyennes et externes, et se terminait en s'anastomosant avec une branche venant de l'ombilicale ; celle-ci était très volumineuse ; après avoir fourni de gros rameaux à la vésicule séminale, au canal déférent et plusieurs branches à la vessie, elle envoyait une branche considérable, qui se rendait au périnée, sous l'appareil fibreux se rencontrant le plus communément dans ce vice de conformation, et qui tient lieu de symphyse pubienne. La division en deux branches avait lieu ainsi : l'une pour la verge, artère profonde, l'autre, dorsale de cet organe, qui émettait la superficielle et transverse du périnée, puis s'anastomosait avec la fin de la honteuse. L'anomalie était la même des deux côtés. Voilà une singulière disposition des ombilicales suppléant les honteuses internes dans les artères qu'elles ont coutume d'envoyer au pénis. Est-ce là une exception aux cas d'extrophie de la vessie ou un état ordinaire ? J'en suis réduit à des conjectures, tout en penchant pour la première opinion. Sur un sujet où deux épigastriques existaient à gauche, dit Lauth, l'une sortait de l'ombilicale, se portait au côté interne de l'autre, naissant comme à l'ordinaire de l'iliaque externe.

Quelques observations attestent que la veine ombilicale n'est pas toujours oblitérée chez les adultes. Je rappellerai le fait cité de Fabrice de Hilden (1).

« Adolescens quidam, post vulnus exiguum inter ombilicum, et costas mendosas acie gladii ipsi inflictum, mox humi procumbens, quàmprimùm expiravit. Vocatus, miratus sum, eum tam levi vulnere accepto, et circà locum (meâ quidem sententiâ) haud ita periculosum, tàm subitò decessisse. Sequenti die, cadavere desecto, causam pervestigans, inveni interiora omnia illesa, præter venam ombilicalem in adúltis ligamentum potiùs; quo quidem vena planè abcissa fuit. »

§ II. Artère obturatrice.

L'irrégularité d'origine de l'obturatrice a de tout temps été signalée ; mais l'intérêt qui s'attache à cette partie de sa description s'est encore accru depuis que l'anatomie chirurgicale a acquis une nouvelle importance. Il convient de préciser d'abord le lieu d'émergence ordinaire de l'artère, et de le fixer à la branche antérieure de l'hypogastrique, entre l'ombilicale et l'hémorrhoïdale moyenne. Souvent le vaisseau sort du tronc fessier, et cette disposition est même réputée normale par J.-F. Meckel. Si je m'en rapporte aux observations que j'ai réunies, les anomalies de naissance de l'obturatrice ne sont guère

(1) *Observationes* LIII, première centurie.

plus fréquentes dans un sexe que dans l'autre, et se manifestent plus souvent d'un côté que des deux. Ces variétés me semblent pouvoir être comprises dans les catégories suivantes : 1° le vaisseau vient d'un tronc commun avec l'iléo-lombaire, la honteuse interne, l'ombilicale, l'ischiatique et l'hémorroïdale moyenne; 2° il se détache de l'épigastrique, de l'iliaque externe, mais à des hauteurs différentes. Parmi ces modes d'origine, il en est que je me bornerai à énoncer, tandis que ceux relatifs à l'épigastrique ou l'iliaque externe demandent une juste appréciation de leurs rapports avec les parties voisines.

N'ayant pas à présenter une statistique résumant des faits aussi nombreux, je reproduirai le tableau publié par le professeur J. Cloquet (1).

Artère obturatrice provenant :

1° De l'hypogastrique	348	191	hommes.
		157	femmes.
2° De l'épigastrique ou de la crurale .	152	58	hommes.
		94	femmes.
Total. . .	500		

3° De l'hypogastrique des deux côtés.	160	87	hommes.
		73	femmes.
4° De l'épigastrique des deux côtés . .	56	21	hommes.
		35	femmes.
5° { De l'hypogastrique d'un côté . . . } { De l'épigastrique de l'autre . . . . }	28	15	hommes.
		13	femmes.
6° De la crurale.	6	2	hommes.
		4	femmes.
Total. . .	250		

Après un examen portant sur plusieurs milliers de cadavres, examen fait dans les hôpitaux ou les am-

(1) *Recherches anatomiques sur les hernies de l'abdomen*, thèse soutenue à Paris, 1817.

phithéâtres de dissection , M. Velpeau (1) n'établit pas de chiffre pour indiquer la communauté d'origine de l'obturatrice et de l'épigastrique. On ne peut, avance-t-il, dire qu'elle se rencontre une fois sur trois ni sur cinq ni même sur dix, mais bien seulement sur quinze à vingt.

Quand cette disposition existe, avant de s'introduire dans le canal sous-pubien, l'obturatrice descend obliquement en dedans, derrière la branche horizontale du pubis. L'artère émane-t-elle de la crurale, elle remonte côtoyant la veine du même nom, au-devant du pubis, pour passer derrière lui et reprendre son trajet naturel. La longueur du tronc appartenant à l'obturatrice et l'épigastrique varie.

La répétition d'un état assez fréquent qui place les deux artères dans une sorte de solidarité, alors qu'elles proviennent de la même source, loin de constituer un fait accidentel, trouve sa raison dans les lois de l'organogénie, ou son explication dans le mode de développement de cette partie du système vasculaire.

Durant la vie embryonnaire, l'obturatrice a deux origines : l'une due à l'hypogastrique, l'autre à l'épigastrique ou l'iliaque externe. Si la première, qui est la normale, est arrêtée, au lieu de se développer ; si l'autre, qui doit s'oblitérer à une certaine époque, s'accroît, au contraire, n'est-ce point à l'obturatrice qu'il faut rapporter la naissance de l'épigastrique, et ne voir, dans cette apparente aberration, que la permanence d'une période de la vie intra-utérine, qui a

(1) *Nouveaux éléments de médecine opératoire*, Paris, 1839, 2ᵉ édition, t. IV, *Hernie crurale*.

coutume d'être transitoire? Un autre caractère qui
doit trouver place ici, et qui prouve que la nature ne
perd jamais ses droits, alors qu'elle se dévie de la
règle, est le suivant : quand, par sa naissance, l'obturatrice est à une certaine distance de la cavité pelvienne, elle n'y rentre pas moins pour s'y distribuer
comme de coutume. Dans son trajet récurrent, elle
confronte avec des organes qui, dans les circonstances
ordinaires, lui sont étrangers : on serait presque tenté
de mesurer le danger qui peut survenir, dans la herniotomie crurale, à la longueur du vaisseau et à la
marche libre, rétrograde, qu'il affecte dans sa portion
extra-pelvienne. Enfin, comme si une anomalie devait
préparer à une autre, on s'assure, en suivant celles
qui ont trait à l'origine de l'obturatrice, que l'une
conduit par transition à une autre plus éloignée du
type régulier.

Parmi plusieurs exemples de la variété en question, je me bornerai à ceux-ci. Sur le corps d'une
jeune femme, le tronc des deux vaisseaux (à gauche
seulement) sortait en dedans et en avant de la crurale, passait au-devant de la veine du même nom , la
croisant obliquement, sans décrire la moindre flexuosité. Arrivé au niveau de l'anneau crural, il se plaçait
en dedans de la veine , et ne se dichotomisait qu'au-
dessus de l'arcade : à partir de ce point, le trajet de
l'obturatrice devenait naturel. Le tronc commun était
séparé par un intervalle de 8 millimètres du ligament de Gimbernat, et ne pouvait être atteint dans le
débridement de la mérocèle pratiqué en dedans. Le
vaisseau était toutefois exposé à être lésé, dans la
circonstance fort rare de la hernie s'effectuant entre

la portion artérielle et veineuse du canal crural
(hernie fémorale interne); l'artère eût été refoulée en
dedans, contre le ligament de Gimbernat et par le sac
herniaire.

Sur le cadavre d'un homme de trente ans, injecté
pour les dissections de l'École pratique, un tronc
artériel de 8 millimètres de longueur, qui fournissait
l'obturatrice et l'épigastrique droite, se détachait lui-
même de la crurale, à 27 millimètres au-dessous du
ligament de Fallope ; après s'être porté verticalement
en haut, le tronc s'infléchissait en avant, pour traverser le fascia crébriforme et devenir sous cutané; l'obturatrice rentrait dans le canal crural, et arrivée au
tronc obturateur, elle n'offrait rien de particulier.

J'ai constaté un fait qui a quelque analogie avec le
précédent, sur un sujet de cinquante ans ; le tronc de
l'épigastrique et de l'obturatrice sortait de la crurale,
à 8 millimèrtes du ligament de Gimbernat, et parcourait la partie supérieure du canal crural, se bifurquant vers son orifice interne, et de là les deux vaisseaux suivaient leur trajet connu.

Voici encore ce que j'ai observé sur le cadavre
d'une vieille femme (côté gauche); l'obturatrice et
l'épigastrique s'inséraient sur une artère provenant
de la crurale, et à 2 centimètres du ligament de
Fallope elle se divisait, au-dessus de l'arcade crurale, en dedans de la veine iliaque externe, à 6 millimètres du ligament de Gimbernat, qu'elle laissait en
bas et en dedans (1).

---

(1) Gimbernat (*De nuovo methodo de operar en la hernia crurale*,
Madrid, 1793) n'a pas assez tenu compte de la communauté d'origine

C'est au point de vue de la hernie crurale, dans ses rapports avec elle, que la communauté d'origine de l'obturatrice et de l'épigastrique inspire des craintes peut-être exagérées. On a signalé les dangers qui peuvent survenir quand on procède au temps le plus difficile de l'opération, le débridement, et cela avec la pensée bien arrêtée que c'est dans l'anneau crural ou le ligament de Gimbernat que réside la cause de l'étranglement. Dans la circonstance de brièveté du tronc d'où émanent les deux artères, la hernie se fait au-devant de lui, et n'est-ce pas le cas le plus ordinaire ?

Le tronc artériel est-il au contraire allongé, il devient inférieur et interne aux parties sorties de l'abdomen. Dans une thèse sur les hernies crurales qui sera consultée avec avantage, le docteur Demeaux établit les différences dans les connexions des vaisseaux avec l'anneau crural, suivant que le tronc est très court ou que sa longueur s'étend de 2 à 4 centimètres. Dans la première hypothèse, l'obturatrice, appliquée contre la surface pectinéale dès son origine, gagne la cavité pelvienne ; qu'avec une semblable disposition, une hernie crurale se forme, elle se placera au-devant de l'artère, qui est à l'abri, si l'on a recours au débridement. Voilà cependant ce qui arrive le plus fréquemment ; mais l'obturatrice,

de l'obturatrice, de l'épigastrique et des variétés qu'elle offre, quand, pour le débridement à l'occasion de la hernie crurale étranglée, il proclame l'avantage de la division du repli fibreux qui porte son nom. La méthode opératoire du chirurgien de Cadix a trouvé une redoutable opposition dans Dupuytren et Astley Cooper.

se détachant de l'épigastrique à environ 3 ou 4 centimètres au-dessus du pubis, se dirigeant en bas et en dedans, forme ainsi avec le tronc commun des deux vaisseaux, et c'est toujours l'auteur qui parle, un angle dont le sinus regarde en bas, et dans le champ duquel se trouvé placé l'anneau crural; si une hernie se produit dans ces conditions, au niveau de l'anneau crural, une anse artérielle la circonscrira en dehors, en haut et en dedans. On serait porté à penser que, quel que soit le sens dans lequel on opère le débridement, il s'ensuivra une hémorrhagie; mais, comme le démontre M. Demeaux (1), le collet du sac n'étant jamais à ce niveau, elle ne saurait avoir lieu, et l'on peut débrider assez largement sans que le malade y soit exposé. Ce qu'il importe de se rappeler, c'est le siége presque constant de l'étranglement occasionné par le collet du sac herniaire, siége existant dans la paroi de l'entonnoir fibreux qui livre passage aux parties déplacées (2).

(1) *Annales de chirurgie.* Paris, 1842, t. V, p. 342.

(2) J'ai pratiqué cinq fois la herniotomie crurale chez la femme et jamais chez l'homme. Vingt années se sont écoulées depuis la première opération, dont je rapporterai les notes textuellement. Femme de cinquante-huit ans, constitution délabrée, hernie crurale droite ancienne, étranglement survenu après un violent effort pour soulever un sac de farine, marche rapide des accidents, qui nécessitent l'opération trente heures à dater de l'étranglement, minceur du sac herniaire contenant une portion d'intestin grêle coiffée d'épiploon; incision en haut et en dedans du ligament de Gimbernat, qui ne fait nullement cesser l'étranglement. Mon ancien maître et mon ami, Fleury, premier médecin de la marine, homme de savoir et d'expérience, dont la mémoire m'est toujours chère, m'assistait près de la malade, qui était sa cliente. Il me conseilla de prolonger le

L'on s'abuserait en concluant que l'hémorrhagie ne vient jamais compliquer la herniotomie crurale; mais si cet accident rare survenait par l'ouverture de l'obturatrice, une compression méthodique ne suffirait-

débridement, en agissant toujours sur le ligament en question; je ne me rendis point à son avis, préoccupé que j'étais par la crainte de léser l'obturatrice. Par une singulière coïncidence, la veille, j'avais fait une leçon d'anatomie chirurgicale sur la région crurale, et le sujet servant à la préparation offrait des deux côtés l'obturatrice et l'épigastrique venant du même tronc, ayant en longueur 3 centimètres. J'avoue que si ma main ne parut pas incertaine, mon esprit était peu rassuré. En bien examinant, je fus frappé de la tension d'un repli fibreux sacciforme qui me sembla une expansion du fascia lata, allant se rendre au ligament de Fallope, non loin de celui de Gimbernat. J'incisai cette expansion fibreuse, et aussitôt j'eus la facilité de réduire. Ce fait me donna à penser, et cependant je ne l'acceptai que comme exceptionnel. En 1826, me trouvant accidentellement à Toulon, je fus appelé en consultation par le baron P..., colonel du génie, pour sa femme, âgée de vingt-six ans, d'un tempérament lymphatique, enceinte de six mois, éprouvant les symptômes d'une hernie crurale étranglée, à la svite d'un mouvement brusque pour déplacer un meuble. La tumeur n'était pas habituellement maintenue par un bandage. Madame P.., pendant sa grossesse, et celle-ci était la troisième, se trouvait atteinte de varices dans les régions tibiale et fémorale. La saphène interne était énormément dilatée à l'endroit de son embouchure dans la veine crurale. Les médecins consultants, parmi lesquels se trouvait mon ami le docteur Alquié, aujourd'hui médecin en chef de l'hôpital d'instruction du Val-de-Grâce, partagèrent ma manière de voir sur l'urgence de l'opération, et, en effet, les vomissements se succédaient avec rapidité; le ventre était tendu, douloureux, et d'inutiles essais de taxis ne laissèrent plus d'espoir de réduction. Je fus chargé de l'opération, deux jours après l'étranglement; mais cette fois, quand il s'agit de débrider, je ne m'adressai plus au ligament de Gimbernat, ni à une partie du canal crural, j'incisai en avant et en haut l'infundibulum fibreux, si bien indiqué par M. Demeaux. La guérison fut prompte, et la grossesse se termina heureusement.

elle pas pour arrêter l'écoulement du sang à défaut de la ligature ?

La mérocèle n'est pas l'unique espèce de hernie qui établisse des rapports avec l'artère obturatrice, le déplacement qui s'effectue par l'ouverture de ce nom en contracte aussi.

Je n'ai jamais été à même d'observer la hernie obturatrice sur le vivant, ni de l'étudier sur le cadavre : aussi suis-je réduit à invoquer l'expérience des autres. Quand, dans cette hernie, l'artère vient de l'iliaque interne, elle est située dans la portion intra-pelvienne en dehors du collet du sac. Au-dessous de lui, au niveau du trou obturateur, on la voit en dedans, alors que l'obturatrice sort de l'épigastrique ; la première est placée en dedans de la tumeur herniaire, puis en haut, et se divise en deux branches, dont l'une traverse les muscles, tandis que l'autre s'y consume. *Chélius* (1) avance que dans les hernies du trou ovalaire les vaisseaux se trouvent ordinairement en dedans et en arrière, en supposant l'artère fournie par l'hypogastrique. M. le professeur Cruveilhier (2) a publié une planche représentant une hernie obturatrice. Les vaisseaux apparaissent vers la partie externe et un peu antérieure de la tumeur ; quand l'hypogastrique donne naissance à l'obturatrice, le débridement doit se faire en dedans, tandis que si elle tire son origine de l'épigastrique, elle se porte au-dessus du sac herniaire et le contourne en divers sens ; mais en divisant les vaisseaux, il est possible d'en faire la ligature. Quelquefois les vaisseaux

(1) *Traité de chirurgie*, trad. de l'allemand par Pigné. Paris, 1842.
(2) *Anatomie pathologique du corps humain*, Paris, 1830, XVe livraison.

obturateurs sont éparpillés au pourtour de la hernie. Au reste, dans ce mode morbide, il est difficile d'établir un diagnostic précis, et plus rare encore d'en venir à l'opération.

Je dois rappeler que la gouttière sous-pubienne est parfois divisée par un repli de l'aponévrose pelvienne supérieure, et qu'alors le nerf est séparé de l'artère qui occupe la partie inférieure.

Quand l'obturatrice émerge de l'hypogastrique, il n'est pas rare que la veine obturatrice se rende dans la veine iliaque externe; d'autre part, l'artère provenant de l'épigastrique, la veine se jette dans l'hypogastrique, variétés sans valeur alors qu'elles sont sans application pratique. Néanmoins le docteur P. Robert estime que si la veine obturatrice émergeait de l'iliaque externe et gagnait la partie postérieure du ligament de Gimbernat, ou se portait transversalement en dedans, et si en même temps l'artère sortait de l'épigastrique, une semblale disposition exercerait sur la hernie fémorale une influence qu'il est facile de comprendre.

Rencontre-t-on deux artères obturatrices du même côté? Je dirai à ce sujet ce que j'ai observé et démontré. Sur un aliéné, âgé de quarante-deux ans, l'obturatrice droite paraissait réellement double; l'un des vaisseaux se détachait de l'épigastrique vis à-vis le bout supérieur du ligament de Gimbernat, qu'il circonscrivait partout; l'autre obturatrice, que je considère comme la normale, parcourait son trajet ordinaire, s'anastomosant vers la partie supérieure du trou obturateur, avec la surnuméraire. L'obturatrice gauche n'offrait rien de particulier. La signification de ce fait

n'est pas douteuse, et plutôt que d'admettre la dualité artérielle, il faut reconnaître la continuation d'un
état qui n'a coutume d'exister, comme je l'ai déjà dit,
que pendant une période de la vie intra-utérine. Enfin,
Meckel rappelle, à l'occasion si variable de l'origine de
l'obturatrice, qu'entre les cas extrêmes où elle vient
de l'hypogastrique, et celle où elle émerge de la crurale, on trouve un intermédiaire dans lequel elle est
due au concours de deux branches d'un calibre à peu
près égal, données, l'une par l'épigastrique, l'autre
par l'hypogastrique, et s'inosculant à angle aigu.

A l'origine si inconstante de l'obturatrice, j'opposerai la régularité de la plupart des branches qu'elle
fournit. Dans le nombre de celles-ci, remarquables par
leur fixité, je mentionnerai le rameau dirigé transversalement derrière le corps du pubis et se joignant à
l'artère du côté opposé. J'appelle aussi l'attention sur
la presque invariabilité de celle qui prend une direction ascendante pour aller s'anastomoser avec l'épigastrique.

On retrouve toujours les rameaux qui établissent
une communication avec la circonflexe interne. Quant
à l'artériole pénétrant dans l'articulation coxo-fémorale, elle est fournie plus souvent par un autre vaisseau que par celui qui nous occupe.

J'ai vu une branche de l'obturatrice gauche sortir
et se distribuer au bulbe de l'urètre, en suppléant
celle qu'il reçoit communément de la honteuse interne. Dans une pièce préparée par le professeur
Denonvilliers, on voit aussi un rameau volumineux
de l'obturatrice longer la partie interne du trou obturateur, gagner transversalement le bulbe, et placée

au-dessus de la honteuse interne, qu'elle croise. La bulbeuse est quelquefois intéressée dans la cystotomie périnéale. Dans les deux faits cités, la compression exercée sur la honteuse interne eût été inefficace dans le cas d'hémorrhagie.

Enfin, je montrerai dans la description de la honteuse interne comment, lors de l'insuffisance de cette artère, ou bien quand elle ne donne pas la pénienne, ce vaisseau vient de l'obturatrice.

§ III. Hémorrhoïdale moyenne.

Cette artère varie quant à son origine. Ainsi elle ne vient pas toujours directement de l'iliaque interne, mais de la sacrée latérale, de l'ischiatique ou de la honteuse interne. Elle peut n'être que la continuation de la vésicale inférieure. J'ai constaté deux fois son absence chez l'homme ; dans un cas, elle était remplacée par des branches de l'ischiatique ; dans l'autre, c'était l'hémorroïdale inférieure très développée qui la suppléait. Dans les circonstances ordinaires de la cystotomie périnéale, cette dernière, qui émane le plus souvent de la honteuse interne, est à l'abri de l'action de l'instrument, à moins que, contre les règles de l'art, l'incision ne soit trop prolongée en arrière. J'ai sous les yeux une pièce injectée dans laquelle les hémorrhoïdales inférieures sont, quant à leur lieu d'émergence, tellement portées en avant, que l'opération la plus méthodique de la taille périnéale ne les préserverait point. A l'aide du ténaculum, ne peut-on les saisir et puis les lier dans le tissu adipeux qu'elles parcourent pour se rendre à la partie inférieure de la face antérieure du rectum? J'ai vu, dans l'extirpation d'un énorme bourrelet hémorrhoïdal, diviser les hémorrhoïdales inférieures; l'écoulement du sang fut assez abondant pour compromettre la vie du malade, et l'hémorrhagie ne s'arrêta que par le tamponnement.

§ IV. Artères vésicales.

Elles peuvent n'être que des rameaux subalternes des branches émises par l'hypogastrique. Si les vésicales émanent d'un tronc commun, celui-ci se détache de la partie antérieure de l'iliaque interne.

La disposition la plus ordinaire nous représente les vésicales divisées en supérieures et inférieures. Les premières, au nombre de deux pour chaque côté, viennent de l'ombilicale, de l'obturatrice ou de la honteuse interne. Quelques anatomistes donnent le nom de moyennes aux branches vésicales qui se rapprochent entièrement du bas-fond de la vessie.

La vésicale inférieure, simple de chaque côté, est parfois double. Chez l'homme, il est assez fréquent qu'elle naisse de l'hémorrhoïdale moyenne, de l'utérine ou de la vaginale chez la femme. Le rameau qu'elle fournit au canal déférent est susceptible, dans l'altération du cordon spermatique consécutive au cancer du testicule, d'acquérir un volume considérable, et de rendre ainsi inutile la ligature de l'artère spermatique, proposée comme devant remplacer l'ablation de l'organe sécréteur de la semence.

Je signalerai une disposition importante de la vésicale inférieure (*ramus ad prostatam*, Loder). Après avoir émis des rameaux à la partie inférieure de la vessie, elle se continue dans la prostate, où elle coustitue la vésico-prostatique, artère dont j'ai trouvé la capacité très augmentée dans deux cas d'hypértrophie de la prostate, et qui, intéressée dans la cystotomie latéralisée, deviendrait la source d'une hémorrhagie difficile à arrêter.

Quand il s'agit d'extraire de la vessie une pierre enkystée, l'incision de la poche qui la renferme peut être suivie d'une perte de sang considérable, s'épanchant dans la cavité de l'organe, accident contre lequel un des moyens que l'art oppose consiste surtout dans les injections froides.

§ V. Artère honteuse interne.

C'est à la partie antérieure de la bifurcation de l'hypogastrique, dont elle peut être considérée comme la dernière branche, qu'il convient de rapporter l'origine de la honteuse interne, sans qu'il soit rare de la voir se détacher d'un tronc commun avec l'ischiatique. J'ai observé sur un jeune sujet que cette artère (la gauche) ne fournissait la honteuse interne qu'après avoir franchi l'échancrure sciatique. La science possède de semblables exemples. R. Quain représente (1) la honteuse interne naissant de l'hypogastrique, sans avoir de rapports avec l'ischiatique. Quelle que soit la hauteur à laquelle la honteuse interne émane de l'hypogastrique, hauteur variable, elle en est toujours une des principales branches. Pour mieux saisir le trajet et les connexions assez complexes de la honteuse, on la divise en portions pelvienne, fessière, ano-périnéale et génitale

(1) Planche LIX.

externe (1). Je suivrai cet ordre dans l'exposition des anomalies du vaisseau. La première portion manque, alors que, comme dans le cas que je viens de citer, l'artère n'est en réalité émise qu'en dehors de l'échancrure sciatique. Dans cette circonstance, les rameaux que la honteuse a coutume de distribuer dans le bassin, au rectum, aux vésicules séminales, chez la femme, au vagin, à l'utérus, proviennent de l'iliaque interne ou de l'ischiatique.

Une aberration digne de remarque est celle dans laquelle il n'existe pas de portion fessière; l'artère ne parcourt plus ce trajet si court compris entre les deux ligaments sacro-sciatiques. On recherche en vain cette singulière disposition du vaisseau placé hors du bassin pour y rentrer bientôt, et comme pour indiquer au chirurgien que dans cette partie si limitée, si profonde, il est là cependant accessible à des moyens hémostatiques même directs. L'aberration que je signale ne se borne pas à ce que la honteuse manque hors du bassin; mais elle crée des rapports nouveaux, et entraîne par suite des dangers dans la cystotomie périnéale. Ainsi, il y a presque toujours alors coïncidence avec une déviation de l'artère dans la région périnéale, en ce sens qu'elle s'écarte de sa position naturelle, pour se rapprocher de la ligne médiane près de la prostate.

C'est dans la région ano-périnéale que s'accomplissent les variétés les plus multipliées, en même temps qu'elles sont les plus importantes pour le praticien. Mais ici il est nécessaire d'établir une distinction. On

______

(1) Bourgery, *Traité d'anatomie*, t. IV. *Artériologie.*

sait que les artères forment deux plans superficiels et profonds : le premier, plus spécialement destiné pour le périnée ; l'autre pour l'organe excitateur. Eh bien, l'artère superficielle du périnée offre assez rarement des aberrations intéressantes. Il importe seulement de se rappeler qu'elle peut être inclinée en dedans, qu'elle donne assez souvent la transverse du périnée ou la bulbeuse de l'urètre.

C'est la branche profonde ou ischio-pénienne qui devient le principal siége des déviations. Il faut même que notre confrère Bourgery ait le plus souvent rencontré un tel état des choses dans ses dissections, puisque, dans son ouvrage, c'est de la périnéale qu'il fait provenir l'artère bulbeuse de l'urètre ; et les anomalies s'y manifestent avec une sorte de transition qu'il est facile de saisir. Ainsi la plus simple consiste en une modification de l'artère qui devient plus voisine du raphé périnéal. Un degré plus élevé nous l'offre très rapprochée du bas-fond vésical et en contact avec la prostate.

Quand la honteuse interne n'a point son calibre ordinaire, on distingue une artère supplémentaire, dite par Quain accessoire de la honteuse, et qui se comporte communément ainsi qu'il suit : elle naît rarement de la honteuse vraie, quelquefois de l'hypogastrique, plus souvent de l'obturatrice. Des faits positifs la montrent provenant de l'épigastrique, ou d'une vésicale inférieure ; quelle que soit son origine, elle passe sous la symphyse pubienne, et se consume dans le pénis. Il arrive aussi que la honteuse interne se termine d'une manière subite, après avoir émis la superficielle périnéale et la bulbeuse de l'urètre. Il y a alors insuffisance de la honteuse interne, puisqu'elle ne se distribue point au pénis. Comment donc et d'où cet organe recevra-t-il du sang? La dorsale de la verge et la caverneuse naissent des diverses artères dont nous avons parlé, et, à de légères variations près, se comportent de la même manière. Sur trois cas que j'ai observés, j'en rapporterai un seul.

Sur un cadavre servant aux dissections de l'École pratique, la honteuse interne gauche, très réduite dans son calibre, se terminait dans le périnée, après avoir donné la superficielle et la transversale de cette région. L'hypogastrique, ayant produit l'ombilicale, donnait un tronc naissant à angle droit et se divisant bientôt en deux artères, l'obturatrice et la pénienne. Celle-ci, après avoir contourné l'arcade pubienne, fournissait la caverneuse et la dorsale de la verge. Il s'en faut que de semblables anomalies aient quelque chose de très insolite. Ne les retrouve-t-on pas citées dans la plupart des traités élémentaires d'anatomie, avec cette différence que la dorsale naît isolément de la honteuse supplémentaire, ou en communauté d'origine avec la caverneuse? Quand il y a insuffisance de la honteuse interne, ce qu'il importe surtout au médecin opérateur de noter avec exactitude, ce sont les connexions plus ou moins intimes du vaisseau supplémentaire avec la prostate et le canal de l'urètre. L'artère surmonte la glande et peut même la déborder légèrement en arrière; se portant en avant en dessus de la portion membraneuse de l'urètre, elle gagne le périnée, où elle se bifurque en branches terminales.

Quain dit avec raison que l'artère accessoire de la honteuse interne suit ordinairement le même trajet

p que la vésico-prostatique, que quelquefois elle rem-
q place complétement.

L'influence dangereuse que peut exercer, quand il
s'agit de la cystotomie périnéale, le vaisseau qui supplée la honteuse interne, est mise dans tout son jour
par une observation remarquable (1). Un homme ro-
buste, de soixante ans environ, atteint de calcul vésical, est admis dans l'hôpital de Middlesex : il est
opéré par John Shaw ; cependant l'incision de la prostate est suivie d'une hémorrhagie artérielle. On
agrandit la plaie avec un bistouri courbe, pour
faciliter l'extraction du calcul. L'hémorrhagie, qui
s'était prolongée durant l'opération, cède à des applications réfrigérantes sur les cuisses et le périnée.
Au bout de quelques heures, le malade éprouve des
frissons, le pouls s'affaisse, et la mort arrive. Le
lendemain, les artères pelviennes, injectées, sont préparées avec soin. L'hémorrhagie dépendait d'une
branche de l'hypogastrique, passant le long de la
prostate pour gagner le dos de la verge. Le tronc de la
honteuse, ainsi que la bulbeuse, était intact. Bien
qu'un fait de cette nature porte avec lui sa signification, j'y reviendrai plus tard (2).

La planche n° X est la copie fidèle d'une pièce in-

(1) *Journal of medical science*, t. XI.

(2) Voir les planches LXIII et LXIV de Quain, la XXX de Tiedemann, fig. 2. Dans une note du texte, il dit : Similem casum ob-
servavi, in utroque latere, viri viginti octo annos, nec non in puero.
Tamen in cadavere virginis, octodecim annorum, arteriam clitoridis, pari modo decurrentem visi.

Veteriores anatomiæ cultores Vesalius, Valverdus, Jac. Sylvius,
Bauhinus, Hygmorus, Winslowus, aliique, hanc dispositionem arteriæ dorsalis penis et clitoridis tanquam, norman descripserunt.

jectée, préparée et conservée par exsiccation, à l'occasion d'un concours pour le prosectorat.

Parmi d'autres aberrations des artères pelviennes, je me bornerai à celles concernant la honteuse interne, qui, par leur solidarité, deviennent un objet d'étude d'autant plus intéressant qu'il en est peu d'identiques.

Pour être présentées dans tout leur développement, les anomalies que je vais faire connaître exigent, en raison de leur multiplicité, quelques détails indispensables, et sans lesquels l'observation serait tronquée.

Le sujet, peu avancé en âge, était d'une maigreur extrême, et l'injection fut heureuse. La branche antérieure de l'hypogastrique gauche, inférieure *en volume* à la postérieure, est remarquable (1) par l'origine de deux artères qu'elle n'émet point dans l'état régulier, et qui représentent, l'une *la pénienne*, l'autre *la vésico-prostatique*. D'une capacité beaucoup moindre qu'à l'ordinaire, la honteuse interne se détache de la branche antérieure de l'hypogastrique. Je décris d'abord les deux vaisseaux dont la naissance est anormale et que sépare un intervalle de 2 centimètres. L'un est supérieur, l'autre inférieur. La première, ou branche pénienne, sort à 3 centimètres environ au-dessous de la bifurcation du tronc de l'iliaque interne. Dirigé horizontalement d'avant en arrière, il passe au-dessous du nerf obturateur, décrivant avec lui une sorte d'angle dont le sinus serait en arrière. L'artère, parvenue sur les côtés de la vésicule séminale correspondante, lui donne de nombreux rameaux, longe la

(1) La pièce a été déposée dans le muséum de la Faculté.

partie latérale gauche de la base de la prostate, de manière à se trouver en contact avec elle. En dehors les rapports ont lieu avec le muscle releveur de l'anus, et sont d'autant plus immédiats qu'on se rapproche de la partie antérieure. Le vaisseau gagne ensuite l'arcade pubienne, se réfléchit de bas en haut, traverse le ligament suspenseur de la verge et fournit deux branches de calibre à peu près égal, la caverneuse et la dorsale de la verge, dont la distribution n'offre rien de particulier. L'on ne peut méconnaître dans cette artère la pénienne, naissant d'une manière insolite, ayant de nouvelles connexions et n'émettant point la bulbeuse urétrale.

La seconde artère, ou vésico-prostatique, émerge du tronc principal hypogastrique à l'endroit où il se bifurque, et produit ainsi l'ischiatique et la honteuse interne; située au-dessous de la pénienne, lui étant parallèle, elle s'avance d'arrière en avant, se perd dans la portion prostatique du canal de l'urètre, et n'envoie à la vessie que quelques rares artérioles.

Quant à la honteuse interne, elle s'introduit entre les deux ligaments sacro-sciatiques, se rend à la face interne de la branche ascendante de l'ischion; mais, loin de s'accoler à toute l'étendue de cette région osseuse, elle l'abandonne vers sa partie moyenne, s'incline obliquement en avant et en dedans, et se termine en se ramifiant dans la cloison du *dartos*. Ici la honteuse interne représente la superficielle périnéale, dont celle-ci n'est régulièrement qu'une branche. Voilà donc évidemment une anomalie par défaut.

Quant aux branches collatérales de la honteuse interne, dans sa portion pelvienne, elle fournit trois hémorrhoïdales inférieures, et en dehors une artère anastomotique marchant transversalement vers le côté externe dans l'étendue de 2 millimètres, se recourbant de bas en haut et s'accolant à la branche ascendante de l'ischion. Ce qui est surtout digne d'attention, c'est que le vaisseau devenu flexueux s'anastomose avec l'artère pénienne. Enfin, la honteuse interne fournit de sa partie supérieure une artère d'un calibre semblable au sien : c'est la bulbeuse de l'urètre.

Résumons les anomalies précédentes : diminution de volume de la honteuse interne, qui se dirige plus en dedans que dans l'état ordinaire; artère supplémentaire, étrangère par son origine à la honteuse interne, mais s'anastomosant avec elle. S'il importe peu, pour les organes recevant du sang artériel, qu'il leur arrive d'une source ou de l'autre, le changement de rapports qu'entraînent les anomalies doit être pris en considération par le médecin opérateur. Si le sujet de notre observation avait été soumis à la cystotomie périnéale, une hémorrhagie grave ne devenait-elle pas la suite presque certaine de la lésion de la honteuse interne et de la bulbeuse de l'urètre, qui en émergeait?

Une troisième cause d'hémorrhagie existait dans la honteuse interne accessoire, en raison de son intime connexité avec la prostate.

Les aberrations de la honteuse interne et de ses branches resteraient stériles si les déductions pratiques ne venaient les interpréter.

La plupart de ces anomalies se rattachent à une opération toujours grave, heureusement remplacée aujourd'hui par une des plus belles découvertes du

XIX. siècle , parce qu'elle en est une des plus utiles. Toutefois, en préconisant la lithotritie comme méthode générale , elle ne saurait être d'une manière absolue substituée à la cystotomie, que certaines circonstances, rares il est vrai, ne réclament pas moins formellement (1).

Il est curieux de consulter les auteurs qui ont écrit *ex professo* sur la taille périnéale, et plus encore d'interroger les hommes de l'art qui ont pratiqué un grand nombre d'opérations de ce genre pour s'assurer de la fréquence de l'hémorrhagie et en reconnaître la source, double question sur la solution de laquelle ils ne sont pas unanimes. Les purs anatomistes indiquent les rapports tels qu'ils doivent être et non tels qu'ils se montrent toutefois.

En vain le périnée est-il décrit dans les traités modernes d'anatomie chirurgicale avec une précision mathématique ; cette région est parfois semée d'écueils pour le lithotomiste, et en évitant un danger il tombe souvent dans un autre. Dans la crainte de léser l'intestin rectum, donne-t-on trop d'obliquité à la première incision, il peut en résulter une hémorrhagie. Quelle que soit la méthode ou le procédé mis en usage dans l'extraction des calculs par le périnée, dit une grande autorité chirurgicale, cet accident est un des plus ordinaires de la lithotomie (2).

(1) Voyez les ouvrages du docteur Civiale, *Parallèle des divers moyens de traiter les calculeux*, Paris, 1836, in-8 ; — *Traité théorique et pratique de la lithotritie*. Paris, 1846.

(2) Notre Delpech pratiquait la cystotomie périnéale avec un bonheur vraiment inouï, si l'on peut appeler de ce nom l'immense habileté qu'il déployait dans toutes les opérations soumises à des

Boyer ajoute qu'il a souvent été mis sur le compte de l'opérateur ou sur celui du procédé dont il a fait choix, mais presque toujours injustement, alors que les artères périnéales offrent dans leur situation et leur direction, des variétés telles que le plus habile n'est jamais certain de les éviter. Un homme qui a été l'honneur de la chirurgie française a avancé qu'un quart des opérés de la pierre succombaient à l'hémorrhagie ou à ses suites (1).

L'hémorrhagie se manifeste sans variétés artérielles par la seule dilatation des artères chez les calculeux souffrant depuis longtemps, ou dont la pierre est volumineuse, ce dont j'ai pu m'assurer; en cette occurrence, une artériole insignifiante par son calibre, dans l'état sain, donne lieu, quand elle est lésée, à une effusion de sang inquiétante, surtout si le vaisseau se trouve blessé près de son origine. Jaloux d'arriver à un résultat tant soit peu satisfaisant, quant à l'appréciation des artères d'où provient l'hémorrhagie dans les cystotomies où la prostate et le col vésical

règles, comme dans celles qu'il improvisait. Delpech, comptant sur l'élasticité des tissus, était généralement sobre de grandes incisions dans les cas ordinaires. Après avoir entamé ou légèrement divisé la prostate avec l'instrument tranchant, c'est au moyen du doigt indicateur qu'il achevait la section, et jamais celle-ci ne dépassait les limites de la glande. Témoin d'un grand nombre de cystotomies faites par le professeur de Montpellier, je dois avouer qu'elles ne furent que très rarement suivies d'hémorrhagie de quelque importance.

(1) Dupuytren, *Mémoire sur une manière nouvelle de pratiquer l'opération de la pierre*, terminé et publié par Sanson et L.-J. Bégin. Paris, 1836, in-folio, fig. — Voyez L.-J. Bégin, *Mémoire sur l'hémorrhagie à la suite de l'opération de la taille par la méthode périnéale, et sur un moyen efficace d'y remédier* (Mémoires de l'Académie royale de médecine. Paris, 1843, t. X, p. 100).

sont divisés, j'ai, sur plusieurs cadavres, pratiqué tantôt la taille unilatéralisée, tantôt la bilatéralisée, ayant soin, après l'opération, de faire pousser, par un aide, une simple injection d'eau dans l'iliaque primitive ou dans l'hypogastrique. Peut-être suis-je parvenu à quelques données assez certaines pour être délivré de ce doute si pénible, quand l'esprit sent le besoin d'être fixé sur un point scientifique où tout paraît devoir être positif.

Dans la cystotomie latéralisée on ne peut manquer de diviser constamment les branches internes de l'artère superficielle du périnée qui établissent les anastomoses avec celle du côté opposé. Assez souvent le tronc lui-même est atteint si l'on dirige l'incision trop en dehors. Cependant j'admets qu'il ne peut guère l'être que dans sa partie antérieure, où il devient superficiel, tandis que postérieurement sa situation est profonde. Quand le sang est fourni par la périnéale en question, il vient de la lèvre externe de la plaie et de tous les vaisseaux du périnée, il est le plus accessible à la ligature. Un cas peut se présenter où l'hémorrhagie devient plus abondante, c'est celui dans lequel la transverse du périnée est émise par la superficielle de cette région.

La transverse du périnée, de capacité moindre que la superficielle, est plus fréquemment intéressée dans la cystotomie périnéale qu'on ne le suppose, mais il convient de faire observer qu'ouverte à sa partie antérieure, l'accident est peu grave. Tout récemment encore, j'ai fait sur trois cadavres la taille bilatéralisée, et deux fois j'ai lésé le vaisseau, tout en procédant aussi méthodiquement que possible, et j'ignore le moyen de l'éviter d'une manière certaine. Qu'on n'oublie pas que la transversale est quelquefois double du même côté.

L'hémorrhagie de la transverse s'arrête presque toujours spontanément, sauf son augmentation de volume ou sa blessure en arrière du périnée. Sa ligature est difficile, la compression offre plus de chance de réussite. Rien de plus clair que le précepte donné par les auteurs pour ouvrir la portion membraneuse de l'urètre dans la taille périnéale ; mais s'appuyant sur l'expérience, ne nous apprend-elle point qu'on divise le plus souvent le bulbe pour arriver à la partie membraneuse ? Et faut-il rappeler que la pointe de la prostate et le bulbe, situés en dessous, semblent aller à la rencontre l'un de l'autre? Puisqu'une telle disposition est incontestable, la conséquence naturelle est que l'artère du bulbe (1) n'est pas à l'abri de l'instrument; mais nous avons ainsi, dit M. Malgaigne (2), deux chances d'hémorrhagie, car elle peut provenir du bulbe même, et puis de l'artère transverse périnéale, qui pour l'ordinaire se rend à l'extrémité du bulbe; comme celui-ci, dit le même auteur, ne recouvre pas immédiatement la portion musculeuse de l'urètre, n'y aurait-il pas moyen de l'éviter? C'est à 8 ou 10 lignes (17 à 23 millimètres) de l'anus qu'il a coutume de se

(1) Quelques anatomistes considèrent et décrivent la transverse du périnée et la bulbeuse de l'urètre comme une seule et même artère, ce qui manque d'exactitude. La bulbeuse naît d'elle ou de la honteuse interne ; elle pénètre dans l'aponévrose moyenne du périnée ou ligament périnéal, et se divise en deux branches, l'une qui va à la glande de Cowper ; l'autre, d'un calibre supérieur, perce le bulbe et se consume dans la portion spongieuse du canal.

(2) *Anatomie chirurgicale.* Paris 1838, t. II, *Bassin.*

terminer en arrière, quelquefois à 6 (13 millimètres) et moins encore, principalement chez les vieillards. Pourquoi donc aller commencer l'incision à 11 lignes (24 millimètres), où l'on est sûr de le blesser? Dupuytren évitait le bulbe et son artère en incisant, pour la taille bilatéralisée, à 5 lignes (11 millimètres) en avant de l'anus. On peut s'éloigner de cet orifice de 1 à 2 lignes (2 à 5 millimètres) de plus; mais, s'en écarter davantage est inutile.

Sur un homme de soixante ans, qui portait depuis longtemps un calcul d'un médiocre volume, et qui n'avait pas été opéré, j'ai trouvé la bulbeuse, née de la transverse périnéale, la première ayant un diamètre de plus d'une ligne.

J'ai pratiqué la cystotomie latéralisée sur un cordonnier âgé de vingt-six ans : une hémorrhagie abondante se manifesta quand j'incisai l'urètre. Cet homme avait eu des rétrécissements de ce canal, par suite de deux gonorrhées traitées antérieurement aux symptômes du calcul vésical et par de violents répercussifs. L'écoulement de sang persista plusieurs heures après l'extraction de la pierre, et j'ai la presque conviction qu'il venait de la bulbeuse de l'urètre. Inutilement j'essayai l'emploi d'une ligature; j'eus recours à de nombreux moyens, aux affusions froides sur le ventre et les cuisses, au tamponnement, et je ne saurais dire auquel je dus l'arrêt de l'hémorrhagie.

Quand on songe à la position de la honteuse interne dans la région ano-périnéale, au soin que semble avoir surtout pris la nature de la protéger, on éprouve quelque difficulté à comprendre la lésion de cette artère, à l'occasion de la cystotomie.

La honteuse interne est profondément placée entre le ligament périnéal et l'aponévrose; collée pour ainsi dire à la branche descendante du pubis, renfermée dans un étui fibreux, voilà autant de conditions favorables pour rassurer contre l'hémorrhagie. De plus, le tronc de la honteuse interne, fixée par l'aponévrose, est rendu immobile, ainsi qu'on peut s'en assurer, après avoir préparé le périnée et en exerçant sur lui des tractions en divers sens.

L'ouverture de la honteuse interne n'en figure pas moins parmi les accidents de la taille. J'ai lu et relu les rares observations apportées en preuve, et, s'il faut le dire, la plupart ne m'ont nullement convaincu. J'en excepterai le fait mentionné par Physic, qui blessa l'artère en pratiquant la cystotomie, et passa entre le vaisseau et l'ischion un fil double porté sur une aiguille à manche.

Sans prétendre nier la lésion de la honteuse interne dans la lithotomie, il faut convenir qu'elle ne saurait avoir lieu que dans la circonstance où, par l'effet d'une variété de position, l'artère se trouve déviée vers la ligne médiane du périnée, et ainsi placée sur le trajet de l'instrument; aberration très rare quand on réfléchit à la fixité du vaisseau et à la nature de ses moyens de contention. Après des recherches multipliées, j'ai constaté plus souvent l'insuffisance de la honteuse interne, remplacée par une autre branche que son simple rapprochement du raphé périnéal. Combien de fois aussi, dans des essais sur le cadavre et avec la volonté d'atteindre, de blesser la honteuse, et pour ce agissant au mépris des règles de l'art, tantôt me rapprochant outre mesure de la sciatique, tantôt incisant largement et en travers le col vésical, ou dépassant le pourtour de la prostate, ne suis-je parvenu qu'à grand'peine à intéresser l'artère! Ce qui a dû donner le change en faisant croire à la lésion directe de celle-ci, c'est qu'une de ses branches volumineuses a été divisée à son point d'émergence, ou plus fréquemment encore cette honteuse accessoire suppléant la véritable. La première n'est-elle point fatalement située tout près de la prostate, et même en contact immédiat avec elle?

L'observation malheureuse rapportée par Shaw, et que j'ai rappelée, est assez significative. Sans le contrôle anatomique, n'eût-on pas été disposé à rapporter à la seule déviation de la honteuse interne ce qui dépendait d'une anomalie plus profonde? Je n'ai pas à m'occuper ici des procédés indiqués afin de lier ou comprimer l'artère, par exemple, dans l'espace si restreint où elle apparaît extra-pelvienne. En se conformant aux préceptes dus à R. Harrison pour la ligature, on n'arrive au vaisseau qu'en traversant le muscle grand fessier, dont on divise plutôt qu'on n'écarte les fibres, et après avoir fait la section du grand ligament sacro-sciatique vers son côté externe. Quelle solution de continuité, étendue, profonde, surtout si le sujet a de l'embonpoint!

Les vaisseaux artériels ne sont pas les seuls qui, durant ou après la cystotomie, soient susceptibles de fournir du sang en dangereuse abondance; il en est ainsi des veines périnéales, leur lumière restant béante alors qu'elles sont coupées, phénomène qui s'explique par leur position dans l'épaisseur des plans aponévrotiques pelviens qui les maintiennent tendus.

L'âge, la présence d'un calcul de grande dimension, parfois même la masturbation chez des individus jeunes, déterminent un état variqueux du col vésical et de la prostate.

Il faut avoir vu ces énormes paquets veineux pour en concevoir une juste idée, et se persuader que leur section n'est point toujours innocente. Je n'oublierai jamais que j'ai assisté à une cystotomie pratiquée sur un sexagénaire obèse et d'une pusillanimité extrême. L'opération fut promptement et habilement exécutée. Quatre heures après le malade pâlit, fut pris de syncopes et s'éteignit. Je n'ai pas été témoin de la nécropsie, mais je sais positivement que la mort a été la suite d'une perte immense de sang veineux, épanché en grande partie dans la cavité vésicale (1).

J'emprunte les deux faits suivants au docteur P. Robert.

« Un calculeux fut opéré à l'Hôtel-Dieu de Paris; immédiatement après l'extraction de la pierre, il s'écoula quelques onces de sang, que l'on crut provenir de la lésion des artères de la vessie. Elle s'arrêta d'elle-même. Deux heures plus tard, nouvelle hémorrhagie plus abondante que la première, et qui s'arrête de même qu'elle. Les hémorrhagies se renouvelèrent ainsi

(1) En ce qui concerne la cystotomie comme en général les cas de traumatisme provoqués par l'art, l'hémorrhagie, pourvu qu'elle soit dans de certaines limites, se présente avec le caractère d'une gravité relative. J'ai vu des sujets perdre, pendant et après l'opération, une quantité de sang abondante, et cela sans aucun danger; au contraire, chez des personnes essentiellement nerveuses, déjà épuisées par la douleur, une hémorrhagie, en apparence peu considérable, entraînait des accidents, jetait le malade dans une prostration parfois mortelle.

jusqu'à la mort du malade. A l'autopsie, on ne trouva aucune artère lésée; les veines seules formaient de nombreux plexus dont la lésion avait donné lieu à l'accident. »

Un fait semblable est survenu chez un enfant adonné à la masturbation, et qui avait été taillé dans le même hôpital. Ce fut à la suite d'un acte de masturbation qu'une hémorrhagie foudroyante emporta le malade.

Je parlerai des autres artères pelviennes qui peuvent être atteintes dans la taille à l'occasion de leur description respective.

§ VI. Artère ischiatique.

L'artère ischiatique, continuation de l'hypogastrique, naît en avant de la fessière, assez souvent en communauté avec elle et la honteuse interne. Quand l'ischiatique se détache très haut du tronc pelvien, par exemple, immédiatement au-dessous de l'iléolombaire, elle donne l'hémorrhoïdale moyenne. J'ai observé sur le corps d'un homme âgé, injecté pour les travaux anatomiques, la double variété suivante : l'ischiatique droite provenait de la fessière, tout-à-fait hors du bassin, de telle sorte qu'au lieu de passer devant le muscle pyramidal et de sortir du bassin par la partie inférieure de la grande échancrure sciatique, elle émergeait par la supérieure et descendait postérieure au muscle. A gauche, l'ischiatique sortait aussi de la fessière, mais dans la cavité pelvienne, et le vaisseau après sa naissance s'introduisait entre les deux portions que présente quelquefois le pyramidal. Les variétés de l'ischiatique, dans le bassin, nous la représentent traversant, tantôt la première , tantôt la deuxième anse du plexus sacré. Elle est aussi supérieure ou inférieure à la honteuse interne. Le point d'émergence de l'ischiatique est fixé au bas de l'échancrure sciatique , ordinairement à 3 centimètres au-dessous de la fessière, plus en dedans, et dans la direction d'une ligne tirée de l'épine iliaque postérieure et supérieure à la tubérosité sciatique. Dans ce même point, on voit l'artère en dedans et en arrière du grand nerf sciatique , tandis que la veine correspondant en arrière et en dedans devient antérieure dans le bassin. J'ai trouvé peu de variations dans ces connexions.

Il n'est pas ordinaire que l'ischiatique émette l'obturatrice , les vésicales, et chez la femme, l'utérine et la vaginale. Quand il y a insuffisance de l'ischiatique , elle est suppléée par la fessière : ainsi, dans le cas que je viens de citer, l'origine de la première était due à la fessière ; mais hors du bassin, celle-ci fournissait des rameaux intra-pelviens au pyramidal , au releveur de l'anus et à la vessie.

Comme le mentionne Theile (1) , on remarque que l'artère satellite du nerf sciatique est plus développée à la partie inférieure qu'à la supérieure de la cuisse.

Sur un vieux forçat, qui fut durant longues années tourmenté par une sciatique rebelle aux traitements les plus énergiques, j'ai trouvé, sans injection, l'artère partout accrue dans son calibre ; j'ai vu, en séparant les filets nerveux du grand sciatique, la disposition vraiment spiroïde des artères placées dans l'intervalle de ces filets.

(1) *Encyclopédie anatomique* , t. III. — *Traité d'angéiologie* , Paris, 1843.

La planche XII de l'atlas indique une remarquable anomalie de l'artère ischiatique droite, décrite par le docteur Caillard dans sa Thèse. Paris, 1833, n° 306 (1).

L'hypogastrique offre ici le double du volume de l'iliaque externe : le premier de ces vaisseaux émet le même nombre de branches que de coutume; mais, en raison de son calibre si accru, il conserve une certaine capacité, après avoir donné ses branches régulières. C'est toujours un gros tronc, comme l'est celui de la fémorale; mais, en réalité, c'est bien l'ischiatique sortant du bassin entre le muscle pyramidal et le petit ligament sacro-sciatique. Devenue extra-pelvienne, placée en arrière du grand nerf sciatique, elle décrit, entre la tubérosité sciatique et le grand trochanter, une courbure à convexité antérieure. L'ischiatique, conservant toujours un volume extraordinaire, descend le long de la partie postérieure de la cuisse, entre le biceps et le vaste externe; la poplitée est sa continuation : aussi on peut dire que l'hypogastrique fournit la poplitée, puisque l'on regarde l'ischiatique comme terminant la première.

Rare dans sa manifestation, obscure dans son diagnostic, la hernie ischiatique n'offre rien d'assez exact dans son histoire pour qu'on se permette aujourd'hui d'indiquer les rapports des vaisseaux avec les organes déplacés, et en induire le lieu où le débridement peut être pratiqué avec quelque sécurité. D'après l'ob-

(1) Je ne parlerai ici que de ce qui concerne le tronc de l'ischiatique, étant conduit, à l'article des artères fémorales superficielle et de la poplitée, à m'occuper des variétés qui dérivent de la disposition de l'artère ischiatique, se continuant à la partie postérieure de la cuisse sous le nom de fémorale.

servation longuement détaillée par Asthley Cooper (1), le débridement en avant deviendrait le plus dangereux. Jones relate un cas dans lequel le collet du sac herniaire était placé en avant de l'artère iliaque interne, au-dessous de l'obturatrice, et en dessus de la veine.

§ VII. Artère iléo-lombaire.

L'artère iléo-lombaire est ordinairement la première branche qui se détache de l'hypogastrique. Elle naît du tronc postérieur de sa bifurcation. Néanmoins son origine est peu régulière, puisqu'elle peut venir de l'iliaque primitive, de l'externe, de la fessière, de l'ischiatique, de la sacrée moyenne. Mayer l'a vue sortant de la crurale, et Meckel de la branche antérieure de l'hypogastrique. La distribution, comme le volume de l'iléo-lombaire, est sujette à varier. Elle supplée la dernière lombaire, quand celle-ci manque. Son origine, plus ou moins élevée si elle émane de l'iliaque interne, n'est pas sans importance quant au succès de la ligature pratiquée sur ce vaisseau. L'iléo-lombaire acquiert un volume considérable dans les circonstances rares d'oblitération spontanée de l'aorte abdominale. Ce qui devient remarquable dans l'étude de l'iléo-lombaire, c'est la chaîne vasculaire étendue qu'elle concourt à former par ses anastomoses si multipliées. En effet, elle s'inoscule avec la dernière lombaire, l'épigastrique, l'obturatrice, la sacrée latérale, la spermatique, la fessière et la circonflexe crurale externe. L'iléo-lombaire donne rarement

(1) *OEuvres chirurgicales*, traduction de MM. Chassaignac Richelot.

sacrée latérale, disposition que j'ai rencontrée quatre fois, et toujours à gauche.

Que penser de la présence de deux iléo-lombaires du même côté, ce qui a été observé assez souvent ? Il est plus exact de dire que, dans cette variété, les deux branches de l'artère n'émergent point alors de la même source, et que réellement il n'y a pas dualité du vaisseau, mais isolement des branches ; l'ascendante, celle qui passe entre le psoas et l'iliaque, ne procède pas de l'hypogastrique, et semble étrangère à la branche transversale, qui, comme de coutume, tire son origine de l'iliaque interne.

A l'apparente duplicité de l'iléo-lombaire, j'opposerai l'absence de cette artère. Elle est remplacée alors par des branches de la circonflexe et des deux dernières lombaires, anomalie que j'ai été à même d'étudier sur une pièce sèche. Le vaisseau manquait à gauche : du côté opposé, naissance, distribution, anastomoses, tout était régulier.

§ VIII. Sacrée latérale.

Quelques anatomistes admettent deux sacrées latérales, et, en effet, cette disposition est si fréquente, qu'ils l'indiquent comme régulière, et considèrent de chaque côté une sacrée latérale supérieure, une inférieure. La première fournit un rameau transverse à la première pièce du sacrum et au tronc dont elle est creusée. La seconde artère sacrée, plus volumineuse que la précédente, envoie des artérioles aux autres pièces du sacrum, et se termine sur les parties latérales du coccyx et quelquefois moins bas. La sacrée latérale naît de l'hypogastrique, au-dessous de l'iléo lombaire , en communauté d'origine avec elle, tantôt de la fessière, tantôt de l'ischiatique. On rencontre trois ou quatre sacrées latérales , et, quand elles sont ainsi multipliées, elles ne sortent jamais d'un tronc commun.

§ IX. Artère fessière.

L'artère fessière, la plus volumineuse des branches provenant de l'hypogastrique , naît de sa partie supérieure. On la considère comme la continuation du vaisseau , de même que l'ischiatique est celle du tronc antérieur. Si, contrairement à ce qui arrive d'ordinaire, l'iliaque interne ne se bifurque pas, la fessière devient la terminaison du tronc entier; néanmoins alors il peut advenir que l'origine de la fessière ait lieu plus tôt; je veux dire avant l'ischiatique, la honteuse interne et même au-dessus de la sacrée latérale. Je pense, avec quelques anatomistes, que la scission principale ne manque qu'en apparence , quand l'iléo-lombaire et la sacrée latérale se détachent prématurément, circonstance dans laquelle la fessière est l'unique branche postérieure principale. Depuis quelques opérations chirurgicales hardies, couronnées d'éclatants succès, la fessière a été l'objet de nouvelles études , sous le double rapport de l'anatomie chirurgicale et pathologique.

On n'ignorait pas que cette artère pût être le siége d'anévrismes traumatiques ou spontanés, et, à côté de cette vérité, on était réduit à déplorer l'insuffisance de l'art.

Cependant Theden avait publié l'observation d'une ouverture de la fessière devenue mortelle. Il s'agit d'un soldat atteint d'un coup de feu à la fesse : le chirurgien ouvrit l'artère en débridant la plaie.

Le volume de la fessière se montre en raison inverse de celui de l'ischiatique, caractère qui traduit l'antagonisme de développement entre le tronc antérieur et le postérieur de l'hypogastrique, bien que l'avantage reste presque toujours au dernier.

La fessière provient quelquefois en communauté ou émet l'ischiatique, la honteuse interne, l'hémorrhoïdale moyenne. On l'a vue donner l'obturatrice, les vésicales, et, chez la femme, l'utérine et la vaginale.

On ne saurait assigner d'une manière absolue les rapports de la veine et de l'artère fessière. La première se place en arrière et en dedans de l'autre.

Pour apprécier avec exactitude la longueur de l'artère, j'ai réuni et comparé des mesures prises sur quarante-six sujets des deux sexes. La mensuration s'étendait depuis sa naissance ou celle de la première collatérale, un peu volumineuse, jusqu'à la terminaison de la fessière, dans la fosse iliaque externe. La moyenne obtenue donne 3 *centimètres 7 millimètres.*

Les deux extrêmes, bien que la différence de stature fût peu sensible, sont compris entre 6 *centimètres et 2 centimètres 6 millimètres.*

La partie intra-pelvienne du vaisseau est à l'abri de toute entreprise chirurgicale. Ce qu'il faut surtout connaître dans l'histoire de l'artère qui nous occupe, c'est ce qui concerne son point d'émergence et l'endroit de la division du tronc fessier. Ceux qui se sont exercés sur le cadavre à lier la fessière savent qu'il est facile de se méprendre et de saisir une branche en place du tronc. C'est à peu près au centre de la grande échancrure sciatique que l'artère sort du bassin, se déviant parfois légèrement en arrière. Le professeur Buisson, dans un travail déjà cité (1), travail qui est une monographie complète sur l'anatomie chirurgicale et pathologique des artères fessières et ischiatique, après avoir indiqué le procédé le plus convenable pour lier ces vaisseaux, a établi avec précision les rapports de l'artère soit à son point d'émergence, soit avec les apophyses saillantes du rebord pelvien ; ces rapports sont des indications utiles, invariables pour l'opérateur. Je reproduis textuellement les résultats obtenus par notre collègue, sur plusieurs bassins dont les artères étaient injectées et conservées par exsiccation.

Bassin d'homme adulte.   *Côté droit.*   cent.

Distance du point d'émergence
{ à l'épine iliaque antérieure et sup. 11
{ à l'épine iliaque postérieure et sup. 6
{ au point le plus élevé de la crête iliaque. 10

Bassin d'homme adulte.   *Côté droit.*   cent.

Distance du point d'émergence
{ à l'épine iliaque antérieure et supér. 11 1/2
{ à l'épine iliaque postérieure et sup. 6
{ à la partie la plus élevée de la crête iliaque. 10

Bassin d'homme adulte.   *Côté gauche.*   cent.

Distance du point d'émergence
{ à l'épine iliaque antérieure et sup. 11
{ à l'épine iliaque postérieure et sup. 6
{ à la partie la plus élevée de la crête iliaque. 10

Bassin d'homme adulte.   *Côté gauche.*   cent.

Distance du point d'émergence
{ à l'épine iliaque antérieure et sup. 10 1/2
{ à l'épine iliaque postérieure et sup. 6
{ à la partie la plus élevée de la crête iliaque. 9

Bassin d'homme adulte.   *Côté gauche.*   cent

Distance du point d'émergence
{ à l'épine iliaque antérieure et sup. 11 1/2
{ à l'épine iliaque postérieure et sup. 7
{ à la partie la plus élevée de la crête iliaque 10

(1) *Gazette médicale de Paris,* 1845.

Bassin de femme adulte.   Côté droit.   cent.

Distance
du point d'émergence
- à l'épine iliaque antérieure et sup. : 10 1/2
- à l'épine iliaque postérieure et sup. : 6
- à la partie la plus élevée de la crête iliaque. : 9

Bassin de femme adulte.   Côté droit et gauche.   cent.

Distance
du point d'émergence
- à l'épine iliaque antérieure et sup. : 11
- à l'épine iliaque postérieure et sup. : 7
- à la partie la plus élevée de la crête iliaque. : 9

Bassin de femme adulte.   Côté gauche.   cent.

Distance
du point d'émergence
- à l'épine iliaque antérieure et sup. : 10 1/2
- à l'épine iliaque postérieure et sup. : 7
- à la partie la plus élevée de la crête iliaque. : 9

Bassin de femme adulte.   Côté gauche.   cent.

Distance
du point d'émergence
- à l'épine iliaque antérieure et sup. : 10
- à l'épine iliaque postérieure et sup. : 6
- à la partie la plus élevée de la crête iliaque. : 9

On le voit, là où l'artère émerge du bassin, elle conserve une position assez constante, et ses con-nexions avec les saillies osseuses diffèrent peu, considérées chez l'homme ou chez la femme. Ainsi donc, on peut agir avec quelque certitude pour découvrir le tronc fessier; quand l'artère a franchi l'échancrure sciatique, son étendue est peu considérable, et ordinairement elle ne la dépasse que de 5 millimètres. M. Bouisson l'a vue sur deux pièces, ne se divisant qu'à 2 centimètres au-delà de l'échancrure sciatique. J'ai rencontré quatre fois cette disposition, trois à gauche et une à droite, et toujours chez des hommes. La division du tronc, s'opérant à une distance plus éloignée que de coutume du rebord osseux, est une chance favorable pour la ligature, de même qu'elle devient laborieuse dans le cas contraire. J'ai examiné nombre d'artères fessières injectées; j'ai consulté les auteurs qui se sont spécialement occupés d'anomalies, sans trouver un seul exemple de fessières se divisant dans la cavité pelvienne, circonstance qui vient encore rassurer le médecin opérateur. J'ai vu, et notre collègue mentionne un fait de ce genre, qu'indépendamment des branches terminales, l'artère donnait un rameau assez volumineux, naissant au niveau du muscle pyramidal, se portant en arrière, puis au-dessous de lui, et se distribuant ensuite aux parties externes du bassin.

J'ai annoté cette variété, qui s'est offerte à moi des deux côtés, et avec une symétrie parfaite sur le corps d'un homme jeune fortement musclé.

C'est assez ordinairement vers le bord postérieur du petit fessier que la fessière sortie du bassin émet ses deux branches principales, la superficielle et la profonde : celle-ci se rend entre les mucles moyen et petit fessier; la première entre le grand et le moyen ; mode de distribution qui n'admet que des variétés méritant à peine d'être mentionnées (1).

(1) Quand un travail pathologique s'accomplit lentement dans la région fessière, les vaisseaux qui la parcourent acquièrent un développement qui ajoute à la gravité de leur hémorrhagie. Je place ici l'analyse d'une observation publiée dans les *Éphémérides médicales de Montpellier*, t. II, p. 38, par feu le docteur Fleury, ancien premier médecin de la marine. M. Temp..., capitaine de frégate, commandait une flottille sur le lac Guarda, en Italie, quand il fut atteint d'un coup de feu vers l'aine gauche. Un biscaïen volumineux fut extrait incontinent de la blessure. La plaie devait être étendue, à en juger par une cicatrice située au-dessous de l'aine et en dehors de l'épine iliaque antérieure inférieure. A la suite d'un traitement qui dura deux mois, le blessé fut transporté à Padoue. L'usage des eaux et des boues d'Albano améliora son état, sans le guérir complétement. Ce n'est pas ici le lieu de parler des diverses phases

D'incontestables exemples nous montrent les anévrismes de la fessière plus fréquents dans ce vaisseau
que pour ceux d'un égal calibre. Pourquoi ce fâcheux
privilége ; et ne faut-il pas ici prendre en considération la manière dont, en quittant le bassin, il passe à
travers une arcade fibro-celluleuse, sans oublier que
la colonne sanguine vient se briser contre le rebord
de l'échancrure sciatique? Indépendamment de l'ané-

morbides et des intervalles de mieux-être, se succédant au bout
d'un temps plus ou moins long. Trois mois s'écoulèrent à peine,
que la fièvre se déclarait, annonçant un abcès s'ouvrant dans divers
points de la région fessière. On distinguait, mêlées avec le pus, des
parcelles osseuses, depuis longtemps séparées de l'ilion. Rentré en
France et appelé à continuer son service à Toulon, le commandant y consulta M. Fleury. Cet habile praticien constata l'existence
d'un trajet fistuleux, s'étendant de l'épine iliaque antérieure et inférieure au-delà de l'échancrure sciatique. Il conseilla les bains sul-
fureux des Pyrénées, qui n'exercèrent qu'une action palliative passagère. En revenant des eaux , M. Temp.. s'arrêta à Aix, en Pro-
vence. Un médecin, ami du malade, pensa que la tubérosité sciatique gauche était le siége du mal , qu'il n'y aurait de cure radicale
qu'à la condition de mettre à nu cette éminence osseuse et de l'attaquer par le cautère actuel, avis, il faut l'avouer, plus facile à
donner qu'à mettre à exécution : aussi s'accorda-t-il peu avec les
sages conseils du docteur Fleury, et ce fut d'après le désir de notre
ancien maître que je fus appelé en consultation. Tout en supposant
comme lui la présence d'un corps étranger, occasionnant les accidents inflammatoires dont j'ai parlé , j'émis l'opinion formelle de ne
recourir à une opération ayant pour but d'aller à sa recherche que
quand un nouveau dépôt paraîtrait. M. Temp... se trouvait à Ba-
réges, quand des symptômes qu'il ne pouvait méconnaître annon-
cèrent qu'il était à la veille de se former, et tout aussitôt le malade
quitta les bains pour arriver à Toulon. « Mon désir, disait-il à
M. Fleury et à moi, était de vous mettre à même de juger de ma
position et d'exécuter votre projet opératoire. » Nous trouvâmes
une tumeur déjà ouverte, occupant la partie moyenne de la fesse
gauche. Je pratiquai dans la direction du trajet fistuleux, c'est-à-dire

vrisme, l'artère est aussi le siége d'une hypertrophie de ses parois avec augmentation de leur capacité. Celle-ci s'élève à 7 millimètres, plus même, tandis qu'elle n'est ordinairement que de 4 à 5 millimètres. L'un et l'autre état peuvent exister simultanément; j'en ai la preuve dans une pièce que M. Bouisson a décrite dans son mémoire, pièce qu'il m'a été loisible d'examiner, et qui offre d'autant plus d'intérêt que la

de haut en bas et d'arrière en avant, une incision de 81 millimètres ; je sentis sous le tranchant de l'instrument la résistance d'un corps dur; j'incisai plus profondément; cette fois, je coupai en travers les fibres du muscle grand fessier, et parvins sans trop de difficultés à extraire un biscaïen en fer *pesant 10 onces 2 gros* (270 *grammes*). Je rappellerai que le commandant affirma qu'à l'instant de la blessure un projectile du même métal et à peu près de même volume avait été retiré de la plaie. Une circonstance omise par notre honorable confrère dans la rédaction de ce fait est celle de l'hémorrhagie qui eut lieu à l'instant où le bistouri pénétra dans l'épaisseur du grand fessier; un jet artériel considérable donna aussitôt, et je n'exagère point en disant que le calibre du vaisseau était de peu inférieur à celui de la cubitale parvenue à l'extrémité carpienne de l'avant-bras Le vaisseau, saisi par le ténaculum, fut aussitôt lié. Quelle était la branche artérielle ouverte? Ce ne pouvait être que la superficielle de la fessière, mais accrue dans sa capacité et par suite des accidents provoqués dans la région fessière par un corps étranger des dimensions que je viens de signaler, et qui y séjourna pendant neuf années. La guérison a été prompte et complète Après la cicatrisation, le commandant a pu marcher sans l'aide d'une canne, tandis qu'il n'avait cessé de boiter du moment de la blessure.

J'ai été appelé pour une femme âgée qui, prenant un bain de vapeur sur un vase de faïence, se laissa choir, et le brisa. Un des fragments s'introduisit dans la profondeur du grand fessier droit, et l'hémorrhagie qui s'ensuivit fut considérable. Je trouvai la malade en syncope; j'enlevai les caillots qui remplissaient la plaie; mais aussitôt que la circulation fut rétablie, l'hémorrhagie reparut. Je liai deux rameaux de la branche fessière superficielle, et aucun accident ne vint empêcher la guérison.

nature a produit la guérison de l'anévrisme sans oblitérer le vaisseau avec lequel la tumeur communique. Ce fait pathologique mérite d'être connu. En préparant les artères pelviennes sur le cadavre d'une femme dont aucun indice extérieur ne faisait supposer l'existence d'un anévrisme sur la fesse gauche, on découvrit dans la partie extra-pelvienne de la fessière une tumeur circonscrite, du volume d'un œuf de poule, recouvrant le muscle pyramidal et les ligaments sacro-sciatiques. L'artère fessière avait elle-même un volume considérable, et dépassait de plus de 2 centimètres l'échancrure sciatique. L'artère eût été accessible à la ligature si celle-ci fût devenue indispensable. Les parois du sac étaient épaisses et parsemées de petites concrétions calcaires. L'espèce de pédicule par lequel il adhérait au tronc artériel était obturé par des caillots sanguins; mais le vaisseau, loin d'être oblitéré dans ce point, y éprouvait une dilatation sensible, de même que toutes ses branches. Il ne fut pas possible de faire pénétrer l'injection dans la cavité de l'anévrisme, tant les masses fibrineuses l'obturaient complétement. Les organes voisins de la tumeur ne présentaient rien de particulier; l'hypogastrique était saine.

Si la nature n'avait si heureusement accompli dans ce cas la guérison, la tumeur n'était-elle point dans les circonstances les plus favorables pour que l'art arrivât au même résultat? Sans recourir à la ligature de l'iliaque interne, mais embrassant le vaisseau à sa sortie de l'échancrure sciatique, ainsi que le fait remarquer notre collègue, l'anévrisme était comme suspendu à l'extrémité du tronc fessier, et magré la présence de la tumeur, un fil pouvait être appliqué à une assez grande distance de son collet pour que l'opération s'exécutât sans danger.

Il est peu de vaisseaux artériels dont l'ouverture entraîne, comme la fessière, un anévrisme faux primitif susceptible d'acquérir un développement prodigieux.

Qui ne connaît l'observation célèbre rapportée par John Bell (1)? Une tumeur sanguine, de cause traumatique et assez vaste pour contenir *huit livres* environ de sang, fut ouverte dans l'étendue de deux pieds (anglais). L'hémorrhagie faillit être mortelle, et après des accidents de plus d'un genre, l'opéré guérit enfin (2).

On ne sait, en vérité, ce qui doit ici plus surprendre, ou de l'énormité de la tumeur sanguine, ou de celle de l'incision pratiquée par l'habile chirurgien anglais, dont la hardiesse est plus à admirer que l'exemple à imiter. Bien que le succès semble tout justifier, n'était-il pas plutôt rationnel d'avoir recours à la ligature de l'hypogastrique?

Un médecin oculiste de quelque réputation me pria d'examiner une tumeur qui, depuis plus de quinze ans, avait paru sur la région fessière droite, à la suite d'une chute qu'il fit dans une cave. Le poids du corps porta sur la hanche, sans apparence de contusion. Quand je vis la tumeur, je fus frappé de son volume,

(1) *Traité des plaies*, trad. de l'anglais par Estor; Paris, 1825, in-8, p. 105.

(2) J'ai toujours pensé, en relisant cette observation, que non seulement la fessière, mais encore des branches de l'ischiatique, et peut-être même d'autres vaisseaux, avaient été lésés lors de l'accident qui détermina la formation de la tumeur sanguine.

qui égalait celui de la tête d'un enfant à terme. La main appliquée sur la fesse était soulevée en totalité par des pulsations profondes, faciles à percevoir et isochrones à celles du cœur. La peau recouvrant la tumeur était parfaitement saine. Je n'eus rien à apprendre au consultant sur la nature du mal; mais ce qui me sembla étrange, c'est qu'avec cette connaissance il vécut dans une grande sécurité, et même dans un état d'incurie, persuadé, disait-il, que la tumeur anévrismale ne se rupturerait pas. Il ne prenait aucune précaution pour prévenir cette terminaison. Il est mort dans un âge avancé et d'une maladie étrangère à celle en question.

L'appréciation du véritable siége de l'anévrisme fessier est de diagnostic difficile quand la tumeur est ancienne et volumineuse, alors qu'elle peut exister dans l'artère ischiatique ou la fessière elle-même.

Si l'anévrisme naît spontanément, je me suis prononcé ailleurs sur la nécessité de lier l'hypogastrique, et la question du siége de la maladie devient alors de peu de valeur. Si l'on donne la préférence à la ligature de la fessière ou de l'ischiatique, tôt après leur émergence de l'échancrure sciatique, je renvoie aux procédés indiqués pour chacune d'elles par le professeur Bouisson, procédés que l'on doit préférer à ceux préconisés avant lui.

§ X. Utérine et vaginale.

Je ne possède aucune observation de quelque intérêt relativement aux anomalies des artères vaginale et utérine; j'ai vainement compulsé les auteurs pour en découvrir. Le docteur Briquet a composé un travail curieux (1) sur la disposition particulière du système artériel utérin, après l'accouchement. On arrive ainsi, en médecine légale, à la constatation de l'identité.

Pendant la gestation, indépendamment de l'accroissement de diamètre qu'offrent les artères, elles éprouvent une élongation qui les rend tortueuses. Avant même que la matrice soit revenue sur elle-même, après ce retrait consécutif à la parturition, les sinuosités artérielles augmentent à tel point que leurs convexités se touchent les unes les autres. Les sinuosités, ne pouvant augmenter en proportion du retrait, se font en direction perpendiculaire au plan de l'utérus, et alors les artères offrent des spirales persistantes ; elles les conservent, et c'est là l'indice d'une grossesse antécédente.

CHAPITRE XI.

ANOMALIES DE L'ARTÈRE FÉMORALE ET DES BRANCHES QUI EN NAISSENT.

§ I. Artère fémorale.

Intermédiaire à l'iliaque externe et la poplitée, l'artère fémorale (2) s'étend de la partie inférieure du ligament de Fallope jusqu'au lieu où elle pénètre dans l'anneau du troisième adducteur, ou du corps du pu-

(1) *Gazette médicale de Paris*, n° XX, mars 1844.

(2) Il serait plus rationnel, si l'usage n'avait ici, comme en beaucoup d'autres choses, force de loi, de dénommer, à l'instar de Murray (*Descriptio arteriarum corporis humani*, in tab. redacta, p. 126,

bis, au tiers inférieur de la cuisse. La direction du vaisseau oblique de haut en bas, de dehors en dedans, d'avant en arrière, est représentée par une ligne spiroïde à l'axe du fémur, disposition qui admet peu d'exceptions. Ainsi, dans ses rapports avec cet os, l'artère en haut est située en avant de lui, au milieu, vers son côté interne. Elle se porte en arrière, là où elle perd son nom, pour prendre celui de poplitée, connexion que l'on doit se rappeler quand on veut comprimer la fémorale. Ses rapports avec la veine varient suivant la région du membre où on les examine. C'est ainsi qu'au tiers supérieur la veine occupe le côté interne de l'artère, empiétant parfois sur sa partie antérieure, surtout dans l'âge avancé. A une distance de 54 à 68 millimètres de l'arcade crurale, la veine est accolée en arrière à l'artère, et tend toujours, à mesure qu'elle descend, à se rapprocher du côté externe du fémur. Sur trois cadavres, et des deux côtés, j'ai été à même de constater que la veine crurale se trouvait tout-à-fait postérieure à l'artère, et cela dans l'étendue des deux tiers supérieurs du membre (1).

La veine est contenue dans la même gaine que

Leipsik, 1794), *tronc fémoral* ou *crural*, le vaisseau depuis la terminaison de l'iliaque externe jusqu'à la division, en fémorale superficielle et fémorale profonde.

(1) Le 27 janvier 1839, me trouvant à l'hôpital de Nîmes, j'assistai à une ligature d'artère crurale, pratiquée par le docteur Pleindoux, dans le triangle inguinal. Le malade, qui était jeune, portait à la partie inférieure de la cuisse une tumeur anévrismale, suite d'une blessure datant de trois mois. Je fus surpris de l'épaisseur et du développement des parois de la veine déviée en dehors. L'habile chirurgien ne s'y trompa point : après avoir isolé les deux vaisseaux, il étreignit l'artère dans la ligature.

l'artère ; mais il arrive, comme j'en ai été témoin une fois et sur le corps d'un vieillard, qu'à 81 millimètres du ligament de Fallope, la veine (côté gauche) s'écartait d'elle, traversait obliquement le moyen adducteur, et gagnait ensuite la région postérieure de la cuisse. M. Velpeau rapporte un semblable exemple (1). Cette variété serait favorable dans le cas de ligature de l'artère crurale ; mais, par compensation, une lésion traumatique au tiers interne de la cuisse entraînerait une hémorrhagie veineuse abondante.

L'on a signalé la dualité de la veine fémorale, l'artère étant unique, comme la représente R. Quain (2). Les deux veines constituant l'anomalie se réunissent à peu de distance du ligament de Fallope, pour former un seul tronc ; l'artère est entre les deux veines, plus voisine de l'interne. Dans un autre cas de duplicité de la veine (même planche, figure 2), l'artère restant simple, le tronc veineux résultant de la fusion des deux vaisseaux, recouvre une petite portion de l'artère. En ces deux circonstances, la saphène interne débouche dans la crurale, au-dessus de l'endroit où elle reçoit les veines en question. Elles sont indépendantes l'une de l'autre, ou, communiquant entre elles, elles enlacent l'artère d'un réseau dont les branches seraient nécessairement divisées, s'il s'agissait de mettre à découvert et d'isoler la fémorale superficielle.

La fig. 5 de la même planche montre, avec l'unité de la veine fémorale superficielle, quatre rameaux se détachant de sa partie antérieure pour aller se jeter

(1) *Anat. chirur.*, 2ᵉ édit., t. II, p. 549.
(2) *The anatomy of the arteries.* Pl. LXXIII, fig. 3.

dans son côté postérieur. Ils forment des portions de cercle, et circonscrivent l'artère dans les deux tiers inférieurs du triangle inguinal.

Vers le bas de la cuisse, il n'est point rare qu'une veine, plus petite que la crurale, l'accompagne, se plaçant entre elle et l'artère, variété indiquée par le docteur Manec (1); comme l'a fait observer le profesleur Cruveilhier, il existe, vers la moitié ou le tiers inférieur de la cuisse, un ou deux canaux veineux collatéraux, très valvuleux, marchant parallèlement à sa direction, et auxquels aboutissent des branches de communication venues de la saphène interne et des veines musculaires.

Vers son origine, l'artère fémorale superficielle n'a point de connexion aussi intime avec le nerf qu'avec la veine. Émané du plexus lombaire, on le voit d'abord en dehors du tronc artériel, sans être contenu dans la gaine des vaisseaux fémoraux, dont le sépare l'aponévrose iliaque. Faut-il rappeler qu'arrivées sous le ligament de Fallope les branches nerveuses, dont la réunion constitue le crural, deviennent divergentes? A quelque distance du pubis, le grand nerf saphène s'isole des rameaux cruraux, se rencontre en dehors et en avant de l'artère, qu'il n'abandonne qu'alors qu'elle s'engage dans l'anneau du grand adducteur. Sauf quelques légères variations, ces rapports ne laissent point que d'être assez constants. L'on peut voir, planche XIII de notre atlas, la représentation d'une anomalie aussi curieuse qu'importante, relative à la position du nerf crural, anomalie

(1) Voir *Traité théorique et pratique de la ligature des artères.* Paris, 1832, in-fol., pl. X.

découverte sur le corps d'un jeune homme injecté pour des préparations anatomiques. C'est non loin du ligament de Fallope que l'artère fémorale superficielle émet la profonde; mais au lieu d'occuper sa situation naturelle, en dehors du vaisseau, le nerf crural droit est déjeté en dedans, entre la veine et l'artère, qui, près de l'arcade, émet la profonde. L'artère épigastrique se détachant ici de la fémorale superficielle, croise en travers le nerf crural, dont l'ectopie ne dépend nullement d'un changement dans les rapports de l'artère ou de la veine satellite, puisqu'ils n'ont point éprouvé la moindre inversion. Celle du nerf deviendrait embarrassante, dans la ligature de la crurale à son tiers supérieur. Quand on découvre ce vaisseau, les rapports n'étant pas intervertis, et que l'on tombe sur le nerf crural ou ses divisions, c'est alors au côté interne de l'incision qu'il faut porter ses recherches, pour arriver à l'artère, tandis qu'ici elle était du côté opposé, c'est-à-dire en dehors du nerf; en dedans, on était sur la veine : une lame fibreuse épaisse séparait le nerf des vaisseaux cruraux.

S'il est un muscle qui, par sa connexité avec une artère, mérite le nom de satellite, c'est sans doute le couturier, guide assez fidèle quand on pratique la ligature de la crurale dans diverses régions de la cuisse; il est néanmoins dévié dans sa direction, qui peut être plus oblique de dehors en dedans, de telle manière qu'il diminue beaucoup la largeur et la longueur du triangle inguinal, recouvrant la crurale dans une étendue insolite.

C'est ainsi que, pour la saisir, il serait nécessaire de déjeter fortement le muscle en dehors, ou mieux

peut-être de le couper en travers, tandis qu'ordinairement on est dirigé par le bord interne que côtoie la
fémorale. Je ne connais qu'un exemple de cette déviation extrême, et il est figuré dans la 4ᵉ figure de la 74ᵉ
planche de R. Quain. Le fait est d'autant plus intéressant qu'il me paraît la conséquence d'une véritable
hypertrophie du couturier.

Doit-on faire figurer parmi les anomalies de l'artère
fémorale superficielle les exemples consacrant sa dualité, exemples qu'il faut se garder de confondre avec
ceux autrement fréquents de la fémorale profonde,
naissant très haut, méprise dont n'ont point été
exempts Morgagni, Haller et Sandifort. Ces prétendues artères crurales surnuméraires ne sont en réalité qu'une continuation de la profonde, laquelle,
après avoir donné les perforantes, conserve un volume suffisant pour descendre au-dessus du genou.
Il y a lieu néanmoins d'admettre deux catégories,
l'une embrassant les cas où la grande fémorale est
réputée double, l'autre ceux concernant la profonde,
avec émergence beaucoup plus haut qu'à l'ordinaire.

La première série se compose de rares observations, l'une due à Quain, planche 71, figure 2. Vers
le sommet du triangle inguinal droit, la fémorale superficielle, après avoir fourni la profonde, se divise
en deux artères d'égal volume et à direction parallèle.
L'interne reproduit les rapports naturels du vaisseau
avec sa veine satellite, tandis que l'externe conserve
les relations que la fémorale affecte avec le muscle
couturier. Ces deux artères descendent dans un contact immédiat, jusqu'au tiers inférieur de la cuisse,
où elles se réunissent, constituant, par cette fusion,

l'unité naturelle du vaisseau. Une fois seulement, et sur un nombre de *douze cents cadavres*, le professeur d'anatomie au Collége de Londres a été témoin d'une anomalie vasculaire de ce genre. Il en cite cependant quelques autres, l'une décrite par Houston (1); l'autre, recueillie par Tyrell, relative à un fœtus, est inédite. L'observation la plus remarquable, je l'emprunte à Charles Bell (2). Un nègre de quarante-cinq ans portait un anévrisme poplité, dont les battements se suspendaient par la compression exercée sur la crurale, dans la région inguinale, alors qu'ils persistaient si on la pratiquait à la partie moyenne du membre. On reconnut à l'opération qu'il existait deux fémorales; une seule fut comprise dans la ligature; les pulsations continuèrent à se faire sentir dans la tumeur jusqu'au troisième jour, et disparurent spontanément. Des accidents du côté de la poitrine amenèrent la mort le huitième jour de l'opération. L'examen de la cuisse montra deux crurales superficielles méconnues jusqu'alors; une seule avait été liée. L'anévrisme contenait des masses fibrineuses, ne recevant plus de sang liquide. Il a été évident que la circonstance exceptionnelle de deux crurales n'a exercé ici aucune influence sur le sort de la tumeur anévrismale, qui était en voie de guérison. En telle occurrence, reconnaissant la présence de deux vaisseaux, et leur rapprochement facilite cette découverte, il faut sans hésiter intercepter la circulation dans chacun des troncs.

L'exposition de ce mode d'anomalie montre que

(1) *Dublin hospital reports and communications in medicine and surgery,* 1837, *vol. 4.*

(2) *London medical and physical Journal.* Vol. 56, an. 1836.

dans l'aberration se trouve une sorte de fixité, quant à la manière dont elle se manifeste. En effet, n'est-ce pas dans la même région fémorale, après l'émission de la profonde, que l'artère superficielle devient bifide?

Les deux branches de division sont d'une même capacité, intimement unies dans leur trajet.

Encore une fois, la nature tend toujours à reproduire l'ordre, la régularité, quand elle s'en est écartée. On voit ici, après la division insolite d'une artère, la coalescence des deux branches, et l'unité rétablie, là cesse l'aberration. Est-on autorisé à admettre l'existence réelle de deux fémorales superficielles? La réponse sera négative si on réfléchit que dans une certaine étendue de son parcours le tronc est d'abord simple, et qu'après sa bifurcation, les branches se réunissent pour le rétablir unique, ainsi qu'il était à son origine. En résumé, je ne vois là qu'une dichotomie transitoire de l'artère crurale, plutôt qu'une véritable dualité.

Enfin, une circonstance sur laquelle j'appelle l'attention se rapporte à la veine crurale, qui est simple quand l'artère est divisée dans une longueur considérable. D'autre part, n'a-t-on pas vu la veine double alors que l'artère ne l'était point? et ce n'est pas le seul cas d'indépendance, au point de vue des variétés, des anomalies, que l'on puisse invoquer entre le système artériel et le veineux.

Je m'occuperai des autres cas où l'on a supposé deux crurales quand je traiterai de l'origine prématurée que peut offrir la profonde.

L'artère fémorale superficielle peut-elle manquer

complétement? Dans un cas rare, cité par Theile (1), et emprunté à Froriep (2), le vaisseau en question n'existait point. La profonde naissait de l'iliaque externe; de l'hypogastrique émanait un tronc du calibre de la grande fémorale, qui sortait du bassin avec le nerf sciatique, descendait sur la face postérieure de la cuisse, et se terminait par l'artère poplitée. D'un autre côté, ajoute Theile, cette anomalie s'accorde avec la disposition normale du système vasculaire des oiseaux; elle correspond aussi d'une manière frappante à la disposition du système nerveux du membre inférieur.

Tout étrange que soit ce fait, il n'est pas néanmoins unique, et j'en rappellerai un autre à peu près identique, surtout si on l'accepte tel que l'a présenté le docteur Caillard, qui a rencontré cette anomalie sur un sujet injecté, et qui en a déposé la préparation dans le musée anatomique de l'amphithéâtre des hôpitaux; comme je n'admets pas l'absence de la fémorale superficielle là où notre confrère la signale, force m'est de rapporter sa description et de placer ensuite la mienne. La pièce a été dessinée d'après nature et sous les yeux du docteur Sappey. Elle est présentée sous deux aspects. (Voir les planches XI et XII.)

Voici ce qu'on lit dans la thèse de M. Caillard, soutenue à Paris en 1833 (3): « J'ai trouvé sur le cadavre d'une jeune femme de moyenne stature, ayant de l'embonpoint et des proportions régulières, l'artère

____

(1) Traité d'angéiologie, de l'*Encyclopédie anatomique*, Paris, 1843, t. III, p. 553.
(2) Notizen, t. XXXIV, p. 15.
(3) Voir page 16.

iliaque primitive droite, parvenue au niveau de la symphyse sacro-iliaque, se divisant comme de coutume en deux troncs, l'un l'artère iliaque externe, l'autre l'hypogastrique. Contrairement à la règle générale, le premier est plus petit que le second, qui, à son tour, est plus volumineux qu'à l'ordinaire. L'iliaque externe fournit, avant de sortir de l'abdomen, l'épigastrique et l'iliaque coronaire. Quand elle est parvenue à un pouce et demi (4 centimètres) au-dessous de l'arcade crurale, elle se divise et donne en dedans et en dehors les deux circonflexes, et plus bas les branches perforantes; mais aussitôt après sa division, elle diminue de calibre et se prolonge le long du vaste interne, jusqu'en dedans de l'articulation du genou, où elle se termine en trois branches, s'anastomosant avec les articulaires. D'après cette exposition, il n'existerait donc point d'artère fémorale superficielle, qui, par une véritable ectopie, se trouverait transportée à la partie postérieure de la cuisse, la profonde occupant seule la région antérieure du membre.

Loin de partager cette opinion, je reconnais la présence de l'artère fémorale superficielle dans son lieu accoutumé; mais le vaisseau est rudimentaire.

Je me contenterai de décrire la crurale à son origine, c'est-à-dire immédiatement sous le ligament de Fallope, car jusque là il n'y a d'anormal que la diminution de capacité de l'artère, qui, près de l'arcade, donne une branche s'enfonçant entre le muscle pectiné, le psoas et l'iliaque, c'est la circonflexe interne; après l'avoir fournie, la fémorale superficielle se partage en deux artères d'inégal volume, l'une externe et antérieure, l'autre interne et postérieure. La premiére, plus petite, représente ou mieux continue la fémorale superficielle; elle émet une branche qui se dirige en haut, entre le couturier et le droit antérieur, c'est la grande musculaire; elle s'applique ensuite sur le vaste interne, et, parvenue à l'anneau du troisième adducteur, elle ne se dévie nullement vers la région poplitée, mais traverse la partie antérieure de cet anneau pour se distribuer et se consumer au côté interne du genou, dont elle constitue la première articulaire interne supérieure.

La seconde, ou la branche interne, fournit dès son origine la circonflexe externe, et s'engage ensuite au-dessous du premier adducteur, où elle émet successivement les trois perforantes, par son origine, son trajet, et sa distribution; cette branche représente évidemment la fémorale profonde.

Quelle bizarre déviation de l'état normal! C'est à la face postérieure de la cuisse qu'est situé le gros tronc artériel, communément placé en avant. Ici il provient de l'ischiatique et se continue par la poplitée. Si je ne m'abuse, la fémorale superficielle existe, mais rudimentaire et modifiée dans son mode de terminaison. Alors même qu'elle semble s'éloigner le plus du type normal, la nature n'annihile pas complétement nos organes; l'ébauche qu'elle en conserve ne suffit-elle pas quelquefois pour rappeler ce qu'ils doivent être, ce qu'ils sont quand ils ont acquis leur entier développement?

Combien, envisagée au point de vue de la pratique chirurgicale, l'aberration que je viens de faire connaitre mettrait en défaut les actes opératoires les mieux combinés, les plus sûrement exécutés! Veut-on comprimer la crurale et se rendre maître du sang, par exemple, dans une amputation de la jambe ou de la cuisse : quelque méthodiquement que soit exercée la compression, elle n'en sera pas moins sans résultat: toutefois, avant de l'appliquer, portant les doigts sur la branche pubienne, on perçoit des pulsations artérielles qui, pour être obscures, n'en seraient pas moins réelles. Quand on ampute la cuisse, l'hémorrhagie se manifeste surtout lors de la section des chairs de la partie interne du membre, parce qu'on divise les grosses artères ; ici l'hémorrhagie aurait lieu lorsque l'on coupe les muscles de la partie postérieure. La force et la grosseur du jet de sang, indiquant une disposition vasculaire insolite par une sorte de mouvement instinctif on comprimerait en arrière de la cuisse en attendant qu'on liât le tronc artériel.

Supposons que le sujet qui a offert cette anomalie eût été atteint d'un anévrisme poplité, la ligature de la crurale, suivant la méthode d'Anel, était sans efficacité. Le vaisseau mis à nu, la petitesse de son calibre devait faire pressentir quelque variété importante intéressant l'artère principale. Aujourd'hui que la science possède deux cas avérés de l'anomalie qui nous occupe, et bien qu'ils ne doivent se reproduire que très rarement, il est prudent d'explorer la partie postérieure de la cuisse dans les opérations où la grande fémorale doit être liée ou divisée; et si on n'a pu d'abord sentir ses pulsations là où naturellement elles sont distinctes, certes il deviendrait facile de percevoir les battements d'une artère aussi volumineuse que l'est exceptionnellement celle occupant la partie postérieure de la cuisse, entre les muscles biceps et demi-membraneux. Comme le pense le docteur Caillard, dont je rapporte les expressions, cette disposition anormale aurait été très heureuse s'il était survenu un anévrisme inguinal, ou que cette femme eût eu une blessure de la fin de l'iliaque externe.

Dans l'un comme dans l'autre cas, on aurait pu lier cette artère à sa partie moyenne sans craindre de voir le membre tomber en gangrène; quel que fût l'âge avancé du sujet, le sang eût toujours trouvé une voie très large pour se porter dans le membre abdominal.

Il est un mode curieux d'anomalie dont la fémorale superficielle n'offre que de rares exemples. J'en ai observé un qui est représenté dans la planche XIVᵉ de l'atlas, sur un homme de trente ans; la fémorale droite, immédiatement après sa naissance et sous le bord inférieur du ligament de Fallope, se bifurquait. De cette division insolite résultait une branche artérielle externe, l'autre moyenne, la troisième interne. La première était la circonflexe externe, remarquable par son volume considérable; dirigée obliquement de haut en bas, de dedans en dehors, elle émettait un rameau ascendant qui s'anastomose avec l'iliaque coronaire.

C'est la fémorale superficielle qui constitue la branche ou mieux le tronc moyen. Sa grosseur paraît moindre que de coutume; sa connexité avec la veine le nerf crural et les parties environnantes n'a rien que de naturel.

La profonde, située en dedans de la fémorale superficielle, et d'une capacité supérieure à celle qui lui est commune, capacité devenant comme la conséquence de son origine prématurée, forme au voisinag de l'arcade crurale une courbure à convexité interne. Après un certain trajet, et non loin du sommet du triangle inguinal , la profonde s'accole à la fémorale superficielle et lui est postérieure. La circonflexe interne d'un petit calibre provient de la crurale profonde.

Du côté gauche, la disposition des vaisseaux artériels est normale.

Dans le cas précité le volume de la circonflexe externe , sa provenance du point le plus élevé de la fémorale superficielle, sont autant de circonstances à prendre en considération. La lésion de la circonflexe vers la région inguinale déterminait une hémorrhagie bientôt mortelle sans l'intervention de l'art. Placée plus en dedans du membre qu'elle ne l'est communément, la profonde, siége d'une incurvation anormale, devenait sous-jacente à la fémorale, et dans quelle région du membre? là même au voisinage du lieu fixé par l'illustre professeur de Pavie, pour lier cette artère. La soulevant pour l'entourer d'un fil, on pouvait méconnaître la présence de deux vaisseaux ; le volume de la profonde suffisait seul pour empêcher de la confondre avec toute autre. A en juger d'après ce que j'ai expérimenté sur le cadavre et au moyen d'une sonde cannelée mousse, il était facile d'isoler la fémorale accolée à la profonde sans les intéresser. A part leur contact immédiat, dans un point limité, l'émergence élevée de cette artère ne serait-elle point une chance heureuse pour la ligature de la fémorale superficielle, et par opposition défavorable si on prétendait embrasser l'artère en se rapprochant de l'arcade, où se trouvent ici deux grands courants sanguins?

J'ai vu un autre genre de trifurcation de la fémorale ; j'ai communiqué ce cas à mon collègue , M. Cruveilhier, qui le cite dans la deuxième édition de son *Anatomie descriptive*, tome II, pag. 725.

Dans cette sorte d'anomalie la branche externe n'était plus la circonflexe externe, mais la musculaire superficielle ; la branche-interne représentait la fémorale profonde s'enfonçant dès sa naissance entre les muscles. Quant à la branche moyenne, c'était la fémorale proprement dite ; il n'y avait d'ailleurs de variétés que dans l'origine des vaisseaux, et non dans leur distribution.

Avant de mentionner les anomalies concernant les branches fournies par la fémorale superficielle , je signalerai un fait relatif à une branche insolite née de la fémorale, et la mettant en communication avec l'iliaque externe (1).

Sur un homme de moyen âge, injecté pour les études anatomiques, l'artère fémorale superficielle droite émettait de son côté interne, et à peu de distance de l'arcade crurale, une branche récurrente volumineuse, se portant en dedans de l'iliaque externe, près sa terminaison, et établissant avec ce vaisseau une large anastomose.

Le canal collatéral anormal, sorte de tube de sûreté, formait une arcarde à convexité interne, ne donnant aucun rameau. Par sa concavité, il correspondait supérieurement avec la fin de la veine iliaque externe, et inférieurement avec la veine fémorale. La fémorale profonde se détachait de la superficielle plus

(1) Voir planche **XV** de l'atlas.

d haut que de coutume, naissait en dehors d'elle, et lui
était parallèle dans une certaine étendue de son trajet.

La présence de l'artère récurrente devenait une circonstance défavorable à la ligature de l'iliaque externe dans le cas d'anévrisme inguinal, comme aussi
à celle de la crurale superficielle pratiquée au voisinage du ligament de Fallope.

§ II. Tégumenteuse abdominale.

La tégumenteuse abdominale naît de la partie antérieure de la fémorale, au-dessous et à une distance
variable du ligament de Fallope, ou en communauté
d'origine avec la première honteuse externe. L'existence de l'artère qui nous occupe est aussi constante
que son volume devient variable. Une des branches
prenant de l'extension s'élève jusqu'à l'ombilic, et sa
lésion peut avoir lieu dans la paracentèse. Le rameau
iliaque de la sous-cutanée abdominale se détache parfois du tronc de la fémorale, variété qui se reproduit
assez souvent pour avoir été regardée par Weber
comme l'état naturel.

La tégumenteuse de l'abdomen est encore indiquée
comme fournie par la partie inférieure de l'iliaque
externe, ou la supérieure de la profonde, par la circonflexe interne, voir même l'obturatrice.

Les honteuses externes proviennent isolément du
côté interne de la crurale, plus rarement d'un tronc
commun; au nombre de deux, celui-ci s'élève jusqu'à
trois, ou peut être unique. Quand leurs vaisseaux
sont multipliés, leur situation est d'autant plus profonde qu'ils sont plus inférieurs; quand il y a trois

honteuses externes, l'inférieure vient quelquefois soit
de la fémorale profonde, soit de la circonflexe interne.
Des deux honteuses, l'inférieure ou sous-aponévrotique me paraît, d'après des relevés exacts, plus sujette aux variétés que la supérieure ou sous-cutanée.
J'ai recueilli le fait qui suit sur un jeune sujet injecté
pour des démonstrations d'artériologie. Tôt après son
émergence de la crurale, la honteuse externe inférieure droite se portait transversalement en dehors,
croisant la veine fémorale. Arrivée sur les parties latérales du scrotum, l'artère se divisait en trois branches, l'une destinée pour les enveloppes du testicule,
l'autre se consumant dans le corps caverneux; la
dernière gagnait la partie latérale de la face supérieure de la verge, communiquant avec la dorsale, et
s'étendait à la couronne du gland. Quant à la honteuse
externe inférieure gauche, divisée en deux branches,
l'une d'elles se ramifiait dans le scrotum, l'autre arrivait à la face supérieure de la verge, où elle s'inosculait avec la dorsale de cet organe, qui recevait quatre
artères là où l'on n'en trouve que deux. Lorsque chez
la femme on voit trois honteuses externes, la dernière
se rend au clitoris. Dans quelques cas, une dorsale de
la verge manque, et c'est une branche de la honteuse
externe qui la supplée.

Theile (1), mentionnant les variétés de la honteuse
externe inférieure, dit que ce vaisseau court sur le
dos de la verge jusqu'au gland. Cette disposition se
retrouve dans la planche I, de Scarpa (2); on la voit

____

(1) *Encyclopédie anatomique.* Paris, 1843, t. III.
(2) *Observations sur l'anévrisme*, traduction de Delpech. Paris,
1809, in-8 et atlas in-fol.

encore représentée par Tiedemann, planche XXXIII, fig. 1.

Les honteuses externes sont intéressées dans la castration, la herniotomie inguinale ou crurale, et bien que l'hémorrhagie s'arrête avec facilité, les anastomoses que présentent ces vaisseaux d'un côté à l'autre conduisent assez fréquemment à lier les deux bouts divisés. M. Velpeau (1) rapporte que chez un malade opéré de l'hydrocèle, à l'hôpital de la Pitié, les artères en question égalaient le volume d'une plume de corbeau; l'œil, comme le doigt, en suivait les principales ramifications à travers la peau.

Ne s'étonne-t-on point avec raison que plusieurs traités d'anatomie graphique omettent de faire mention de la grande anastomotique de la cuisse, artère variable quant à son lieu d'origine, mais constante, d'un volume considérable, et intéressante par son anastomose avec la circonflexe externe et l'articulaire supérieure interne? La grande anastomotique se détache de la fémorale superficielle à l'endroit où elle s'introduit dans le muscle troisième adducteur; souvent elle tire son origine de la poplitée. Harrison avance que le calibre accru de la grande anastomotique à son point d'émergence, la profondeur de sa situation, ses rapports avec le nerf saphène interne, peuvent donner le change lors de la ligature de la crurale vers le tiers inférieur du membre, et rendre incertain pour la distinguer de la grande anastomotique. Pour admettre la possibilité d'une telle méprise, que je crois difficile de commettre, je ferai ob-

(1) *Anatomie chirurgicale*, 2ᵉ édition, article *Scrotum*.

server que l'anatomiste anglais comprend dans la même description, sous le titre de grande anastomotique, non seulement celle-ci, mais encore la musculo-articulaire. J'ai rencontré la première, et cela trois fois, toujours à gauche de la crurale, 2 pouces (54 millimètres) avant son entrée dans le grand adducteur. S'il y a élection de lieu dans l'opération, on donne pour précepte de jeter la ligature sur le vaisseau, plutôt au-dessous qu'au-dessus de la naissance de l'anastomotique. J'avais amputé la cuisse à un matelot pour une tumeur blanche du genou ; la plaie fut réunie par première intention ; quatre heures après, une hémorrhagie se déclara, et me mit dans l'obligation d'enlever aussitôt l'appareil. Elle avait sa source dans la grande anastomotique, qui ne donna point de sang après l'opération. Le vaisseau fut lié, et l'effusion sanguine, qui avait été abondante, s'arrêta aussitôt.

§ III. Artère fémorale profonde.

L'histoire de la fémorale profonde nous reporte à une époque déjà éloignée, et à laquelle on lia avec hardiesse et succès la fémorale superficielle, tandis qu'au point de vue anatomique la profonde était encore presque inconnue (1). Ces résultats rares, mais encourageants, passèrent pour exceptionnels, et furent longtemps perdus pour la science. On les attribua à l'existence toute fortuite de deux fémorales superficielles, comme lors des premières ligatures de la brachiale ; l'on avait admis la présence de deux artères principales ; on expliquait le maintien de la circulation

(1) Severin et Jean Trullus lièrent heureusement la crurale.

b dans le membre, en supposant la dualité du vaisseau,
ou mieux la naissance prématurée de la radiale et
de la cubitale. Enfin la difficulté de préparer la profonde sur le cadavre, fait comprendre comment elle a
été tardivement connue dans son mode de distribution et ses nombreuses anastomoses. Jusque là, privée de la révélation anatomique, l'expérience pratique, si l'on peut appeler de ce nom le résultat d'un
petit nombre de faits, resta insuffisante, comme si la
science et l'art, pour établir des principes, ne devaient
pas se prêter un secours mutuel, comme si cette double alliance n'était point indispensable pour consacrer
les faits et leur donner une valeur réelle. Revenant
à l'artère qui va nous occuper, rappellerai-je que
Heister reproche à la plupart des auteurs, Verrheyn
excepté, d'avoir omis de la mentionner, quand, après
tout, ajoute-t-il, elle n'est pas aussi rare qu'on le
pense? Il ne regardait donc point son existence comme
constante, ainsi que le prouve sans réplique l'exemple
suivant : un cordonnier est atteint par la pointe d'un
tranchet qui ouvre la crurale à six travers de doigt
au-dessous du genou; Heister, mandé près du blessé,
raisonne ainsi : « Si, comme il arrive dans beaucoup de
cas, il n'y a qu'une seule artère principale à la cuisse,
la compression ni la ligature ne peuvent suffire, l'amputation devient l'unique ressource, parce que la
gangrène est inévitable. »

Si j'ai insisté en ce qui concerne Heister, c'est qu'il
a critiqué plusieurs anatomistes, bien qu'ils aient
donné de l'artère profonde une description plus exacte
que la sienne.

Cette artère, fournissant les branches intrinsèques

de la cuisse, peut être considérée comme l'artère propre de cette portion du membre abdominal, tandis que la grande fémorale, par son mode de distribution, représente celle de la jambe. La profonde est plutôt une branche de bifurcation du tronc crural qu'une collatérale : c'est un véritable tronc anastomotique placé entre les vaisseaux de la hanche et ceux du genou.

Communément elle se détache en dehors et en arrière de la fémorale commune ; et ce qui mérite d'être noté, c'est que, s'il n'en est pas ainsi, elle ne fournit plus la circonflexe externe. Sur 28 sujets, j'ai trouvé la profonde, naissant de la partie postérieure et externe de la crurale ; sur 7, de la postérieure et interne de cette artère ; sur 12, elle provenait directement en arrière.

On peut avancer que la profonde tire son origine de tous les points de la circonférence de la fémorale, même de son côté antérieur, émergence rare, niée même par quelques auteurs, Haller, entre autres, comme il est facile de s'en assurer (1).

Après avoir indiqué la synonymie de la profonde, le grand physiologiste de Berne blâme Tarin de l'avoir dénommée crurale antérieure. *quod nomen, non optimum est.* Le docteur Mercier a mis sous les yeux de la Société anatomique (2) une pièce sur laquelle la fémorale profonde gauche provient distinctement du bord antérieur de la crurale, à 12 millimètres du ligament de Fallope, pour se porter en dehors, croiser obliquement la veine, immédiatement au-dessus du lieu où elle reçoit la saphène. De là, se contournant,

(1) *Icones anatomiæ*, description de la crurale.
(2) *Bulletin*, n° 10, 3ᵉ série, juin 1836.

l'artère gagne la profondeur de la cuisse, où sa distribution est régulière.

Cette insolite origine de l'artère n'offrirait-elle pas une chance avantageuse dans la ligature de la fémorale pratiquée au haut de la cuisse, en permettant de distinguer le lieu d'émergence de la profonde, ce qui est moins facile dans les circonstances ordinaires où elle provient en arrière de la crurale, lui est accolée, et semble ne former avec elle, du moins à son origine, qu'un seul et même vaisseau? Se bornant à la simple description de la fémorale profonde, on attache assez peu d'importance à déterminer avec précision la hauteur à laquelle on la voit se détacher de la crurale superficielle; mais sous le rapport de l'anatomie chirurgicale ou de l'application pratique, on sent combien cette appréciation acquiert de valeur.

Que d'opérations de ligature, suivant la méthode d'Anel et dans le lieu indiqué par Scarpa, ont été malheureuses, parce que le fil embrassait le vaisseau trop près de l'origine de la profonde, et empêchait ainsi la formation d'un caillot au-dessus ou au-dessous de l'endroit sur lequel portait la ligature! La grande anastomotique, par l'intermédiaire des perforantes et des riches inosculations avec les branches de l'hypogastrique, ne tarde point à rétablir la circulation, et la force impulsive du courant sanguin est un obstacle à la coagulation de la fibrine.

Des recherches multipliées faites dans des auteurs anciens et modernes nous montrent la profonde sortant de la grande fémorale (1) au-dessous de l'arcade

______

(1) La longueur du tronc fémoral, mesuré du pli de l'aine à l'ori-

crurale, dans les limites suivantes : 1 pouce (27 millimètres), 1 pouce 1/2 (40 millimètres), 1 pouce 3/4 (47 millimètres), et rarement 2 pouces (54 millitres); suivant Scarpa, la profonde ne naît jamais au-dessous de cette mesure. Par suite d'une erreur relevée par Burns, Bell avait dit que la profonde provient de la fémorale à une distance de 4 pouces (108 millimètres) du ligament de Fallope. Avouons-le, ces données sont bien incertaines, bien vagues, quand il s'agit d'un acte opératoire au succès duquel se rattache si intimement la hauteur d'origine de la profonde, vérité pratique aujourd'hui hors de toute contestation, et sur laquelle des revers, dont j'ai pu apprécier la cause certaine, m'ont donné à réfléchir. C'est sous une semblable inspiration qu'un jeune chirurgien, M. Viguerie, digne de porter un nom rendu depuis longtemps justement célèbre par son oncle et son maître, a consacré sa thèse pour le doctorat à des considérations pratiques sur la disposition du tronc cru-

gine de la profonde, est, terme moyen, *de cinq centimètres;* elle représente, m'écrivait le docteur Sappey, qui, à ma sollicitation, a bien voulu se livrer de son côté à quelques recherches sur ce sujet, l'hypoténuse d'un triangle rectangle, et constitue en quelque sorte une longueur apparente, excédant toujours la réelle. Que la première soit, par exemple, représentée par le chiffre 5, la seconde, d'après le résultat d'investigations spéciales équivaut à 3 1/2, rapport n'offrant qu'un médiocre intérêt, alors que la connaissance de la longueur apparente suffit pour déterminer le lieu où il convient d'appliquer la ligature. Si je parle de cette distinction, c'est pour expliquer, autant qu'elle est susceptible de l'être, la divergence d'opinions des anatomistes. Les uns ont eu égard à la longueur réelle, comprise entre l'origine de l'épigastrique et de la musculaire profonde; les autres, avec plus de raison, se sont occupés uniquement de la longueur apparente.

ral et de ses branches près du pli de l'aine (1). L'esprit observateur de notre confrère fut vivement frappé de l'issue funeste d'une ligature d'artère fémorale à la partie supérieure de la cuisse, opération entreprise dans les circonstances les plus propres à en assurer la réussite; mais une collatérale volumineuse, voisine de l'endroit lié, amena des hémorrhagies mortelles. Pour s'assurer à quelle distance du ligament de Fallope il est possible de lier la crurale, sans s'exposer à placer le fil trop près des vaisseaux collatéraux, M. Viguerie a entrepris des recherches sur un nombre d'artères crurales, s'élevant à 308. Il en a trouvé 162 qui n'ont que 1 pouce 1/2 (40 millimètres) ou moins de 1 pouce 1/2 de longueur.

Il fait remarquer que les mesures ont été prises au-dessous de l'éperon que forme la profonde, et comme c'est néanmoins au-dessus que la ligature doit être appliquée, il convient de défalquer cette longueur, que l'on peut évaluer à 3 lignes (6 millimètres). Ceci, dit l'auteur, modifie les résultats, et donne 227 au lieu de 162 sur 308, c'est-à-dire bien plus des 2/3. Supposant la ligature à 1 pouce 1/2 (40 millimètres), l'on aurait deux chances sur trois, et même près de trois sur quatre, d'échoir immédiatement au-dessus de la profonde, sur elle ou en dessous.

Toute cette longueur n'est pas nécessaire dans le plus grand nombre de cas, puisqu'en s'approchant de l'aine on diminue ainsi, sans toutefois les détruire, les risques de lier au-dessous. Jusqu'à quel point est-il permis de se rapprocher de l'iliaque externe? Notre confrère répond que 8 à 10 lignes (16 à 20 milli-

(1) Dissertation soutenue à Paris, le 10 décembre 1837.

mètres) sont indispensables dans la majorité des cas. S'étayant toujours de son tableau, il pense qu'il n'y aurait qu'un peu plus de 1/6 des cas où la ligature serait accolée à la profonde ou au-dessous d'elle, pratique offrant de grands avantages, à ne considérer que l'hémorrhagie venant directement du côté du cœur ; mais est-ce donc tout que de se préoccuper seulement du bout supérieur, comme si l'inférieur ne fournissait pas aussi du sang? Pour prévenir son effusion par cette voie, l'indication est simple, et consiste à ménager entre la ligature et les collatérales autant d'espace inférieurement que supérieurement : ce serait environ 9 lignes (18 millimètres) au-dessous de la ligature qu'il faudrait désirer le lien ; les inconvénients seraient incomparablement moindres, en liant à 9 lignes (18 millimètres) qu'à 1 pouce 1/2 (40 millimètres) de l'arcade crurale. Cette dernière limite est la plus dangereuse, suivant M. Viguerie ; il préfère à la ligature pratiquée au sommet du triangle inguinal celle opposée, c'est-à-dire à 9 lignes (18 millimètres) du ligament de Fallope, même la ligature de l'iliaque externe ou l'ouverture du sac. Je n'ai pas à m'expliquer ici sur la préférence à accorder à l'une ou à l'autre de ces méthodes, et à revendiquer l'avantage pour celle qu'il rejette ; je dirai seulement que j'ai lu et relu avec attention l'intéressant travail que je cite, et sur lequel j'ai obtenu de l'auteur des renseignements qui m'étaient utiles. J'avouerai que comparant d'abord le relevé dressé par lui avec celui que j'ai établi, j'ai dû être surpris d'une répartition peu vraisemblable, et d'une sorte de gradation peu régulière en apparence. M. Viguerie m'a fait connaître le procédé dont il se servait : il appliquait un compas sur l'artère, et rapportait l'instrument sur le pied, et qui peut-être ne s'appliquait pas toujours avec assez d'exactitude à une des divisions qu'il adoptait et indiquait. Ainsi se trouvait rattaché au pouce, par exemple, ce qui était en dessus ou en dessous. Pour l'emploi du système métrique, M. Viguerie eût obtenu des fractions qu'il a forcément négligées par une sorte de tendance à avoir des comptes ronds. Cependant le tableau qu'on lui doit conserve une valeur réelle, et les déductions qu'il a su en tirer seront consultées avec avantage par le médecin opérateur.

Le professeur Quain a recherché sur un nombre de 431 sujets la hauteur à laquelle la profonde se détache de la fémorale. Je vais reproduire le résultat de ses investigations. 2 cas au-dessous du ligament de Fallope ; 13 cas, 1/2 pouce (13 millimètres) au moins en dessous ; 86 cas entre 1/2 pouce et 1 pouce (13 millimètres et 27 millimètres); 60 cas, 1 pouce (27 millimètres) au-dessous du ligament de Fallope ; 183, entre 1 pouce et 1 pouce 1/2 (entre 27 millimètres et 40 millimètres) ; 109, entre 1 pouce 1/2 et 2 pouces (entre 40 et 54 millimètres); 19, entre 2 pouces et 2 pouces 1/2 (entre 54 millimètres et 67 millimètres); 72, entre 2 et 3 pouces (entre 54 et 81 millimètres); 1 seul cas, 4 pouces au-dessous (108 millimètres); moyenne, entre 27 et 54 millimètres.

Ainsi, dans les trois quarts des cas rapportés, la profonde provient entre 1 et 2 pouces de distance (27 et 54 millimètres) de l'arcade crurale (1).

(1) D'après le tableau des mesures comparatives de l'*Annuaire*

Les investigations faites sous mes yeux ou entreprises à ma prière ne portent que 108 sujets, dont 20 étaient du sexe féminin. J'ai mis de l'attention pour arriver à une détermination tant soit peu rigoureuse, et je dirai d'abord que les circonstances relatives à l'âge, la stature, au sexe, ne m'ont conduit qu'à des données de peu d'intérêt. Assez rarement, enfin, la profonde provient des deux côtés au même niveau.

La moyenne que j'ai obtenue s'élève à 32 millimètres 6 cent. de millimètres (1 pouce 2 lignes, 24 centièmes de ligne).

Les extrèmes d'origine de la profonde m'ont donné, d'une part, 9 millimètres 7 centièmes de millimètre, et de l'autre 20 millimètres 30 centièmes de millimètre. On peut établir en principe que les variétés de naissance de la profonde nous offrent le vaisseau plutôt rapproché qu'éloigné de l'arcade crurale.

A quelles déductions pratiques sommes-nous donc ramenés par la connaissance des mesures indiquées? Quand l'opérateur décide à son gré de la région de l'artère crurale où il se propose d'intercepter la circulation, c'est faire une trop large part au hasard, c'est même souvent agir en aveugle que de choisir, par une préférence presque exclusive, dont on n'a pas toujours

des longitudes de 1846, voici le rapport des mesures anglaises et des mesures françaises au mètre et à ses subdivisions.

Le pied anglais vaut. . . 3,0479449 décimètres.
Le pouce anglais, qui est de $\frac{1}{12}$ du pied, vaut 2,539954 cent.
Le pied français vaut. . . 0,3244 mètres.
Le pouce français, qui est le $\frac{1}{12}$ du pied, vaut 0,02707 mètres.
D'où l'on voit que le pied français vaut vingt millimètres de plus que le pied anglais, et le pouce français 2 millimètres de plus que le pouce anglais.

à se louer, le triangle inguinal, espace limité à sa base ou en haut par le ligament de Fallope, en dehors par le muscle couturier, et en dedans par le premier adducteur.

Quand on est libre de choisir le lieu où le vaisseau doit être étreint par le fil, c'est, à mon sens, et si l'expérience anatomique ne m'abuse point, c'est, dis-je, sur la partie supérieure du tiers moyen de la cuisse qu'il convient d'opérer.

Dans cet endroit d'élection, on laisse en dessus une certaine étendue d'artère, sur laquelle il serait possible, en cas d'accident, d'exercer la compression ou d'appliquer un lien, sans rencontrer de collatérales importantes ; et bien qu'on l'ait prétendu, il n'est pas fréquent de voir se détacher du même tronc et au-dessous de la grande anastomotique les artères circonflexes. J'ai besoin de le répéter, loin de moi la pensée de rejeter d'une façon absolue, et par cela même irrationnelle, la ligature de la crurale dans le lieu préconisé par A. Scarpa ; sa méthode compte des succès, puisqu'elle est encore la plus usitée ; mais en proclamant ceux-ci n'a-t-on pas condamné à un oubli peut-être volontaire plus d'un revers ?

Je ne suppose rien ; je n'incrimine pas la mémoire des autres, mais j'ai vu, l'esprit dégagé de prévention ; et la mienne me sert bien, quand il s'agit d'insuccès, car j'en compte deux pour moi seul. J'estime que la méthode en question a, en raison des variétés artérielles multipliées, dont la crurale est le siége en cet endroit, des inconvénients qu'il importe de rappeler. Eh bien, je doute cependant que l'autre, expérimentée par des hommes célèbres, prévale, et détermine la préférence du chirurgien. Pour donner quelque chance de réussite à l'opération, il faut se rapprocher du sommet du triangle en question.

Afin de prévenir l'hémorrhagie du bout inférieur de l'artère, qu'on n'oublie point un précepte que j'ai déjà mentionné. Il est relatif à la nécessité d'explorer le tronc artériel, dans une étendue de 2 ou 3 centimètres, tant au-dessus qu'au-dessous de l'endroit destiné à recevoir la ligature. On se met ainsi en garde contre la présence de collatérales d'un certain volume, qu'il faut toujours lier, et ici sans exception, même pour la profonde. Voir un mémoire du docteur Alquier, de Montpellier (1). On objecte à ce procédé de dénuder l'artère dans une grande longueur, reproche plus apparent que fondé en réalité.

Je connais un très habile confrère, depuis longtemps à la tête de la chirurgie d'une des cités les plus populeuses de la France, et qui a eu de nombreuses occasions de lier les principales artères du corps. Fidèle à un précepte dont il ne se départit point, parce qu'il assure n'avoir qu'à s'en applaudir dans son immense pratique, il a recours à une ligature d'attente. Sans imiter un tel exemple, j'en argue, comme témoignage d'innocuité, alors qu'il s'agit de découvrir un vaisseau artériel dans une étendue plus considérable qu'on ne recommande de le faire.

M'être appuyé de preuves anatomiques irréfragables, avoir présenté des chiffres dans la question importante et controversée concernant le lieu d'application d'une ligature, pour étreindre l'artère fé-

____

(1) *Gazette médicale*, an. 1841, t. IX, n° 11.

morale, ce n'est point encore avoir épuisé tous les éléments qui méritent de trouver ici leur place. Il est une puissance que je m'empresse d'invoquer, celle des faits, et j'éprouve l'embarras du choix, tant les fastes de la chirurgie en offrent de nombreux. J'emprunte l'observation suivante à mon ami et savant confrère Bégin (1).

« Un ouvrier tailleur s'étant présenté au mois de juillet 1835, à la clinique de la faculté de Strasbourg, avec une tumeur érectile de l'extrémité inférieure du tibia, il crut convenable de recourir à la ligature de l'artère fémorale. Elle fut pratiquée à la partie moyenne de la cuisse, et ne présenta rien de particulier. La tumeur s'affaissa, devint plus solide, et l'on pouvait espérer sa complète disparition, lorsque le vingt-troisième jour depuis la ligature et vingt-quatre heures après la chute des fils, une hémorrhagie eut lieu. Il fallut recourir à une opération nouvelle (2); et cédant

(1) *Nouveaux éléments de chirurgie et de médecine opératoire*, Paris, 1838, t. II, p. 180.

(2) Une circonstance est bien propre à nous détourner de l'opération, dans le triangle inguinal : je veux parler des lésions traumatiques avec hémorrhagie de la partie inférieure de la cuisse ou de la jambe. Quand, dans ces cas, on a temporisé, appliquant les moyens hémostatiques au-dessous de la région inguinale, et qu'on se décide enfin à lier la fémorale, là où, non loin du lieu où elle a été comprimée, il advient que les tuniques artérielles ont perdu leur force de cohésion, la membrane externe ou fibro-celluleuse, moins résistante, est prématurément déchirée par le fil. La moyenne n'a plus l'élasticité qui la distingue, et bientôt des hémorrhagies incoercibles se déclarent et rendent indispensable la ligature de l'iliaque externe, ajoutant ainsi au danger d'une première opération grave par elle-même, celui d'une seconde, qui, entreprise sous des auspices défavorables, doit l'être au moins autant. Ce que j'avance est une chose de fait et nullement spéculative.

aux instances ou plutôt à la pusillanimité du malade, il lia une seconde fois le vaisseau, immédiatement au-dessous du ligament de Poupart ; l'incision étant placée en partie au-dessus, en partie au-dessous de ce repli, des fibres aponévrotiques furent mises à découvert, et c'est à 3 ou 4 lignes (7 à 9 millimètres) à peine plus bas de son rebord que le lien fut placé. Tout semblait promettre un succès complet jusqu'au neuvième jour, où une hémorrhagie foudroyante survint, et jeta le sujet dans un tel état de faiblesse et de découragement, que la mort eut lieu trente-six heures plus tard. A l'autopsie du cadavre, on trouva que la profonde naissait directement au niveau de l'arcade crurale, et que la ligature qui semblait avoir été appliquée à plus d'un pouce (27 millimètres) au-dessus de son origine, étreignait l'artère immédiatement au-dessous d'elle, de telle sorte que le caillot obturateur n'avait pu se former. »

Ce n'est pas sans intention que j'ai fait choix de ce cas curieux, qui paraît défavorable à l'opinion que j'émets relativement à la fixation de l'endroit convenable pour lier la crurale, c'est-à-dire à la partie supérieure du tiers moyen de la cuisse. Ce lieu, quoique préférable, n'est point exempt de danger : il semble d'abord hardi, pour une maladie de l'extrémité tarsienne du tibia, d'en venir à la ligature de l'iliaque externe, et si l'on avait pu prévoir la disposition des vaisseaux cruraux, il n'y aurait point ici d'autre parti à prendre, sauf encore celui de lier la fémorale superficielle et la profonde.

Mortier, ancien chirurgien en chef de l'Hôtel-Dieu de Lyon, qu'une fin prématurée a enlevé à la science, m'a communiqué l'observation d'un homme atteint d'anévrisme poplité, sur lequel il lia la fémorale vers la partie inférieure du triangle inguinal. Au dix-neuvième jour de l'opération, et quand tout semblait présager le succès, le malade fit un effort brusque pour changer de position dans son lit, lorsqu'à l'instant une abondante hémorrhagie vint à paraître; le sang jaillissait de l'angle inférieur de la plaie. Les hémorrhagies se succédant avec rapidité, jetèrent le sujet dans une prostration telle que, malgré l'application rationnelle des moyens hémostatiques, il succomba bientôt.

La ligature était placée à trois lignes au-dessus de la profonde, émergeant de la crurale, plus bas qu'à l'ordinaire; au-dessous du point où le fil embrassait le vaisseau, celui-ci était ramolli et offrait un orifice qui avait donné passage au sang. Un caillot solide occupait la cavité de la fémorale supérieure au lien.

Jamais le danger attaché à une ligature jetée sur l'artère au tiers supérieur de la cuisse ne s'est révélé à moi d'une manière plus frappante que dans l'exemple que je vais rapporter. Un homme de vingt-huit ans, d'une bonne constitution, est admis à l'hôpital Saint-Eloi, de Montpellier, en mai 1838, pour un anévrisme variqueux, situé à quatre travers de doigt de l'arcade crurale; la tumeur, produite par la pointe d'un couteau, a le volume d'une orange de moyenne grosseur. L'habile collègue chargé à cette époque du service chirurgical m'invita à examiner le malade avec lui. On ne pouvait méconnaître la nature de l'anévrisme, l'indication n'était pas douteuse, mais les moyens de la remplir nous divisèrent d'opinion. La mienne fut de lier en dessus et en dessous de l'ané-vrisme, parce qu'il était accompagné de la lésion de la veine et qu'il existait une libre communication entre les deux vaisseaux. Cependant l'avis d'une ligature unique prévalut. L'artère est étreinte au sommet du triangle inguinal. Aussitôt les pulsations cessent dans la tumeur. Le cinquième jour, une hémorrhagie in-quiétante se manifeste par le bout supérieur de la fémorale. La compression suspend momentanément l'hémorrhagie. Pour en prevenir une nouvelle, l'iliaque externe est liée : le même jour, le sang s'écoule avec abondance. Cet accident se renouvelle, et l'opéré expire le neuvième jour de la ligature de la crurale. L'examen du membre fait apercevoir un caillot consistant qui occupe la fémorale au-dessus du lien. Le bout artériel inférieur permet de distinguer deux orifices béants, l'un appartenant à la fémorale super-ficielle, l'autre à la profonde, qui provenait de la pre-mière, à 5 millimètres de l'endroit où était placé le fil. Quant à l'iliaque externe, la ligature était très rap-prochée de l'épigastrique et de la circonflexe iliaque. Voilà donc deux troncs artériels, liés au voisinage de courants sanguins, s'opposant à la formation d'un caillot salutaire, et l'opération tentée sur l'iliaque externe ne devait pas plus réussir que celle pratiquée sur la crurale. L'insuccès ne vient-il pas ici de la même cause? Celle-ci était une sorte d'impossibilité anatomique, ainsi que l'a prouvé la pièce anatomo-pathologique (1).

A ces faits je me dispense d'en ajouter quelques au-

(1) J'ai conservé dans de l'alcool la tumeur anévrismale et le tube artériel qui a été lié. Cette pièce devient d'un haut intérêt comme

tres dans lesquels l'issue de l'opération n'a pas été plus heureuse. Il faut une nécessité absolue pour y avoir recours, et l'opération ne serait-elle pas par elle-même plus dangereuse qu'on ne semble aujourd'hui disposé à l'admettre? Je terminerai, répétant avec le professeur Velpeau (1) : Partout on parle de succès, et personne ne mentionne de revers. Je trouve, dit-il, sur environ 60 cas de ligature de la fémorale, 12 exemples de gangrène, 13 d'hémorrhagies, sans compter les abcès.

J'ai déjà fait observer comment, lorsque la profonde se détachait de l'iliaque externe ou de la fémorale très près de l'arcade crurale, on avait cru à l'existence de deux artères fémorales superficielles; alors, du moins dans une partie de son trajet, la profonde ne mérite plus cette dénomination.

La division prématurée, par laquelle le vaisseau naît plus haut que de coutume, ne rappelle-t-elle pas, pour le membre supérieur, la dualité accidentelle de l'axillaire dont les branches représentent la radicale et la cubitale ou même le tronc interosseux?

L'origine précoce de la profonde offre des variétés suivant la hauteur où elle s'effectue, sa direction et ses rapports. Je n'ai pas trouvé que l'anomalie se manifestât plus fréquemment chez les femmes ou les individus de petite stature, comme l'a avancé Tiedemann, et cependant j'ai noté 7 fois ce mode de déviation, 1 fois seulement des deux côtés et au même niveau, 3 fois à gauche et 2 à droite. La profonde se détache

objet d'étude, et je ne manque point de la démontrer quand, dans mon enseignement, je décris l'artère fémorale.

(1) *Nouveaux éléments de médecine opératoire*, t. II, p. 144.

de l'iliaque externe au-dessus de l'arcade crurale : le fait de James en est un exemple d'autant plus curieux qu'une des deux iliaques externes (car il en existait deux du même côté) fut liée suivant la méthode de Brasdor.

La profonde se sépare de la grande fémorale au-dessus du ligament de Fallope, au niveau ou au-dessous. Les deux artères descendent dans une sorte d'indépendance l'une de l'autre, circonstance avantageuse, s'il s'agissait de jeter un fil sur la crurale superficielle. A la naissance prématurée de la profonde se rattachent quelques caractères assez fixes et utiles à connaître; ainsi son volume est alors augmenté et souvent égal à celui de la fémorale superficielle, qui est de 8 millimètres. Quant à ce qui concerne la situation de la profonde, M. Cruveilhier dit : « Quand la fémorale se divise prématurément en deux branches égales et parallèles, l'externe est la fémorale profonde et l'interne la fémorale proprement dite. Ce rapport est constant ; la profonde marche accolée au côté externe de la fémorale superficielle, qui recouvre la veine (1). « Cette assertion de notre excellent collègue est par trop absolue. J'ai observé trois cas d'origine précoce de la profonde, où elle occupait d'abord le côté interne de la superficielle; je me contenterai de citer deux cas dont je conserve la figure.

Sur un homme jeune et vigoureux, mort de pleuro-pneumonie aiguë, le tronc fémoral gauche, tôt après sa naissance, fournit de son côté interne et sous un angle aigu la fémorale profonde, qui est ici placée en

_____

(1) *Traité d'anatomie descriptive*, 2ᵉ édition, t. II, p. 724.

dedans de la grande crurale, dont la sépare la veine
de ce nom. La profonde est située sur la face antérieure du muscle pectiné, et continue son trajet curvi-
ligne dans une étendue de 40 à 44 millimètres, pour
s'infléchir en arrière et en dehors de manière à devenir postérieure à la fémorale superficielle, et se terminer comme à l'ordinaire.

Dès sa naissance, la fémorale profonde donne l'artère épigastrique, qui se trouve comprise dans la
partie moyenne de l'anneau crural, plus rapprochée
de l'angle interne que de l'opposé. 6 millimètres la
séparent du bord concave du ligament de Gimbernat;
elle se porte verticalement derrière le canal inguinal,
en dedans du cordon spermatique, et de là elle gagne
le muscle droit, où sa distribution est naturelle.

La fémorale superficielle émet la circonflexe iliaque,
de sorte qu'aucune branche importante ne provient
du tronc iliaque externe; si sur ce sujet il y avait eu
nécessité de placer une ligature sur la crurale au sommet du triangle inguinal, pour un anévrisme poplité on eût porté le fil sur la profonde, dont le calibre, aussi considérable que celui de la superficielle,
ajoutait à la facilité de la méprise, et l'opération devenait inutile. Pour découvrir la fémorale superficielle,
c'est plus en dehors qu'on ne le recommande qu'il
fallait pratiquer l'incision. Se rapprochant du ligament de Fallope, afin d'intercepter la circulation dans
la grande crurale, on appliquait le lien très près de la
profonde, de l'épigastrique et de l'iliaque coronaire, et
par suite l'organisation d'un caillot sanguin devenait
impossible. Les connexions indiquées entre la profonde et l'épigastrique, qui, dans ce cas, en émane,

réclament une sérieuse attention. Le dernier vaisseau se rencontre assez communément au côté externe du canal crural, tandis qu'ici on l'aperçoit à sa partie moyenne et un peu interne. Si on se rappelle la position insolite de la profonde, n'est-on pas surpris de voir deux artères considérables là où a lieu la hernie crurale? en semblable occurrence l'épigastrique serait placée sur la tumeur herniaire, la fémorale profonde serait exposée à l'atteinte de l'instrument dans la herniotomie fémorale, surtout si pour débrider on incisait le ligament de Gimbernat.

Voici un autre exemple venant en preuve de l'assertion que dans la naissance prématurée de l'artère profonde elle peut être placée en dedans de la fémorale superficielle. Je dois cette observation à mon collègue et ami M. Bouisson, qui y a joint un dessin. Sur un homme jeune, mort phthisique, l'aorte se divisait, comme à l'ordinaire, en deux iliaques primitives, dont la gauche, remarquable par sa brièveté, donnait l'ilio-lombaire; par contre l'iliaque primitive droite avait une longueur peu commune. L'iliaque externe, qui lui succédait, était très courte, et se divisait, immédiatement au-dessous de l'arcade crurale, en fémorale superficielle et profonde. Le volume des deux artères était à peu près égal; située en dedans, la profonde était séparée de la fémorale superficielle, placée en dehors, par la veine crurale. Les deux vaisseaux artériels reprenaient peu à peu, en descendant, leur position naturelle. Après un trajet de 54 millimètres environ, la grande fémorale fournissait la circonflexe externe. Quant à la profonde, à quelques millimètres de l'arcade, l'épigastrique se détachait de sa partie

antérieure, et rentrait dans l'abdomen. Placée en dedans de l'anneau crural et de l'orifice supérieur du
canal inguinal, l'artère suivait après son trajet naturel.
Plus inférieurement, la profonde émettait la circonflexe interne et les deux honteuses externes, puis
plongeait profondément pour gagner l'attache des
muscles adducteurs et produire les perforantes.

L'origine prématurée de la crurale profonde rendait sinon inutile, du moins insuffisante, la ligature
de la fémorale superficielle dans le cas d'anévrisme
ou de lésion traumatique de l'artère du membre inférieur. Reconnaissant une semblable anomalie, c'est
l'iliaque externe qu'il convient de lier.

L'opération de la hernie crurale avait, par suite de
cette disposition, plus d'un danger. Si l'on débridait
en dedans, suivant le conseil de Gimbernat, l'épigastrique ne pouvait manquer d'être lésée. C'est en haut
que le débridement doit avoir lieu sans inconvénient.

Quelques autres faits dont j'ai été témoin, et que je
pourrais annexer aux deux précédents, dont ils diffèrent très peu, autorisent à penser que, dans la variété
consistant dans l'origine élevée de la profonde, la règle générale est que celle-ci se distingue au côté externe de la fémorale; il n'en est point toujours ainsi,
car elle occupe parfois le côté opposé.

La profonde provenant plus haut que de coutume,
acquiert alors un volume presque semblable à celui
de la fémorale superficielle. Comme conséquence de
ces variétés, elle donne des branches qui viennent
d'une autre source dans les circonstances communes;
ainsi, quand la profonde est placée au côté interne de
la fémorale, et que la première est fournie par l'ilia-

que externe ou naît immédiatement au-dessous de l'arcade crurale, alors, dis-je, la profonde envoie l'épigastrique (1) : c'est ce que j'ai noté quatre fois. Au contraire, la profonde vient-elle au-dessous du lieu dont elle tire communément son origine, elle émet moins de branches que lorsque celle-ci est normale, et c'est la superficielle qui l'a supplée.

Que la profonde, dans la supposition qu'elle offre une hauteur de naissance insolite, se trouve en dehors ou en dedans de la fémorale, il n'en existe pas moins une sorte d'indépendance entre elles ; et qu'on n'oublie point qu'ici la profonde se distingue par l'accroissement de son calibre et la distance plus grande qui la sépare de la fémorale. Avec de telles conditions la compression pourrait ne porter que sur un vaisseau quand l'autre ou les branches qui en proviennent sont lésées, et réciproquement, car par l'effet de l'anomalie il n'y a plus de tronc crural, ou sa brièveté est extrême. Lorsqu'on se propose de découvrir la fémorale superficielle, la profonde étant située dans le lieu que la première occupe ordinairement, si l'on choisit le triangle inguinal, on peut prendre et lier ce dernier vaisseau pour l'autre. Plus j'examine l'état des parties dans cette variété, plus je me persuade qu'il est facile de se tromper; cependant il est un moyen de prévenir l'erreur, c'est de porter son attention sur la veine fémorale, que dans ce cas j'ai toujours trouvée entre les deux troncs artériels, veine qui n'est plus recouverte, dans une partie de son étendue, par l'artère. Faut-il le répéter? quand on voit la veine en question

(1) Les honteuses externes et quelques gros rameaux musculaires n'ayant pas de nom particulier.

isolée de son vaisseau satellite, il faut s'assurer si une telle disposition ne coïncide pas avec la naissance prématurée de la profonde et les changements qu'elle entraîne.

Je terminerai ce qui concerne la situation respective des fémorales superficielle et profonde, par l'exposition d'une variété que je désigne sous le nom d'entrecroisement de ces vaisseaux (voir pl. XVI de l'atlas). J'ai constaté deux fois une semblable aberration. Elle est reproduite dans l'atlas de Tiedemann, pl. XXXIII, fig. 3, et dans celui de Quain, pl. LXXII, fig. 3. L'anomalie n'a lieu que quand l'origine de la profonde est élevée, et alors elle offre un volume considérable. Placée en dehors de la superficielle et sur le même plan, ce n'est qu'après un trajet d'environ 54 millimètres que les artères se croisent de manière que la crurale se place en avant et en dehors, la profonde en arrière et en dedans. Il y a ici en outre une disposition bien digne d'attention dans le cas que j'ai fait représenter : c'est que la veine profonde, qui, comme l'artère, ne mérite plus l'épithète de profonde, du moins avant la naissance de son entrecroisement, la veine, ai-je dit, devenue superficielle, est sous-jacente à l'artère, qui ne la recouvre qu'en partie. Après l'accolement des artères, elles se comportent régulièrement. Je n'omettrai point de rappeler qu'ici la circonflexe externe provient de la crurale superficielle.

Je dois au professeur Bouisson la communication d'un fait à peu près analogue, et dans lequel l'épigastrique qui donne ici l'obturatrice sort de la fémorale superficielle, tandis que la sous-cutanée abdominale émane de la profonde.

La déduction pratique qui découle de ce genre d'anomalie par entrecroisement, c'est qu'en se rapprochant de l'aine pour lier la fémorale, on s'exposerait à lier la profonde au lieu de la superficielle, et afin de se diriger, on n'a point, comme quand ces deux artères naissent très près de l'arcade, la veine crurale qui leur est intermédiaire. Par une sorte de compensation, ici, les artères sont assez rapprochées pour que, l'une découverte, on s'aperçoive de la présence de l'autre. Le parallélisme de deux gros troncs veineux que l'on ne rencontre pas fréquemment, et qui sont sous-jacents aux artères, doit mettre en garde l'opérateur et le prévenir d'un état insolite des vaisseaux.

Que si on se décidait à chercher la fémorale dans le triangle inguinal, on tomberait sur la région où elle s'entrecroise, et je renvoie, pour la conduite à tenir, à ce que j'ai dit en mentionnant une observation dans laquelle la fémorale se trifurquant, on voit la profonde passer derrière la superficielle et gagner ensuite le côté externe de la cuisse (voir pl. XIV).

Dans le cas de désarticulation de la cuisse à son extrémité supérieure, la dualité de l'iliaque externe ou la division prématurée du tronc crural deviendrait une circonstance défavorable, et il importe de prévoir cette sorte d'anomalie, qui, sans être fréquente, n'est pas très rare. N'impose-t-elle point la nécessité de lier la fémorale, comme préliminaire de l'amputation coxo-fémorale? La compression ne saurait ici être substituée à la ligature; la première ne porterait peut-être que sur un des gros vaisseaux fémoraux, et l'on sait d'ailleurs que lors de la séparation prématurée de la profonde d'avec la superficielle, ces

artères se trouvent placées à une assez grande distance l'une de l'autre. Je pense donc qu'en liant d'a-
bord la fémorale avant de procéder à la désarticulation, on a la chance de reconnaître la variété et de se
rendre maître du sang en liant les deux vaisseaux. C'est
là un précepte de rigueur pour entreprendre avec
quelque sécurité une aussi grave opération (1).

N'ajoutons point à la gravité du mal qui indique
l'amputation, par les dangers inhérents à l'acte opératoire en lui-même. Parmi les artères divisées en
l'exécutant, les unes, comme l'a fait observer M. Fouillioy, se rencontrent dans le champ de l'opération ; les
autres traversent le lieu où elle s'accomplit, pour se
porter plus loin. Les premières dérivent de la crurale ;
les secondes, moins grosses, mais plus multipliées, ont

(1) Mon excellent ami le docteur Fouillioy, inspecteur-général
du service de santé de la marine, a désarticulé sur un adulte et avec
un plein succès le fémur. Dans un mémoire plein de vues neuves, il
a montré combien la ligature préalable de la crurale l'emporte sur
sa compression médiate. Notre savant confrère a démontré l'infidé-
lité de ce moyen; ainsi, par la position du malade durant l'opération, la fémorale ne conserve point ses rapports naturels, et le psoas,
qui est en contact avec elle, coupé à son insertion inférieure, se
rétracte, l'entraînant dans son déplacement. On recommande de
saisir à pleine main les chairs qui se trouvent à la partie interne de
la plaie, précaution qui ne suffit pas toujours. J'ai assisté à une amputation de l'articulation coxo-fémorale, devenue indispensable par
une cause traumatique. Le chirurgien se contenta de la compression,
et l'hémorrhagie fut effrayante avant qu'on pût jeter un fil sur le
tronc crural. Le blessé eut le sort de quelques autres soumis à la
même opération, il expira peu d'heures après. Sans aucun doute la
perte abondante et rapide de sang hâta sa fin, et il est permis de
croire qu'elle n'eût pas été aussi prompte, si l'on avait d'abord lié la
fémorale.

une double origine, et naissent soit de la crurale, soit de l'hypogastrique.

§ IV. Artères circonflexes de la cuisse.

Circonflexe interne. — J'extrais de l'ouvrage de Quain le tableau suivant, qui concerne le lieu d'origine de cette artère. Sur 391 sujets, elle naissait 297 fois normalement, c'est-à-dire de la profonde, en dedans et en arrière, quelquefois en dehors; sur 49, de la fémorale surperficielle, au-dessous de la profonde; sur 38, au niveau ou vis-à-vis d'elle, et sur 3, au-dessous. Sur un seul, la circonflexe sortait de l'épigastrique; sur un autre, de l'iliaque coronaire et même de l'iliaque externe. Il est rare de voir la circonflexe interne provenir d'un tronc commun avec l'externe. La première peut se détacher de la profonde et même au-dessus de celle-ci. En général, quand la profonde émane de la fémorale plus bas que de coutume, c'est cette dernière qui produit la circonflexe. Nous avons dit qu'elle provient de l'épigastrique, et réciproquement. J'ai quelques raisons de présumer que, dans certains cas d'absence réputée de la circonflexe, elle doit son origine à l'épigastrique. Je relaterai une anomalie trouvée par M. Michelet (1) sur le cadavre d'une femme morte phthisique : l'artère épigastrique gagnait le côté interne de l'orifice supérieur du canal inguinal; mais, avant d'y arriver, le tronc de l'artère se divisait en deux branches, l'une suivant le cours ordinaire de l'épigastrique, l'autre sortant de l'abdomen, au-dessous de l'anneau crural.

(1) *Thèse inaugurale.* Paris, 1837, n° 59.

Cette dernière branche, du même volume que l'autre, et égalant au moins celui d'une plume de corbeau, émettait plusieurs rameaux, s'enfonçait ensuite dans le pectiné ; et c'est au-dessus de ce muscle qu'elle faisait l'office de la circonflexe interne, dont on ne distinguait aucun vestige quant à sa provenance ordinaire, mais dont la distribution s'effectuait avec régularité. Si nous admettons, poursuit l'auteur, que cette femme eût contracté une hernie crurale, l'origine de la circonflexe interne, au point le plus élevé de l'épigastrique, eût fait qu'elle se serait portée au côté interne du sac herniaire, comme cela advient pour l'obturatrice dans les mêmes circonstances ; le débridement sur le ligament de Gimbernat devenait par cela même très dangereux, la situation extérieure de l'artère l'exposant plus que l'obturatrice : mais aussi l'hémorrhagie aurait été plus facile à reconnaître et à arrêter. Au reste, en raison de la profondeur d'origine du vaisseau, n'est-ce point au-devant de lui que passent les viscères déplacés ? et il y a moins à craindre, en pratiquant le débridement, qu'il ne le semble de prime abord.

Au peu de constance qu'offre la naissance de la circonflexe interne, j'oppose son trajet et sa distribution peu variables lorsqu'elle se détache de la profonde : je ferai néanmoins remarquer que, quand elle naît bas, elle croise le pectiné pour se rendre à l'espace qui le sépare du psoas. Procède-t-elle de la fémorale superficielle ou de l'iliaque externe, elle se dirige en arrière après avoir contourné la veine fémorale.

Circonflexe externe. — J'emprunte au docteur Quain

les recherches qui suivent, relativement à l'origine de cette artère. Sur 388 sujets, elle naissait 255 fois isolément de la profonde, et l'on sait que cette origine est la normale ; sur 17, de la fémorale superficielle, au-dessus de l'émergence de la profonde ; sur 39, à son niveau, et sur 10, au-dessous. La planche XXIII, figure 2, de l'ouvrage de Tiedemann, montre le vaisseau qui nous occupe, naissant en communauté avec l'iliaque coronaire, comme nous avons vu la circonflexe interne procéder de l'épigastrique ; néanmoins la première ne vient pas en totalité de l'iliaque coronaire : une petite branche, s'insérant sur la profonde, indique son lieu ordinaire de naissance. Je n'omettrai pas de rappeler un caractère de la circonflexe externe qu'on ne retrouve pas dans l'interne : c'est que la première est parfois multiple ; on en compte trois qui la représentent, sans venir de la même source. Si je m'en rapporte à ce que j'ai observé trois fois, et à gauche, je dirai que deux circonflexes étaient fournies par la profonde et l'autre par la fémorale. Cette sorte d'éparpillement de branches artérielles, remplaçant un tronc unique, devient une circonstance désavantageuse quand il s'agit de lier un gros vaisseau, et augmente les chances de l'embrasser trop près d'une collatérale.

La plupart des anatomistes répètent que le volume de la circonflexe externe est moindre que celui de l'interne. Theile avance le contraire ; divergence d'opinions qui s'explique si on réfléchit que cette artère ne fournit pas toujours la totalité des branches qui lui sont attribuées. Je fais ici allusion aux supérieures ou ascendantes, principalement destinées pour les muscles petit fessier et du fascia lata, branches qu'il est assez fréquent de voir sortir des fémorales superficielle ou profonde.

En résumé, il est loin d'être indifférent, quand il faut lier la crurale, que les circonflexes offrent telle ou telle origine, proviennent plus haut ou plus bas d'un tronc artériel. Ces variétés suffisent pour compromettre le succès de l'opération par les accidents qu'elles entraînent. Il en est, comme pour la profonde, émanant, par exemple, plus haut que de coutume, et amenant une hémorrhagie souvent mortelle, alors qu'on conçoit l'espérance d'une prochaine guérison.

Traitant des circonflexes, je rapporterai une observation tirée de la thèse du docteur Viguerie, déjà citée, et qui prouve qu'en cas d'hémorrhagie les circonflexes peuvent jouer le même rôle que la profonde, en bas comme en haut.

Un homme de trente-sept ans est reçu, le 3 mars 1833, dans l'hôpital de Toulouse, pour un anévrisme de la crurale gauche; la tumeur est située à l'union du tiers supérieur avec les deux inférieurs du membre. La maladie reconnaît pour cause un violent effort pour retenir une roue prête à échapper. L'opération est pratiquée. L'incision s'étend de l'arcade crurale jusqu'à quelques millimètres de la tumeur anévrismale. Aucun accident ne se manifeste. La plaie se réunit, par première intention, à sa partie inférieure. Tout est satisfaisant dans l'état du blessé, quand, au vingt-et-unième jour, il s'assied sur son lit pour écrire à sa femme et lui annoncer bientôt son retour. La lettre est à peine terminée, qu'une violente hémorrhagie éclate; la compression exercée par la main et continuée toute la nuit, l'arrête ; cependant la plaie devient douloureuse, toute pression mécanique ne peut être supportée, le sang coule à plusieurs reprises, le malade tombe dans l'abattement, et la mort survient vingt-trois jours après l'opération.

L'ouverture du corps fait voir la tumeur anévrismale dure et réduite. 2 pouces 1/2 de distance (67 millimètres) séparent le bord inférieur du ligament de Fallope de la partie supérieure de la tumeur ; la profonde vient de la fémorale 15 lignes (33 millimètres) au-dessous de l'arcade crurale ; la ligature avait été placée 8 lignes (18 millimètres) au-dessus de la profonde ; en cet endroit l'artère était coupée, et ses deux bouts distants l'un de l'autre de 8 millimètres ; le supérieur était fermé par un caillot conique, dont le sommet regardait vers le cœur, tandis que sa base bouchait et débordait l'ouverture de l'artère. Le bout inférieur était béant, sans trace de caillot, mais contenant du sang liquide ; la profonde ne donnait aucune des circonflexes ; toutes deux naissaient de la crurale, l'externe du milieu de l'intervalle compris entre la ligature et la profonde, l'interne au-dessus et presque sous le lien.

Il est de toute évidence que l'hémorrhagie s'est faite par le bout artériel inférieur, que dans ce point la circulation a été entretenue par la profonde et les circonflexes provenant de la crurale.

Voilà donc un exemple de fémorale liée à sa partie supérieure, à distance également convenable de l'arcade crurale et de la profonde, et cependant une hémorrhagie mortelle s'est manifestée. Ne pouvait-on, mettant à nu le vaisseau, se livrer à quelques recherches pour s'assurer de l'origine insolite des circonflexes et les lier aussi ?

Des détails afférents à la disposition relative du système artériel de la cuisse, des faits pratiques que j'y ai annexés comme pour les féconder, s'ensuit-il qu'on ne saurait, par une fatalité que je repousse, établir de précepte général (1)?

Je ne me dissimule pas la longueur des considérations anatomiques dans lesquelles je suis entré quant à la disposition relative du système artériel de la cuisse, mais j'ai vainement tenté de les abréger. Avouons-le, pour celui qui a étudié, médité le sujet, libre de toute prévention, comparant les résultats anatomiques aux données de l'expérience, n'est-on pas conduit à déplorer la nécessité de porter un fil sur la crurale, dans une région où il faut toujours être en garde contre l'origine et la distribution inconstantes des vaisseaux ? Faut-il encore répéter que quand l'ar-

(1) La même pensée n'inspirait-elle point J. Hunter et A. Scarpa, en préconisant leur méthode respective dans la ligature de la crurale? C'était de s'éloigner indéfiniment du siége du mal. Quand il y a élection, la méthode de Hunter offre moins d'inconvénients, envisagée au point de vue anatomique, qui n'est ici qu'un élément de la question, mais n'en devait pas moins être pris en grande considération. Envisageant la fémorale avant son passage dans l'anneau du troisième adducteur ou après qu'elle y est introduite, on n'a pas à craindre le voisinage d'artères s'opposant à l'organisation d'un caillot sanguin indispensable ; car ici il n'existe pas d'anomalies artérielles. Cependant, si, pour un anévrisme de la poplitée, on lie la fémorale, en suivant la méthode du chirurgien anglais, la circulation peut se rétablir, dans la tumeur anévrismale, par l'abouchement de la grande anastomotique de la cuisse avec les artères articulaires supérieures.

tère est découverte dans une certaine étendue, on parvient à distinguer des collatérales et qu'il importe de lier? Ce que j'ai vu me fait répugner à croire à l'innocuité d'une ligature placée au-dessous d'une grosse collatérale. Sans cette précaution de rigueur, on est arrêté par ce que j'ai appelé impossibilité anatomique.

Des artères perforantes. Elles sont variables dans leur nombre; on n'en a trouvé qu'une seule; on en a vu quatre et même cinq, en considérant la terminaison de la profonde elle-même comme une dernière perforante. Cette disparité tient, suivant Theile, à ce que la profonde dont elles se détachent traverse très haut le grand adducteur, ou que des perforantes ordinairement simples ne passent à l'autre côté de ce muscle qu'après s'être divisées.

L'origine des perforantes est assez régulière; néanmoins il est d'observation qu'une d'elles peut provenir de la fémorale superficielle quand elle traverse le grand adducteur. J'ai noté trois fois une semblable disposition, et toujours du même côté, le gauche.

Le volume de la première perforante (1) est d'au-

(1) J'ai lié la crurale superficielle gauche pour une hémorrhagie que l'on supposait provenir de l'artère profonde, tandis qu'elle était due à la première perforante.

Un jeune canotier hollandais prenait son repas, quand, voulant retenir un couteau près de lui échapper, il rapprocha subitement les cuisses. La pointe acérée de l'instrument pénétra profondément dans la gauche, et le sang jaillit aussitôt avec force. On se borna à la compression, au moyen d'un tourniquet; et le onzième jour seulement, le blessé fut transporté à l'hôpital flottant du Texel, dont je dirigeais le service de santé. Le membre était énormément tuméfié par suite de la quantité de sang épanché. Confiant en la compres-

tant plus considérable que la circonflexe interne n'aura envoyé que peu de rameaux à l'extrémité supérieure des muscles fléchisseurs de la jambe.

La seconde ou moyenne perforante, au lieu de traverser le court adducteur, lui est parfois inférieure. Scarpa dit que chez quelques sujets cette artère établit un arc de communication entre le rameau trochantérien, ou avec le transversal de la première perforante.

La troisième manque ou apparaît rudimentaire; des branches de la fémorale superficielle la remplacent ou la suppléent.

sion médiate et les ressources de la nature, l'estimable confrère qui donna les premiers soins au blessé avait cru devoir temporiser, dans la pensée que les vaisseaux collatéraux, se dilatant graduellement, offriraient plus tard une chance avantageuse, si l'on en venait à lier la crurale. Mon avis fut tout opposé, et, en effet, la masse sanguine épanchée ne pouvant être résorbée, comprimait, annihilait en quelque sorte les vaisseaux sur lesquels on se fondait pour une circulation collatérale. Assisté du docteur Sper, ancien chirurgien en chef de la marine royale, où il a laissé d'honorables souvenirs, je procédai à l'opération, mais avec peu d'espoir du succès. Je plaçai, sans trop de difficulté, en raison de l'intumescence des parties, une ligature sur la fémorale, vers le milieu du triangle inguinal; voulant m'écarter du lieu de la blessure, je fus dans la nécessité de me rapprocher de l'arcade crurale, et je le fis avec une sécurité que je n'aurais certes pas aujourd'hui, que j'ai plus étudié le système artériel de la cuisse, dans ses fréquentes déviations. Dix heures après, la gangrène s'empara du membre et s'étendit tellement que l'amputation fût devenue impraticable, si d'autre part l'état général du blessé n'y eût mis un obstacle. Il succomba deux jours après. Je pus me convaincre que la crurale et la profonde n'avaient pas été lésées, mais le couteau avait divisé la première perforante à son point d'émergence de la profonde, et la première ne tenait plus que par un lambeau. Ce voisinage de la perforante fait comprendre l'abon-

CHAPITRE XII.

ARTICLE PREMIER.

Artère poplitée.

L'artère poplitée a pour limite en haut l'anneau du muscle grand adducteur, et en bas le bord inférieur du poplité; la longueur de ce vaisseau, de 23 à 25 centimètres, varie suivant l'élévation à laquelle la fémorale traverse le troisième adducteur. La direction ordinaire de la poplitée est oblique de haut en bas, de dedans en dehors; elle offre, comme conséquence d'un âge avancé, des inflexions parfois très marquées. Le calibre artériel, qui à son origine est de 3 lignes 1/2 (8 millimètres), diminue avec les branches qui en dérivent. La veine poplitée couvre en partie la face postérieure de l'artère, ou mieux la contourne en diagonale, de telle manière cependant que, supérieurement, elle est légèrement inclinée en dehors, et en dedans inférieurement. C'est guidé par ces données anatomiques que le docteur Jobert a proposé de lier l'artère poplitée au niveau de la fossette sus-condylienne interne, opération qui me semble peu praticable sur le vivant. Les rapports de la veine et de l'artère princi-

dance de l'hémorrhagie; c'est presque comme si la profonde elle-même avait été intéressée. Ce fait, qu'il m'a semblé naturel de citer à l'occasion des perforantes, vient grossir la masse de ceux où l'expectation, en semblable circonstance, n'est que trop souvent un mal.

pales du jarret présentent rarement des déviations de
quelque importance. R. Quain a néanmoins rapporté (1)
une anomalie très curieuse. Il y a inversion dans la
position des deux vaisseaux; la veine occupe la place
de l'artère, et réciproquement; celle-ci devenue superficielle serait plus en butte à l'action des corps extérieurs, tandis que sa situation profonde l'y soustrait
communément; mais, par compensation, s'il fallait la
lier, cet acte opératoire, toujours de pénible exécution,
le serait moins. Si semblable exception, et encore une
fois elle est très rare, devenait la règle, on porterait
peut-être plus souvent une ligature dans le creux du
jarret (2).

(1) *The anatomy of the arteries*, pl. 80, fig. 1.

(2) Bien que l'histoire des anomalies de la poplitée ne soit pas
liée à celle des causes que détermine la formation de l'anévrisme
dans cette artère, que l'on me permette de rapporter un fait relatif
à l'étiologie de la maladie, de présenter quelques rapides considérations sur ce sujet. La fréquence des anévrismes poplités, non traumatiques, comparés à ceux qui se développent dans les autres
artères des membres, est une vérité aujourd'hui à l'abri de toute
contestation. Je trouve dans le mémoire du docteur Bizot (*), que
sur le nombre de 142 anévrismes des artères paires, on en compte
75 siégeant dans la poplitée. Afin de s'expliquer le fâcheux privilége attaché à ce vaisseau, on n'a pas manqué d'invoquer l'action
de causes mécaniques, telles que les extensions brusques et répétées
du membre. On a aussi fait intervenir une disposition anatomique,
celle du passage de l'artère dans le canal du troisième adducteur,
comme si les contractions du muscle n'ouvraient point l'anse qu'elle
traverse, au lieu de la resserrer. Mais ce qui me semble avéré, c'est
qu'une sorte de prédisposition à des modes d'altérations conduisant
à l'anévrisme, est en quelque sorte inhérente à l'artère qui nous occupe. On fait observer, avec raison, l'existence de légères plicatures
transversales de la tunique interne, destinées à favoriser l'élongation

(*) *Mémoires de la Société médicale d'observation*, t. I, p. 410.

On pourrait s'en laisser imposer par l'apparence d'une semblable transposition vasculaire, si on ne considérait qu'en certaines circonstances l'épaisseur des parois de la veine poplitée, leur consistance peuvent égaler celles naturelles à l'artère.

Sur une femme jeune, j'ai trouvé la veine poplitée gauche double, mais seulement dans sa portion supérieure ou fémorale. Les veines tibiales, antérieure, postérieure et péronière, se réunissaient comme de coutume pour former le tronc veineux poplité, qui, d'une brièveté extrême et près de l'espace intra-condylien, se divisait en deux branches s'abouchant bientôt dans la fémorale. Elles longeaient l'artère po-

du vaisseau, quand le genou s'étend avec violence. Ayant eu occasion de disséquer deux anévrismes poplités peu volumineux, j'ai noté avec soin que la membrane interne était profondément altérée, comparativement aux deux autres. Ainsi donc, quand l'artère poplitée, si prédisposée aux lésions organiques, est soumise à l'influence d'une cause qui serait impuissante pour produire l'anévrisme, le vaisseau étant à l'état hygide, cette même cause le détermine : si au contraire il est malade, quelque éloigné que l'on puisse être d'admettre des actions purement mécaniques, force est cependant de reconnaître leur influence, et j'arrive naturellement à une observation qui appuie cette proposition.

Un étudiant en médecine reçoit, dans une rencontre, un coup de pointe de sabre qui pénètre profondément à la partie antérieure supérieure de la jambe gauche, et ouvre ou la tibiale antérieure, ou la récurrente, à son origine; le sang coule avec grande abondance. Les témoins, aussi élèves en médecine, compriment la plaie avec un mouchoir fortement serré. Appelé près du blessé, je le trouve affaibli par l'hémorrhagie. La solution de continuité est peu large. J'exerce un léger tamponnement, et applique sur la région supérieure de la cuisse le compresseur de Dupuytren. Dans la nuit l'instrument se dérange, et le sang coule de nouveau; il est définitivement arrêté, après deux autres hémorrhagies rapprochées; mais la plaie se cica-

plitée sans la recouvrir. Voilà encore une sorte de variété propre à faciliter la ligature du tronc artériel, tandis que, dans d'autres circonstances de dualité de la veine poplitée, les deux branches sont appliquées sur l'artère.

Elle n'est point toujours indivise, elle se montre double, mais très rarement dans toute son étendue. Les archives de la science n'en offrent, je crois, qu'un exemple; il est dû à Sandifort, et ici encore la duplicité du vaisseau n'était que la continuation du dédoublement anormal de la fémorale superficielle. Une variété s'observe plus souvent, et est relative à la

trise avec lenteur, et laisse dans le genou une roideur extrême. Pour remédier à cet inconvénient, mon collègue, le professeur Serres, qui avait aussi donné des soins au malade, est comme moi d'avis qu'il se rende aux eaux thermales de Balaruc, pour y faire usage des douches et des boues. Nous recommandons d'imprimer progressivement et avec précaution des mouvements au membre. M. B... ne tient pas compte de ce conseil, il exécute des mouvements violents et répétés. Au retour des bains, il s'empresse de nous annoncer que la claudication existe à peine et que l'articulation a recouvré sa liberté. J'avoue que grande fut ma surprise, lorsqu'à l'examen du membre, je découvris un anévrisme dans la région poplitée. Déjà la tumeur avait le volume d'un œuf de pigeon, et ses pulsations ne permettaient pas de prendre le change sur son véritable caractère. Prévenu de la gravité de sa position, le malade est soumis à des applications réfrigérantes, à des saignées du bras répétées de temps en temps. Le compresseur de Dupuytren est placé de nouveau. Docile cette fois, M. B... n'a pas eu à regretter la sévérité et la longueur d'un traitement auquel il doit une complète guérison. Enfin je n'établis pas en doute que l'exercice intempestif de l'articulation condamnée longtemps à l'immobilité n'ait déterminé la formation de l'anévrisme du jarret. Quand le sujet de l'observation partit pour Balaruc, la région du poplité était parfaitement saine, et ne différait en rien de celle du côté opposé.

division de la poplitée vis-à-vis les condyles fémoraux. Si on découvrait l'artère bifurquée à sa partie supérieure, comptant sur son unité, on s'exposerait à saisir la branche qui n'est pas en rapport avec celle qui est le siége de l'anévrisme ou la source de l'hémorrhagie. La précaution de comprimer l'artère entre les doigts, avant de l'étreindre définitivement dans l'anse du fil, préviendrait la méprise (1).

La poplitée, par la plus inouïe des aberrations, ne

(1) Depuis l'adoption presque universelle de la méthode d'Anel, la ligature de la poplitée ne s'exécute guère que sur le cadavre ; cette proscription absolue est-elle donc toujours fondée? Dans une plaie récente du jarret, avec lésion de l'artère principale, il peut être rationnel d'agrandir la solution de continuité et de jeter une ligature sur la poplitée. Dans le cas de tumeur anévrismale peu volumineuse, et si l'on ne se décidait à lier la crurale, pourquoi ne pas porter un lien en dessus et en dessous de l'anévrisme? Inutile de répéter que cette opération, loin de prévaloir comme méthode absolue, est réservée pour les circonstances tout-à-fait exceptionnelles. Cependant un homme célèbre et longtemps à la tête de la chirurgie de l'Hôtel-Dieu, Pelletan, avance (*), et après avoir relaté plusieurs observations heureuses de ligatures de la poplitée, qu'elle a été d'un succès assuré, soit que le sang fût épanché dans le tissu cellulaire, soit que l'anévrisme eût été une dilatation du tube artériel. Desault proclamait aussi cette assertion : néanmoins entre l'abus, comme méthode générale et le rejet absolu, n'y a-t-il pas lieu à établir des indications particulières qui se présentent dans la pratique, et réclament cette opération ? Une méthode française, celle des courants électriques, due au docteur Pétrequin, et qui ne fut d'abord expérimentée que sur des vaisseaux d'un moindre calibre, vient de l'être avec succès pour un anévrisme poplité. Voir l'observation publiée par le docteur Céniselli de Crémone. Ce fait, d'une prompte guérison, dont le sujet est un vieillard de soixante-dix ans, est de nature à autoriser la galvano-puncture avant de recourir à l'opération (**).

(*) *Clinique chirurgicale.* Paris, 1810, t. 1, p. 284.
(**) *Gazette méd.*, 4 juillet 1846.

continue point toujours la fémorale superficielle. Déjà signalant les anomalies de cette artère, j'ai indiqué le fait extraordinaire publié par le docteur Caillard (voir pl. XII de l'atlas). On se rappelle que la fémorale n'était qu'à l'état rudimentaire, tandis que le plus gros tronc artériel de la cuisse, prolongeant l'ischiatique, suppléait la première et devenait poplitée dans l'espace de ce nom, où ses rapports avec la veine et le nerf sciatique poplité interne, comme sa distribution, étaient régulières. Prévenu de cette déviation par les battements insolites ressentis en explorant la partie postérieure de la cuisse, et la faiblesse de ceux que l'on distinguerait à peine dans le lieu où bat ordinairement la fémorale superficielle, on se mettrait en garde contre une anomalie de ce genre. Le sujet qui la présente étant atteint d'un anévrisme au jarret, l'application de la méthode d'Anel resterait sans résultat, si on prétendait intercepter la circulation dans la crurale; mais ne pourrait-on, adoptant cette méthode, suivre un autre procédé, qui consisterait à inciser vers la partie postérieure et moyenne de la cuisse, dans la direction du nerf sciatique, entre le biceps et le demi-membraneux? Exécutée sur le vaisseau remplaçant la crurale, la compression médiate serait un moyen hémostatique peu sûr.

A cette anomalie intervertissant d'une manière si extraordinaire le mode d'origine de la poplitée, on peut en joindre une semblable rapportée dans Froriep., *Notizen*, t. IV, pag. 45.

Sur deux cent vingt-sept sujets examinés par Quain, deux cent dix offraient l'état normal de l'artère poplitée. Elle était, sur dix, divisée au niveau des condyles du fémur; dans six cas, la tibiale antérieure et la péronière provenaient de cette bifurcation. Sur un seul individu, la tibiale antérieure, la postérieure et la péronière se détachaient du même point de la poplitée, ce qui constitue une très rare exeption.

Artères articulaires. — N'est-ce pas une disposition admirable que celle qui, au moyen de cette chaîne vasculaire établie entre les articulaires, se détachant de la poplitée, et les perforantes sortant de la fémorale profonde, assure, maintient la circulation dans le membre quand elle est interrompue dans le tronc artériel principal de la cuisse ou du jarret?

Artère articulaire supérieure interne. — Elle tire son origine de la poplitée, et parfois de la terminaison de la fémorale superficielle. L'articulaire en question est unique ou double, et, dans cette circonstance, l'articulaire inférieure surnuméraire est plus petite que la supérieure. La distribution de la première n'est pas toujours la même, comme Scarpa l'a noté. Tantôt elle se consume dans le périoste de la partie postérieure inférieure du fémur, après avoir émis des rameaux pour les muscles demi-tendineux, demi-membraneux et couturier; tantôt on la voit destinée presque entièrement pour le côté interne du genou, se perdant dans le lacis formé par l'anastomose des articulaires.

J'ai connaissance d'un événement malheureux que je relaterai succinctement. Une tumeur considérable, de nature scrofuleuse, occupait depuis longtemps le jarret gauche d'un homme de moyen âge. Les ganglions poplités étaient volumineux et suppuraient.

Des hémorrhagies se manifestèrent plus inquiétantes par leur répétition que par l'abondance du sang qui s'écoulait. Dans la persuasion qu'il provenait de la poplitée, on lia la fémorale avant son passage à travers le troisième adducteur. L'opéré mourut au bout de dix jours, et l'on eut la conviction tardive que l'articulaire supérieure ramollie, ulcérée, ouverte près sa naissance de la poplitée, avait fourni l'hémorrhagie.

L'artère articulaire supérieure externe provient d'une manière isolée d'un tronc commun avec l'interne.

L'articulaire moyenne du genou est unique, double ou triple, émergeant de la poplitée ou d'une des articulaires supérieures, et surtout de l'externe. Son origine est plus régulière que sa distribution. Il n'est pas rare de voir cette artère représentée par plusieurs petites branches, et c'est même cet état que dans son Anatomie descriptive le professeur Cruveilhier décrit comme étant normal. La plupart des anatomistes font observer avec raison que ce vaisseau, propre à l'articulation du genou, reste étranger à l'établissement d'une circulation collatérale, alors qu'à la suite de l'oblitération du tronc poplité les articulaires parviennent à un développement extrême. J'ai vu deux fois, à gauche, l'articulaire moyenne manquer et être suppléé par des branches des articulaires supérieures, de l'interne spécialement.

On rencontre parfois une articulaire moyenne inférieure qui sort au niveau des condyles du tibia, et est donnée par la poplitée ou l'articulaire inférieure interne.

Les variétés relatives aux articulaires inférieures méritent peu de fixer l'attention.

Dans la dissection d'anévrismes poplités anciens et volumineux qui ont changé les rapports des parties environnantes, il ne faut point, et cette remarque porte sur les artères articulaires, considérées comme déviation anormale, prendre pour anomalie ce qui n'est qu'un résultat pathologique. Ainsi, on a vu ces artères déviées de leur position naturelle, ettrans portées sur le sac loin du lieu de leur naissance. Elles étaient oblitérées à leur point d'émergence du tronc poplité.

Les artères jumelles dérivent isolément de la poplitée, au-dessus des articulaires inférieures, ou sortent d'un tronc commun toujours très court.

ARTICLE II.

Artère tibiale antérieure.

A l'imitation de plusieurs anatomistes, je commence l'étude des artères de la jambe par la tibiale antérieure, comme première branche émanant de la poplitée, dont elle n'est toutefois point la continuation. La tibiale antérieure provient en avant de ce tronc, quand il passe entre le bord inférieur du muscle poplité et l'arcade aponévrotique qu'offre le bord supérieur du soléaire : la limite inférieure du vaisseau a lieu au-dessous du ligament dorsal du tarse; en général, l'origine de l'artère varie peu; néanmoins elle naît plus bas que le bord inférieur du muscle poplité, mais très rarement au-dessus du centre de l'articulation fémoro-tibiale; et alors elle émet des rameaux que fournit communément la poplitée, anomalie coïncidant le plus souvent avec la bifurcation insolite

de la poplitée, l'absence de la tibiale postérieure ou
son état rudimentaire. Quain fait remarquer que, dans
ces deux catégories, la tibiale antérieure communique
avec la péronière. C'est sous un angle presque droit
que la première traverse l'extrémité supérieure du ligament interosseux, d'autant plus profondément située
qu'on l'examine au haut de la jambe. La tibiale antérieure ne descend pas toujours verticalement; elle est
susceptible de se dévier obliquement en dehors, pour
reprendre sa direction naturelle non loin du cou-de-
pied, de telle sorte qu'elle peut à son quart inférieur être
comprimée sur le tibia. Chez un homme de soixante-
deux ans, atteint autrefois de rachitisme, mais depuis
longtemps guéri de cette affection, j'ai vu et démontré
dans mes leçons les deux tibiales antérieures présen-
tant des incurvations très marquées et dans tout leur
trajet. Les artères s'accommodaient aux courbures du
tibia; elles avaient perdu de leur capacité; à peine
leur diamètre, qui est habituellement d'une ligne et
demie (3 millimètres), s'élevait-il à 1 ligne (2 millimètres).

J'ai signalé, comme caractère anatomique de la tibiale antérieure, sa profondeur, surtout marquée à la
partie supérieure du membre, mais diminuant à mesure que le vaisseau se rapproche du pied : aussi,
comme lieu d'élection, n'est-il guère accessible à l'instrument du médecin opérateur qu'au-dessous de la
partie moyenne de la jambe; cependant, par suite de
déviation, elle devient superficielle dans une partie
de son trajet, et, à cette occasion, Pelletan (1) cite
cette observation :

(1) *Clinique chirurgicale.* Paris, 1810, t. I, p. 101.

« Un homme, livré chaque jour à une marche fatigante, ressent tout-à-coup une vive douleur le long de la jambe droite, sur le tiers inférieur de laquelle une tumeur se développe bientôt, placée dans l'intervalle des deux os. Elle résulte d'une extravasation sanguine, et on y sent des battements qui soulèvent la main. Tout ici se réunit pour faire soupçonner l'existence d'une tumeur anévrismale, quand la comparaison de ce membre à l'opposé fait distinguer les battements de l'artère homonyme dans une étendue de 3 pouces (81 millimètres).

» La maladie guérit facilement; l'ancien chirurgien en chef de l'Hôtel-Dieu ajoute que le sujet, curieux de constater ce qu'on lui faisait remarquer, visita les jambes de tous les gens de sa maison, et, par une sorte d'hérédité digne d'attention, sa fille seule avait, comme lui, les tibiales antérieures sous-aponévrotiques, au lieu d'être enfouies sous les muscles. »

Le professeur Velpeau a eu deux occasions de s'assurer de la superficialité de la tibiale antérieure, émergeant dans un cas de la poplitée, et dans l'autre contournant en dehors le péroné, suivant le trajet du nerf musculo-cutané, au lieu de traverser le ligament interosseux (1). Il importe de noter que ces trois faits indiquent l'artère presque sous-cutanée à la même région de la jambe, sa partie moyenne, et c'est là que sont perçues aisément les pulsations artérielles. Le souvenir de ces cas extraordinaires ne suffirait-il point pour donner l'éveil, si une semblable anomalie se reproduisait? et il n'y aurait guère à se tromper, en

____

(1) *Médec. opératoire*, 2ᵉ édition. Paris, 1839, t. II, p. 112.

sentant battre le vaisseau là où normalement on ne distingue point ses pulsations. Cette disposition l'expose à être lésé par les agens extérieurs, et, par contre, sa ligature deviendrait plus facile. A part les circonstances de traumatisme, si un anévrisme de la pédieuse se déclarait, il serait possible de découvrir et de jeter une ligature sur la tibiale antérieure, plus haut qu'on n'a coutume de le faire, en raison de sa profondeur. L'artère est côtoyée par deux veines satellites, communiquant entre elles par des branches transversales que l'on rencontre en avant et en arrière de l'artère, mais plus nombreuses dans le premier sens; branches dont quelques unes peuvent être déchirées en la soulevant, pour l'étreindre dans la ligature. Provenant du sciatique poplité externe, le nerf tibial antérieur change dans son cours trois fois de connexions avec la tibiale; au haut de la jambe, on le voit en dehors d'elle; à la partie moyenne, il croise obliquement les vaisseaux tibiaux antérieurs, pour se placer inférieurement en dedans de l'artère; il reste parfois à son côté externe jusque près du pied. Les muscles avec lesquels elle confronte sont épais au haut de la jambe, et deviennent tendineux vers sa partie inférieure : de là le précepte, quand on peut choisir le point du vaisseau sur lequel on doit agir, précepte anatomiquement justifié, de ne pas aller à sa recherche dans l'endroit où il est le plus élevé. Cependant on lit dans Haller :
« Quare in periculoso illo vulnere, quo arteria ista in
» interosseo ligamento læditur, et in quo alioquin
» unica in amputatione spes est, incisiones, quibus ad
» arteriam ligandam pervenitur, inter oram internam
» fibulæ, interque musculum tibialem anticum, fieri

» possent. Quo inferius autem arteria ea læditur, eo
» magis etiam a fibulâ incisionem oporteret remo-
» vere. »

Le temps, ou mieux la science, qui va toujours progressant, a heureusement modifié les conseils de l'illustre physiologiste. Sauf de très graves complications, on n'a plus recours à un moyen aussi extrême que l'amputation pour un accident auquel remédie une opération plus simple et moins dangereuse : l'art chirurgical contemporain est essentiellement conservateur ; et ne faut-il pas de grandes mutilations pour justifier le sacrifice d'un membre ? Quand on ne peut lier la tibiale antérieure à l'endroit même où elle a été intéressée, la ligature de la poplitée, ou plutôt de la fémorale, se présente de suite à l'esprit comme le parti le plus sûr et le plus rationnel (1).

Des exemples assez multipliés montrent la tibiale antérieure n'ayant qu'un petit calibre et se terminant,

(1) Durant mon noviciat chirurgical, à l'hôpital maritime de Brest, j'ai eu plusieurs occasions de voir des lésions traumatiques de la tibiale antérieure et vers le bas de la jambe, spécialement sur une classe d'ouvriers du port, employés à la construction des navires. Pour débiter de grosses pièces de bois, les charpentiers se servent d'un instrument nommé herminette, sorte de hache à fer courbé. Quand le coup est mal dirigé ou porte à faux, il vient frapper la partie inférieure de la jambe. Mon ancien maître Duret reconnaissait, au seul aspect de la blessure, et suivant que la tibiale antérieure ou la malléolaire interne était seule ouverte, si le charpentier était apprenti ou expert dans son métier. Lorsque les malades étaient transportés à l'hôpital tôt après l'accident, on liait les deux bouts du vaisseau, souvent sans être dans la nécessité d'agrandir la plaie. J'ai observé deux fois la section complète du tendon du jambier antérieur, coïncidant avec la lésion de la tibiale.

par une extrémité capillaire, au voisinage du ligament
dorsal du tarse; un trait qui réunit cette anomalie
dans la même catégorie, c'est que la péronière antérieure fournit la pédieuse, prolongation ordinaire de
la tibiale antérieure; et cette assertion n'est passive
que de peu d'exceptions. Pour mon compte, j'ai constaté trois fois, deux à droite, ce genre d'aberration,
et toujours se reproduisant avec une frappante similitude, non seulement dans l'ensemble, mais encore
dans les détails. La seule différence consiste dans un
rameau anastomotique mettant en communication la
tibiale antérieure et la péronière, rameau qui n'est
pas constant.

On ne saurait confondre cet état anormal avec
l'oblitération de la fin de la tibiale, oblitération déter-
minée par une compression artificielle. J'avoue que,
sur le vivant, admettant l'indication formelle de lier
la tibiale antérieure à l'endroit d'élection, c'est-à-dire
au-dessous de la partie moyenne de la jambe, si l'artère s'atrophie, elle ne donne point la pédieuse, et
alors l'anomalie ne saurait guère être prévue avant
l'opération, qu'elle rendrait inutile.

Dans les circonstances ordinaires, et pour la pratique, on n'est pas guidé par les pulsations artérielles.
Pour pénétrer au fond de l'intervalle musculaire où
est situé le vaisseau, on se dirige surtout par les tendons du jambier antérieur de l'extenseur propre du
gros orteil. Je doute fort qu'un examen attentif de la
pédieuse conduise à reconnaître ici son origine de la
péronière antérieure, bien que la première se trouvât
par cela même plus déviée en dehors; mais, quand
elle provient ainsi, sa capacité est moindre.

Allan Burns assure avoir constaté l'absence complète de la tibiale antérieure, que remplaçaient des branches perforantes sortant de la tibiale postérieure: la pédieuse venait de la péronière. M. le docteur Huguier a disséqué un sujet qui n'offrait aucun vestige de la tibiale antérieure; une branche volumineuse de la péronière traversait le ligament interosseux à 2 pouces (54 millimètres) au-dessus de l'articulation tibio-tarsienne, et tenait lieu inférieurement de la tibiale.

Ceux qui se sont occupés de variétés artérielles et ont colligé des faits relatifs à celle de la jambe, n'ignorent point qu'il est plus commun de rencontrer la tibiale antérieure amoindrie qu'accrue dans son volume. Je transcris de l'ouvrage de Quain le relevé relatif à l'artère tibiale antérieure : sur 318 sujets, disposition normale ; sur 5, origine du vaisseau, vis-à-vis l'articulation fémoro-tibiale ; dans l'un des cas, passage de l'artère derrière le muscle poplité ; dans les autres, en avant de lui ; sur 6 sujets, anastomose de la tibiale à sa naissance avec la péronière ; dans 8 cas, trajet anormal de la tibiale ; sur 3 sujets, développement considérable de l'artère, suppléant la tibiale postérieure d'un volume exigu ; une fois la tibiale antérieure grêle est en partie remplacée par la péronière, et dans une autre circonstance par la tibiale postérieure (1).

Avant de traverser la membrane interosseuse, la tibiale antérieure donne un rameau aux muscles

____

(1) Ces deux derniers modes se sont présentés plus fréquents à mon observation et surtout le premier ; je l'ai noté trois fois sur environ 250 sujets.

jambier postérieur et fléchisseur commun des orteils
J'ai vu deux fois la poplitée gauche le produire, avant
d'émettre la tibiale antérieure. Haller a observé qu'il
était la source de l'artère nutricière du tibia, et il
s'exprime ainsi : « Quem ramum vidi, nutritiam tibiæ
» dedisse, et si tamen id rarius est et eum demum ti-
» bialis postica fere semper edit, vidi hunc eumdem
» ramum perforasse popliteum musculum, eique
» ramum reliquisse. »

Placée sur la face antérieure du ligament inter-
osseux, l'artère tibiale fournit un grand nombre de
branches provenant de ses parties latérales et destinées
pour le jambier antérieur, les extenseurs des orteils.

Aussitôt qu'elle a traversé le ligament inter-
osseux, la tibiale émet la récurrente antérieure,
artère parfois considérable; mais le contraire advient, lorsque, comme je l'ai déjà indiqué, la tibiale,
réduite insensiblement à l'état capillaire, s'arrête près
de l'articulation tibio-tarsienne et que la pédieuse provient de la péronière. Sur une pièce heureusement
injectée et alors même que la récurrente tibiale antérieure n'avait qu'un médiocre volume, elle s'épanouis-
sait sur le genou en ramuscules à direction diverse,
formant un élégant lacis vasculaire recouvrant l'extrémité supérieure du tibia. La récurrente tibiale
s'inosculait ici avec l'articulaire interne et même avec
l'externe. M. Cruveilhier a trouvé une récurrente volu
mineuse, qui se portait transversalement au-dessous
de la rotule et se terminait sur la tubérosité interne
du tibia (1).

(1) Pelletan a publié, dans sa *Clinique chirurgicale*, t. II, p. 41,
une intéressante observation, sous ce titre : Anévrisme d'une

Les artères malléolaires seraient plus convenablement dénommées articulaires; et ici, quant à leur origine et à leur mode de distribution, il n'est pas toujours facile de poser la règle et d'établir la variété. Ces artères se détachent de la tibiale antérieure au quart inférieur de la jambe, plus près néanmoins de l'articulation tibio-tarsienne; leur origine a lieu quelquefois au même niveau. L'interne sort de la tibiale plus bas que l'externe.

La malléolaire interne a un tronc unique, où celui-ci est représenté par deux ou plusieurs branches, dont les unes supérieures vont à la malléole interne, les autres inférieures se portent sur l'articulation du pied avec la jambe et donnent des rameaux au scaphoïde et au grand cunéiforme. Il est peu fréquent qu'un rameau de la malléolaire interne ne constitue point une anastomose entre elle et la plantaire interne. Trois ou quatre fois, sans que j'aie noté le côté, j'ai constaté l'absence complète de la malléolaire interne, que remplaçaient pour le tibia, une branche de la tibiale postérieure et pour le pied des rameaux émergents

branche de l'artère tibiale antérieure, sans pulsations et avec érosion du tibia. J'ai lu avec soin les détails de la maladie, et je reste persuadé qu'il s'agit d'un développement morbide de la récurrente tibiale, mais principalement d'un anévrisme ayant son siége dans les vaisseaux de l'extrémité supérieure du tibia raréfiée, énormément dilatée, comme dans le spina-ventosa, et réduite à la consistance d'une coque fibreuse. J'ai disséqué une tumeur de même nature, qu'il faut se garder de confondre avec les fongus hématodes, tumeur qui avait envahi la totalité du quart supérieur du tibia, après s'être spontanément manifestée sur son côté externe. La récurrente tibiale antérieure, mesurée à son point d'émergence, n'avait pas moins de 2 millimètres de diamètre.

de l'artère tarsienne. Il est rare que la malléolaire interne doive son origine à la péronière.

Plus grosse que l'interne, la malléolaire externe est plus variable, quant à sa naissance et par suite à son trajet; on la voit se détacher sous le ligament dorsal du tarse, à la même hauteur que la malléole interne. Elle émane de la tibiale antérieure, 2 ou même 3 pouces (54 ou 81 millimètres) au-dessous du ligament. Elle est fournie par la péronière postérieure, et traverse le ligament interosseux; suivant quelques uns, elle a deux racines, l'une due à la péronière, l'autre plus grosse, à la tibiale antérieure. Il y a ceci de remarquable pour l'artère en question, c'est qu'en découvrant son origine, on prévoit son trajet, et réciproquement. Aucun auteur, à mon avis, n'a plus clairement mis cette assertion en évidence que le professeur Cruveilhier, auquel j'emprunte les paroles suivantes (1): «Quand la malléolaire externe naît sous le ligament dorsal du tarse, elle se dirige transversalement en dehors, pour s'infléchir au-devant de la malléole externe et se porter d'arrière en avant sur la face dorsale du tarse; dans le cas où la malléolaire externe naît plus haut, elle se porte obliquement en bas, devant la malléole externe, puis sur le côté externe de l'astragale. Dans tous les cas, la malléolaire externe se porte d'arrière en avant, sur le côté externe du cuboïde et vient s'anastomoser avec l'artère dorsale du tarse. Tous les anatomistes ne regardent pas néanmoins la malléolaire externe comme produite, suivant la règle, par la tibiale antérieure. Ainsi E. A. Lauth con-

____

(1) *Anatomie descriptive*, t. II, p. 736, 2ᵉ édition.

sidère la malléolaire comme dérivant normalement de la péronière antérieure. Pour moi cette proposition, par trop exclusive, ne doit s'appliquer en réalité qu'aux circonstances mentionnées dans lesquelles la tibiale antérieure, amoindrie sensiblement dans son calibre, et arrêtée par l'extrémité inférieure du tibia, ne donne point les artères du dos du pied.

ARTICLE III.

L'artère pédieuse.

La pédieuse ou dorsale du pied, continuation de la tibiale antérieure, a pour limite supérieure, bien qu'arbitraire, le ligament dorsal du tarse sous lequel elle naît, plus près de la malléole interne que de l'externe. Ce vaisseau se termine à la partie postérieure du premier espace interosseux métatarsien, pour s'enfoncer dans la plante du pied, où, avec la tibiale postérieure, il concourt à former l'arcade plantaire. N'oublions point que, sous le ligament annulaire tarsien, la pédieuse est contenue dans la même gaine fibreuse que le tendon de l'extenseur propre du gros orteil. L'artère se dirige obliquement de dehors en dedans et d'arrière en avant ; son trajet est assez bien représenté par une ligne partant du milieu du cou-de-pied, et se rendant au premier espace interosseux. La pédieuse offre une courbure légère à concavité interne. Le tendon de l'extenseur propre du gros orteil est placé en dedans de l'artère, la première division du muscle pédieux la croise obliquement, de telle sorte qu'en arrière, il est en dehors d'elle, tandis qu'en avant, il est situé à son côté interne. Deux veines satellites occupent les parties latérales de la pédieuse, que longe en dehors la branche interne du nerf dorsal profond du pied, branche dont la position est variable et que l'on rencontre quelquefois en dedans. Un tissu cellulaire serré réunit ces parties, les applique sur les os du tarse, constitue même une sorte de membrane fibreuse ou fascia d'une certaine densité, chez les individus qui ont l'habitude des chaussures étroites et très couvertes.

La pédieuse ne provient point toujours de la tibiale antérieure; elle sort aussi de la péronière, ce que j'ai observé au moins quatre fois, jamais des deux côtés, mais deux à droite et autant du côté opposé. La figure 11, planche 17e, est la fidèle représentation de ces cas anormaux, réunis par une analogie qu'on ne saurait méconnaître, si je m'en rapporte à mes observations.

Sur un sujet mâle, dans la force de l'âge, et injecté pour les études anatomiques, la tibiale antérieure droite, partant d'un petit calibre, arrivée à l'extrémité inférieure de la jambe, n'apparaissait plus qu'à l'état de vestige. La tibiale postérieure n'était aussi que fort peu développée. En antagonisme avec les deux tibiales, la péronière avait acquis une capacité à peu près double de celle qui lui est habituelle ; parvenue au bas de la jambe, elle se divisait en deux branches, l'une postérieure, l'autre antérieure; la première n'avait rien de particulier ; quant à l'antérieure, sa grosseur devait la faire considérer comme le prolongement du tronc péronier, traversant l'extrémité inférieure du ligament interosseux se dirigeant sur l'extrémité inférieure du tibia et croisant presque à angle droit l'articulation tibio-tarsienne ; le vaisseau poursuivait son trajet descendant et s'engageait sous le ligament dorsal du tarse ; la pédieuse, naissant alors, cheminait en bas, en avant et en dehors ; dans la seconde portion de son trajet, elle était sous-jacente au tendon du long péronier, à la languette charnue, la plus interne du muscle pédieux et aux divisions tendineuses de l'extenseur commun des orteils ; non loin de l'articulation du troisième cunéiforme, avec le scaphoïde, la pédieuse se contournait en dedans, ayant à son côté interne le tendon du long extenseur propre du gros orteil, parvenait à l'extrémité postérieure du premier espace interosseux, et là, sa disposition ultérieure devenait normale.

Chez un autre individu, et encore à droite, l'aberration artérielle, quoique la même au fond, se présentait avec un caractère particulier : je veux dire que la pédieuse, arrivée vers le creux astragalo-calcanéen, y était retenue par une bride fibreuse, dépendance des trousseaux obliques superficiels du ligament qui assujettit l'articulation astragalo-calcanéenne.

Si je suis entré dans tous ces détails, c'est, je le répète, qu'à quelques légères modifications près, cette exposition anatomique me semble convenir à la plupart de ces déviations où la pédieuse se détache de la péronière antérieure : en résumé, comparant cette origine insolite du vaisseau à celle réputée naturelle, on voit que, dans le premier cas, son volume est assez généralement moindre que dans sa portion sus-tarsienne ; qu'elle se trouve plus en dehors, plus voisine de la malléole externe que de l'interne, qu'elle est recouverte par le péronier antérieur, enfin que parfois au-devant du cou-de-pied, existe un long rameau capillaire inosculant la tibiale antérieure avec la péronière. Au point de vue de l'application pratique, quelle induction peut-on tirer du fait que je viens de décrire et de ceux qui s'y rattachent? L'artère, étant lésée près de l'articulation tibio-tarsienne, y est superficielle, et sa ligature n'offrirait pas de difficultés. Le jet de sang indiquerait que le trajet du vaisseau est dévié. La compression, exercée comme il convient dans la position ordinaire de la pédieuse, serait sans efficacité. Le guide que l'on trouve communément dans le bord externe du tendon de l'extenseur propre du gros orteil, pour être conduit sur la pédieuse, ne pourrait, dans cette circonstance, diriger l'opérateur. Faisant allusion à l'exemple de l'artère embrassée par une expansion ligamenteuse, ne pourrait-il advenir que, dans cet accident, très rare, à la vérité, la luxation du pied en arrière, le vaisseau se rupturât?

Une autre variété de la pédieuse, ne provenant point de la tibiale antérieure, nous la montre naissant simultanément de la tibiale postérieure et de la péronière, mais surtout de celle-ci; la tibiale postérieure contourne le tibia en avant pour rejoindre la face dorsale du pied; c'est ce que démontre une figure due à Tiedemann et reproduite dans le *Traité d'anatomie* de MM. Bourgery et Jacob, planche 50, figure 4. La pédieuse manque complétement, et les branches qui ont coutume d'en naître sont fournies par la tibiale postérieure et la péronière. Que la pédieuse dérive d'ailleurs que de la tibiale antérieure, le volume de la première, vers l'un des bords du pied, suffira pour détourner de toute recherche dans sa place ordinaire.

Est-elle sous-cutanée, ainsi qu'on l'a constaté, ses pulsations indiqueront sa présence. Enfin, pour terminer l'indication des anomalies de l'artère, je rappellerai une observation de E. A. Lauth. Il a découvert une pédieuse très grêle, se consumant dans le premier espace interosseux par une artère capillaire, profonde et anastomotique, tandis que la péronière antérieure formait une seconde pédieuse, d'un gros volume, un peu déjetée en dehors, donnant les artères du tarse et du métatarse. Ces deux pédieuses étaient sans communication entre elles (1).

Parmi les branches internes émanées de la pédieuse, il en est une, la tarsienne interne, qui est constante quant à son existence, mais, d'autre part, sujette à varier. Souvent elle devient la collatérale interne du gros orteil, ou, moins longue, elle s'anastomose avec la plantaire interne; quelquefois elle s'arrête vis-à-vis

---

(1) Peu d'artères paraissent mieux disposées pour la compression que la dorsale du pied, en raison du voisinage si direct des os, et cependant l'expérience nous apprend que cette méthode a ici entraîné de graves accidents, qu'on aurait peut-être prévenus en lui substituant la ligature. Celle-ci, d'après une observation publiée par un chirurgien de marine, fut cause d'un tétanos mortel, qu'il attribue à ce que le nerf satellite de la pédieuse fut compris dans l'anse du fil. Je tiens d'un estimable confrère, qui a longtemps exercé à Cayenne, qu'appelé près d'un jeune nègre, qui venait d'avoir la pédieuse ouverte près de son origine et par un instrument tranchant, il eut recours à la compression régulièrement exercée. Il ne retourna près du blessé que deux jours après, des symptômes de trismus avaient déjà éclaté. L'appareil, qui ne pouvait plus être supporté, fut aussitôt enlevé sans que l'hémorrhagie reparût. Sept jours, à deter de la blessure, le malade fut enlevé par le tétanos.

Je ne crois point qu'on ait observé d'anévrisme spontané de la pédieuse, et les cas d'anévrisme traumatique n'y sont pas fréquents.

l'articulation du premier cunéiforme avec le premier
métatarsien.

La dorsale du tarse ou sus-tarsienne se trouve en
rapport inverse de volume avec la malléolaire externe
et la métatarsienne, pouvant naître de la première.

J'ai déposé dans le musée anatomique de la Faculté
un pied gauche injecté, et sur lequel la tarsienne diffère peu en volume de la pédieuse, dont elle est une
branche de bifurcation. Elle forme au-devant de la
malléole externe une belle anastomose avec la malléolaire, et c'est ce qui a lieu communément quand la
tarsienne se termine indivise. Lorsque le contraire
advient, l'une des branches va gagner le côté externe
de la plante du pied, tandis que l'autre constitue la
première interosseuse dorsale du quatrième espace
interosseux. On voit aussi la tarsienne remplacée par
trois ou quatre branches, qui en donnent de nouvelles,
et représentent un lacis vasculaire; alors elles ne par-
ticipent point à la formation des interosseuses.

L'artère sus-métatarsienne vient isolément de la
pédieuse ou en communauté d'origine avec la précédente. Elle peut manquer, comme branche distincte,
de la pédieuse, et être suppléée par des rameaux de
la tarsienne, circonstance dans laquelle il n'y a plus
d'arcade dorsale du pied. Les artères du métatarse et
les interosseuses dorsales n'existent pas; ce sont les
interosseuses plantaires qui les remplacent.

ARTICLE IV.

Tronc tibio-péronier.

Cette artère fait suite à la poplitée, dont elle peut être considérée comme la branche interne de bifurcation, et s'étend de l'origine de la tibiable antérieure à la division du tronc lui-même en péronière et tibiale postérieures : sous le rapport de la direction, il est la continuation de la poplitée, et se trouve situé entre le soléaire, qui est en arrière, et les muscles de la couche profonde, placés antérieurement. La longueur du tronc varie de 6 lignes, 1 pouce, 1 pouce et demi et même trois (13 millimètres, 27 millimètres, 40 millimètres).

Le nombre des branches se détachant de la tibio-péronière est en raison de sa brièveté ou de sa prolongation. Dans ce dernier cas, elle donne une récurrente interne, la nutricière du tibia et quelques rameaux innominés, qui se consomment principalement dans le soléaire : tous ces vaisseaux émanent, alors que le tronc est court, les derniers de la péronière, les autres de la tibiale postérieure. Notre collègue, M. Cruveilhier, a vu la tibio-péronière s'étendre jusqu'à la partie interne du calcanéum, où elle se divisait en plantaire interne et plantaire externe. La fig. 1, pl. XVII de l'atlas, montre un tibio-péronier gauche se prolongeant indivis le long de la face postérieure du péroné, et ne fournissant qu'à l'extrémité inférieure de la jambe un rudiment de la tibiale postérieure (1). Le tronc tibio-péronier a un calibre considérable, quoique moindre que celui de la péronière et de la tibiale postérieure réunies ; sa direction est verticale ; il longe la face interne du péroné plutôt que la postérieure, moins adhérent à l'os que ne l'est la péronière normale.

A mesure qu'il devient inférieur, il s'éloigne du péroné ; se rapprochant du tibia, il semble nous rappeler la tibiale postérieure, que, dans la plus grande étendue du membre, on chercherait en vain. On trouve un rudiment de ce vaisseau se rendant à la région plantaire interne. Je reviendrai avec plus de détails sur cette anomalie en parlant de la tibiale postérieure. Je me bornerai à dire que la jambe droite du sujet de cette observation n'offrait rien que de naturel dans l'origine et la distribution des artères.

---

(1) J'ai été incertain du titre sous lequel il convenait de présenter cette anomalie qui en entraîne d'autres ; il m'a semblé naturel de l'admettre comme prolongation insolite du tronc tibio-péronier, qui serait ici plus exactement dénommé péronéo-tibial, car la portion jambière de la tibiale postérieure n'est que rudimentaire. J'admets qu'on puisse cependant revendiquer ce fait en faveur du développement extraordinaire de l'artère péronière, tenant lieu à la jambe de la tibiale postérieure. Je le répète, la direction du tronc artériel m'a porté à le dénommer, ainsi que je l'ai fait.

CHAPITRE XIII.

ANOMALIES DES ARTÈRES PÉRONIÈRE ET TIBIALE POSTÉRIEURE.

ARTICLE PREMIER.

Artère péronière.

Branche externe de bifurcation du tronc tibio-péronier, l'artère péronière se termine au calcanéum et mérite d'autant plus d'attention sous le rapport des anomalies, que, bien que la moins volumineuse des trois principaux vaisseaux artériels de la jambe, c'est elle qui supplée ou même remplace les autres assez ordinairement, non seulement dans leur portion jambière, mais même au pied. Elle descend le long de la face postérieure du péroné, séparée de l'os par le long fléchisseur propre du gros orteil, recouverte par le muscle soléaire, s'applique contre le ligament interosseux et se divise à sa partie inférieure en branche antérieure et postérieure. Deux veines accompagnent la péronière, dont le volume se mesure par la hauteur de l'origine; celle-ci est-elle très élevée, il arrive que les trois artères de la jambe naissent à peu près au même niveau, ou bien la péronière peut être fournie par la tibiale postérieure, plus rarement par l'antérieure.

Résumant mes recherches et les comparant à celles entreprises par d'autres, j'avancerai que, dans les variétés dont la péronière offre l'exemple, les déviations de l'état normal portent plus fréquemment sur son développement insolite que sur une disposition contraire. La diminution de calibre, la longueur de la péronière se présentent à des degrés différents ; assez communément c'est vers le tiers inférieur ou le quart de la jambe que le vaisseau s'efface. Par suite de la solidarité établie entre les artères de cette partie du membre inférieur, ce sont les tibiales et surtout l'antérieure qui émettent les branches que la péronière a coutume de donner. En quelques circonstances, la première, devenue capillaire, s'arrête au-dessus de la malléole externe, et bientôt une branche émergeant d'une des tibiales vient la renforcer. Une seule fois j'ai observé la péronière effacée en partie des deux côtés, et cela symétriquement. La cessation de l'artère existait vers le cinquième inférieur de la jambe. Les variétés unilatérales se montrent spécialement à gauche. J'ai noté avec soin qu'alors j'ai presque toujours constaté la présence de la branche anastomotique, à direction transversale ou oblique, détachée de la péronière pour l'inosculer avec la tibiale postérieure : celle-ci a-t-elle perdu de son volume, on sait que la branche en question concourt à son accroissement pour la formation des artères plantaires. J'ai trouvé sur une jambe gauche la péronière interrompue au milieu du membre et remplacée dans son trajet habituel par des branches isolées de la tibiale postérieure. Eh bien ! ici encore on distinguait un vestige de rameau anastomotique, c'est un des derniers à disparaître dans tous les modes d'aberrations intéressant le vaisseau.

Si l'absence partielle de la péronière n'est pas considérée comme rare, il n'en est plus ainsi de celle qui est complète et mal à propos révoquée en doute par certains anatomistes. *Aliquando nulla fit*, dit Haller, *ut ejus loco ramus esset, ex tibiali postica infra popliteam ortus*, etc. Le professeur Otto possède une pièce qui prouve cette anomalie. Je n'en ai jamais trouvé d'exemple, mais quand il a lieu, l'artère est suppléée par une série successive et régulière de branches nées de la tibiale postérieure. J'arrive à un mode d'anomalie contraire à celui que je viens d'indiquer, et qui a pour caractère le développement considérable de la péronière. J'ai constaté quatre fois, deux à droite et deux du côté opposé, ce mode, et ce qui m'a frappé, c'est sa manifestation avec des traits d'analogie à quelques très légères variations près. Ce que j'ai lu dans les auteurs me confirme dans cette opinion.

Les anomalies de la péronière se rangent sous trois chefs; elle se substitue à la tibiale antérieure, à la postérieure ou même aux deux. Ne dirait-on point que chacune de ces déviations s'accomplit suivant un type régulier? Reprenant les cas dans lesquels la péronière supplée en partie la tibiale antérieure, je rappellerai ce qui advient le plus communément. Origine, trajet, connexions de l'artère dans la région jambière, tout ici demeure naturel; la variété se manifeste dans le calibre et la terminaison prématurée du vaisseau, qui s'effectue à une hauteur différente de la jambe. D'une grosseur extrême, la péronière parvient à la partie inférieure du membre, traverse l'espace interosseux, et c'est la péronière antérieure qui donne la pédieuse, ne différant de ce qu'elle est, quand elle prolonge la tibiale antérieure, que parce que, dans la variété, elle produit la malléolaire externe. Voilà donc, dans cette catégorie, l'artère dorsale du pied indépendante de la circulation de la jambière antérieure. N'avons-nous pas déjà fait remarquer qu'en semblable occurrence, une ligature placée sur la tibiale antérieure ne suspendrait nullement le cours du sang dans la pédieuse? Si l'on pouvait sans trop de difficulté, et c'est ce que nous examinerons bientôt, jeter un fil sur la péronière, il y aurait des chances d'arrêter l'hémorrhagie puisqu'il n'existe pas de communications anastomotiques entre la tibiale antérieure et la péronière, alors qu'on les aperçoit ordinairement entre la branche perforante de la péronière et la malléolaire externe. Ce n'est plus la tibiale antérieure mais la postérieure qui, réduite dans son calibre, s'arrête dans son trajet; quelle est la disposition qu'affecte la péronière en telle circonstance? je rapporterai ce que j'ai observé, d'après quatre faits dont j'ai été témoin, sur des pièces injectées, sur deux dessinées à la plume et que je dois à l'obligeance de mon collègue le professeur Erhmann. Le tronc tibio-péronier, au lieu de se diviser en péronière et tibiale postérieure, n'émettait en dedans qu'une artère grêle, sorte de tibiale rudimentaire, dont la capacité se conserve la même jusqu'à l'extrémité inférieure de la jambe où elle se jette dans la péronière; celle-ci, très développée, envoie, au-dessus de l'endroit où elle a reçu la tibiale postérieure, une branche allongée, ténue, qui s'inoscule à angle aigu avec une branche de la tibiale antérieure. Le tronc péronier, déjà gros et encore accru par la fusion de la tibiale postérieure, se divise en plantaires externe et interne. De là résulte qu'un lien apposé sur la tibiale postérieure, si tant est qu'on parvienne à saisir ce vaisseau, diminuerait à peine le cours du sang dans les plantaires; une ligature sur la péronière, au-dessus de son anastomose, empêcherait le sang d'arriver en si grande abondance dans les plantaires, soit par la tibiale postérieure, soit au moyen de la communication directe établie entre la tibiale antérieure et la péronière. Dans ce genre d'anomalie, s'il survient une hémorrhagie ayant sa source dans les artères plantaires, l'accident jette le chirurgien dans une grande perplexité; et d'abord comment reconnaître l'aberration artérielle? y sera-t-on conduit par l'absence de pulsations du vaisseau derrière la malléole interne? Sans trop compter sur ce signe, c'est toutefois celui qui inspire le plus de confiance. Si on voulait découvrir la tibiale postérieure dans la région jambière, sa ténuité pourrait la dérober à des recherches méthodiques, et d'ailleurs cette ligature n'en deviendrait pas moins une opération tout inutile; c'est dans la poplitée ou la crurale qu'il conviendrait ici d'intercepter la circulation. Quelques anatomistes donnent à l'anomalie qui nous occupe une explication qui d'abord semble naturelle; ils admettent qu'après avoir reçu la tibiale postérieure, la péronière doit perdre son nom pour prendre celui de tronc péronéo-tibial, puisque de l'union des deux artères résulte l'origine des plantaires. Cette manière de voir serait plausible si, lors de l'absence complète de la tibiale postérieure, la péronière n'offrait une disposition tout identique à celle que je viens d'indiquer. Il advient aussi que la tibiale postérieure, sensiblement amoindrie dans son volume, et cela depuis sa naissance jusqu'au voisinage de la malléole interne, reçoit de la pédieuse une branche anastomotique et de renforcement à l'aide de laquelle elle forme les plantaires. Eh bien! alors avec l'atrophie de la tibiale postérieure, on voit le plus souvent coïncider l'arrêt de la tibiale antérieure, qui a lieu plus ou moins loin du coude-pied. C'est encore la péronière qui fournit la pédieuse. Je possède deux dessins de cet état anormal existant à gauche. Un fait qui a quelques traits d'analogie, sans être semblable, a été communiqué à l'Académie royale de médecine le 11 août 1840, par le docteur Maslieurat-Lagémard, lauréat des hôpitaux et de la Faculté de Paris (1).

M. Hippolyte Larrey, chargé par intérim du service de clinique chirurgicale du professeur J. Cloquet, pratiqua l'amputation de la jambe sur une femme atteinte de carie des os tarsiens. La dissection du membre fait voir les variétés suivantes : l'origine de la tibiale antérieure ne présente rien de particulier, mais son calibre est très rétréci ; elle se consume entièrement dans les muscles de la région jambière antérieure sans donner la pédieuse. Comme la précédente, l'artère tibiale postérieure offre une origine et un trajet accoutumés, mais son volume est diminué ; au contraire, celui de la péronière est augmenté au point de surpasser celui des deux tibiales réunies. Elle longe le bord postérieur du péroné jusqu'à l'union du quart inférieur avec les trois quarts supérieurs de la jambe, et à ce niveau elle se divise en deux branches ; l'une, plus petite, se dirige transversalement derrière le li-

(1) *Bulletin de l'Académie royale de médecine*, t. V, p. 485.

gament inter-osseux pour se jeter dans la tibiale postérieure et ajoute à sa capacité; l'autre traverse le ligament inter-osseux d'arrière en avant, se place sur la face antérieure du péroné, puis sur l'extérieure; arrivée vers le milieu de la malléole externe, l'artère se porte en dedans et émet la pédieuse, se terminant dans le premier espace inter-métatarsien.

Enfin Meckel mentionne un cas dont l'existence est rare, je veux parler de la péronière donnant naissance aux plantaires, mais seulement quand elle est parvenue sous la plante du pied. La réunion et la comparaison des exemples assez multipliés concernant les anomalies des principales artères de la jambe témoignent pour la plupart de l'importance de la péronière et de la fréquence de son accroissement de volume; c'est ainsi qu'elle supplée, remplace les autres artères, tandis que la disposition contraire devient plus exceptionnelle.

Des recherches auxquelles Quain s'est livré, il résulte que 178 sujets présentaient l'état régulier de la péronière; sur 6, elle était fort grosse et renforçait la tibiale antérieure; sur 17, c'est en partie ou entièrement qu'elle remplaçait la tibiale postérieure. Dans un cas, elle se substituait partiellement aux deux vaisseaux; dans quatre, son volume était moindre que d'habitude; sur deux sujets enfin, elle était suppléée au pied par la tibiale postérieure (1).

(1) La ligature de la péronière, à la partie supérieure de la jambe, est peu praticable, quand on réfléchit à la situation du vaisseau qu'il faudrait poursuivre à travers l'épaisseur des muscles du mollet. La difficulté, lors d'une hémorrhagie traumatique, est de déterminer l'artère d'où elle provient; néanmoins on pourrait découvrir le vaisseau vers le milieu de la jambe, derrière le péroné, entre cet os et

ARTICLE II.

Artère tibiale postérieure.

La tibiale postérieure, la plus volumineuse des artères de la jambe, s'étend de la bifurcation du tronc tibio-péronier, dont elle est la branche interne, ou de la partie inférieure du cinquième supérieur de la jambe, à la gouttière du calcanéum, où elle se divise en plantaire externe et interne. La direction de la jambière postérieure est verticale avec une légère inclinaison en dedans. Immédiatement placée sous la cloison fibreuse destinée à maintenir les muscles profonds, elle repose sur le jambier postérieur et le fléchisseur commun des orteils, recouverte par les ju-

le tendon d'Achille. La plupart des modernes qui ont traité, *ex professo*, des opérations relatives aux artères, citent un cas de ligature de la péronière, pratiquée avec succès par Guthrie. Je viens de relire cette belle observation, et je ne pense point qu'on soit tenté d'ériger en principe un fait particulier où la guérison n'a été obtenue qu'après des dangers de plus d'un genre. Le sujet avait été atteint d'un coup de feu, et on ne pouvait guère douter que la source de l'hémorrhagie ne fût dans la péronière; un autre motif décida Guthrie à opérer. Il importait de donner issue à une grande quantité de sang épanché entre les muscles, et qui faisait redouter une suppuration ruineuse pour le blessé et même la gangrène. L'incision faite suivant l'axe du membre n'avait pas moins de 7 pouces (189 millimètres). Cependant une autre incision transversale devint nécessaire. Malgré ce grand délabrement, l'opération fut très laborieuse. Le succès, a-t-on dit, justifie tout; soit, mais en admirant l'heureuse hardiesse du chirurgien d'outre-Manche, je persiste à croire que la ligature de la péronière n'est que très rarement indiquée; et dans le cas que je viens de rappeler, la ligature de la fémorale, avant son passage dans l'anneau du troisième adducteur, ne devait-elle point être préférée? Je n'affirme pas, je manifeste un doute.

meaux et le soléaire. Au défaut du mollet, là où les muscles qui le constituent cessent brusquement, la tibiale postérieure confronte avec le côté interne du tendon d'Achille. Deux veines satellites, larges et à parois minces, surtout chez les vieillards, occupent les parties latérales du vaisseau, qu'elles entourent quelquefois par leurs anastomoses. Le nerf tibial postérieur est situé en dehors de l'artère, non cependant d'une manière invariable, puisqu'entre la malléole interne et le tendon d'Achille, on l'a vu en dedans de l'artère.

Par une anticipation que réclamait l'histoire des anomalies afférentes aux artères tibiales antérieure et postérieure, j'ai dû faire connaître quelques aberrations de la tibiale postérieure, et il me suffira de les rappeler succinctement.

Les variétés intéressant sa longueur sont la conséquence de celle du tronc tibio-péronier, de la tibiale elle-même s'arrêtant plus ou moins bas dans la région jambière. Au lieu de naître sur le même plan que la péronière, la tibiale postérieure se détache plus haut ou plus bas.

Les différences de volume ont de l'affinité avec le précédent mode d'aberration, et on doit établir que la diminution du calibre artériel apparaît plus fréquente que son exagération ; l'une et l'autre ne nous intéressent qu'en ce qu'elles entraînent des déviations. Ces variations de capacités se montrent sous plusieurs degrés, et à peine on peut établir que l'amoindrissement dans le volume existe quand celui-ci n'atteint pas 4 millimètres, puisque, dans l'état naturel, il est de 2 lignes et demi (6 millimètres). Généralement, et

cette observation n'est pas sans intérêt, la petitesse
du vaisseau se manifeste dès son origine, sans qu'on
puisse l'attribuer au nombre de branches fournies durant son trajet. L'artère, réduite au point de devenir
filiforme, s'interrompt tout-à-coup vers la partie inférieure de la jambe, ou, ce qui est moins ordinaire,
se prolonge sous la voûte du calcanéum, n'ayant guère
que 1 millimètre de circonférence.

Dans quelques circonstances de diminution toujours primitive ou congénitale de la jambière postérieure, la ténuité du vaisseau n'est pas continuée,
parce que la tibiale antérieure, ou plus souvent la
péronière, émettent une branche qui renforce son
diamètre, lequel n'en est pas moins inférieur à celui
réputé naturel. L'artère de renforcement est double ;
alors l'une rampe dans l'épaisseur des muscles profonds de la région postérieure, l'autre s'applique sur
le tibia. Meckel mentionne l'exemple curieux d'inversion de la péronière et de la tibiale postérieure. La
première se portait et se distribuait à la plante du
pied, tandis que l'autre suppléait la tibiale antérieure
interrompue au niveau du cinquième inférieur de la
jambe. Enfin il n'est point rare de trouver le vaisseau
qui nous occupe tout-à-fait annihilé dans la région
plantaire, dont les artères se détachent alors de la
pédieuse, plus communément de la péronière.

La tibiale postérieure manque-t-elle complète-
ment ? La figure première, planche 17 de notre atlas,
et déjà mentionnée à l'occasion du tronc tibio-péronier
gauche, semble au premier aspect la preuve de l'absence de l'artère, du moins dans sa portion surale.
Faut-il répéter que nous avons considéré l'artère

comme résultant de la fusion de la péronière et de
la tibiale postérieure ? Le tronc prolongé jusqu'à
13 millimètres au-dessus de l'insertion calcanéenne
du tendon d'Achille, se bifurque comme on le voit.
La branche externe grêle traverse le ligament inter-
osseux et représente la péronière antérieure amoindrie; l'interne, considérable, obliquement dirigée de
haut en bas, de dedans en dehors, passe au-devant
du tendon d'Achille pour se rendre à la voûte du
calcanéum où elle forme la plantaire interne. On
n'aperçoit aucune trace de l'externe que remplaçaient
des rameaux de la pédieuse. R. Quain rapporte aussi
un cas qu'il intitule absence complète de la tibiale
postérieure; cependant l'examen de cette figure,
planche 84, n° 3, montre la présence d'une artère
capillaire occupant, au tiers supérieur de la jambe,
la place de la tibiale postérieure comme pour indiquer qu'elle existe dans une partie de son trajet, mais
seulement à l'état de vestige. Que la plantaire interne
ait été ouverte dans l'exemple qui m'est propre et
que le dessin reproduit, il était rationnel, la compression restant inefficace, de recourir à la ligature
de la tibiale postérieure; vaine tentative, le tronc
n'existait pas isolé. Par une singulière disposition
tout opposée à celle qui est naturelle, ici c'est en
dehors du tendon d'Achille, entre lui et le péroné,
qu'on pouvait distinguer les battements du tronc tibio-
péronier. Portant son exploration à l'endroit où, plus
superficielle, la tibiale postérieure est normalement
placée entre la malléole interne et le tendon d'Achille,
on ne percevait que de faibles pulsations dues à la
branche constituant la plantaire interne. L'aberration

diagnostiquée, le tronc tibio-péronier prolongé pourrait à la rigueur être lié à la partie moyenne de la jambe, parce qu'il est moins rapproché de l'os que ne l'est la péronière.

La présence d'un faisceau charnu surnuméraire vient aussi modifier les rapports de la tibiale postérieure, comme on le voit dans la figure première, planche 85 de l'atlas de Quain. Une portion musculaire accessoire du jumeau interne, placée à sa partie inférieure et non loin du calcanéum, longe le côté interne du tendon d'Achille et s'insère au calcanéum par un tendon particulier. La tibiale postérieure est recouverte par des fibres charnues accidentelles au lieu d'élection où on peut la mettre à nu pour l'entourer d'un fil. On ne parviendrait ici jusqu'à elle qu'à travers l'épaisseur du muscle anormal (1).

Je transcris le résumé de R. Quain relatif à la tibiale postérieure, résumé qui porte sur 211 sujets, 185 offrant une disposition naturelle ou à peu près. Dans 2, le vaisseau est réduit de volume, mais renforcé par la tibiale antérieure. Dans 10, même diminution de calibre, mais il se trouve accru tantôt par des branches de la péronière, tantôt de la tibiale. Dans 11 cas, la jambière postérieure manquait plus ou moins complétement, et les plantaires se détachaient de la péronière. Sur 1 sujet seulement, la tibiale avait acquis un volume considérable, et elle donnait la to-

(1) L'opération ne laisserait point que d'être laborieuse. Il faudrait découvrir et porter en dehors l'extrémité supérieure du long fléchisseur propre du gros orteil, pour arriver dans l'intervalle fibreux existant entre le bord interne de ce muscle et la jambière postérieure.

talité des artères digitales. Sur 2, elle fournissait une grosse branche qui compensait l'exiguïté de la péronière (1).

Des branches qui émergent de la tibiale postérieure, une seule, et c'est la plus considérable, mérite de fixer l'attention ; je veux parler de l'artère nutricière du

(1) Il est fort hasardeux de tenter la ligature de la tibiale postérieure au haut de la jambe, comme si, d'ailleurs, une hémorrhagie traumatique survenant dans cette région, il est facile de déterminer le vaisseau atteint là où les artères sont très rapprochées ; plus bas même, au lieu désigné d'élection, la contraction des muscles est telle, durant l'opération, qu'il devient nécessaire parfois de les couper en travers, je parle des superficiels. Harrison rapporte, dans son *Artériologie*, avoir assisté à quatre ligatures de la tibiale postérieure, qui toutes, bien que pratiquées par des chirurgiens de renom, furent d'une longue et pénible exécution. Le succès les couronna.

J'ai réussi par la compression seule, mais tôt après l'accident, à suspendre une hémorrhagie de la tibiale postérieure, ouverte par un coup de sabre. J'ai vu, dans une autre circonstance, pour une semblable blessure, lier le bout supérieur de l'artère, le sang coula à plusieurs reprises par l'inférieur ; mais plus tard on se décida à inciser des parties tuméfiées, enflammées, pour porter un fil sur ce bout. J'ai été appelé en consultation par le docteur Chrestien, pour un jeune laboureur, qu'une herse avait atteint à la jambe. La tibiale postérieure fut lésée au-dessus de la malléole interne. Malgré l'emploi d'une compression méthodique, des hémorrhagies, inquiétantes par leur répétition, se déclarèrent. Il n'y avait plus à compter sur la ligature à l'endroit de la blessure artérielle qui datait de plusieurs jours. La crurale fut liée avec succès par M. Chrestien.

Dupuytren et Delpech ont rendu un immense service à la science et à l'humanité en prouvant, par leur pratique, que les fractures comminutives de la jambe, avec ouverture d'une des artères principales de cette fraction du membre inférieur, n'exigeaient pas, d'une manière absolue, l'amputation, cette mutilation sans appel, comme le disait le premier de ces chirurgiens illustres. La ligature de la fémorale a été avec succès opposée par eux aux anévrismes traumatiques, et, grâce aux ressources d'un art conservateur, les os brisés ont été consolidés. Voir un Mémoire de Dupuytren, ayant pour

tibia. Tantôt cependant elle provient de la poplitée,
du tronc tibio-péronier, mais son origine naturelle la
rattache à la jambière postérieure. La nutricière tibiale ne manque jamais. Je l'ai trouvée de plus d'une
ligne (2 millimètres) sur un tibia hypertrophié. A
l'instar de tous les vaisseaux nourriciers des os longs,
il pénètre dans la cavité médullaire, sans se rami-
fier (1).

titre : *Des anévrismes qui compliquent les fractures et les plaies
d'armes à feu, et de leur traitement par la ligature pratiquée suivant
la méthode d'Anel* (*).

(1) Bichat (*Anatomie générale*, t. II, pag. 44), injectant un cadavre, reconnut que le canal osseux qui transmet l'artère en question
était oblitéré et devenu ligamenteux ; néanmoins les branches de sa
bifurcation, dans le canal médullaire, contenaient du sang, par suite
de communications anastomotiques avec les artérioles de la substance spongieuse.

A propos de la tibiale postérieure, je rappellerai un fait qui ne
doit pas passer inaperçu, et qui n'a point échappé à l'esprit observateur du docteur Bizot de Genève. De toutes les divisions du système artériel, le vaisseau qui vient de nous occuper offre bilatéra-
lement et avec une frappante symétrie des altérations organiques
indépendantes de l'âge avancé, et qui conduisent à l'anévrisme.
Celui-ci, ayant son siége au voisinage de l'origine de la tibiale postérieure, ne peut-il donner le change, étant rapporté mal à propos
à la poplitée? Je n'ai, à ce sujet, que des présomptions et pas de
certitude.

N'aurait-on point trop compté sur l'origine normale des principales artères de la jambe, quand on a proposé de substituer à l'amputation faite à quatre travers de doigt au-dessous de la tubérosité
du tibia, une nouvelle méthode à laquelle Larrey avait eu recours,
comme de nécessité et pour conserver le genou? Un ancien chirurgien militaire, le docteur Garrigues, la préconisait comme d'élection.
J'ai vu exécuter cette opération sur le vivant, et moi-même j'y ai eu
recours une fois, et par choix, alors qu'il s'agissait d'une carie scro-

(*) *Répertoire général d'anatomie et de physiologie pathologiques*, t. V,
pag. 390. — Delpech, *Clinique chirurgicale de Montpellier*, t. I, pag. 38.

ARTICLE III.

Artères plantaires.

Branches terminales de la tibiale postérieure, les artères plantaires présentent des anomalies plus nombreuses qu'importantes à considérer sous le rapport des déductions pratiques. Moins volumineuse que l'externe, la plantaire interne, parvenue à l'extrémité postérieure du premier os métatarsien, se divise en deux branches ; l'interne côtoie en dehors l'abducteur du gros orteil, c'est elle qui forme sa collatérale interne. La branche externe s'anastomose avec l'artère qui émet les collatérales des deux premiers orteils. Quand la plantaire interne est diminuée dans son volume, elle se consume dans le muscle court fléchisseur du gros orteil. Le développement du vaisseau est-il considérable, il vient concourir en plus grande

fuleuse des os du pied. Il est de précepte d'amputer ici beaucoup plus haut que de coutume, de manière à scier immédiatement au-dessous de la tête du péroné. On doit tomber sur la poplitée avant sa division, et n'avoir qu'une ligature à appliquer ; tandis que dans l'amputation à l'endroit ordinaire, on lie les deux tibiales, la péronière, les jumelles, et aussi des artères moins importantes. Or, dans le premier cas, on semble être en garde contre les hémorrhagies consécutives, dont les chances sont moindres puisqu'un seul vaisseau a été lié. Eh bien ! les limites inférieures de la poplitée ne sont pas assez invariables pour adopter une méthode qui, d'ailleurs, présente quelques inconvénients, et que ce n'est point ici le lieu d'examiner. Sollicité par moi, Delpech pratiqua à l'hôpital Saint-Éloi de Montpellier l'amputation de la jambe, suivant ponctuellement les données indiquées par Garrigues ; et cependant il ne fallut pas lier moins de quatre artères, par la raison que la poplitée descendait moins bas qu'elle ne le fait communément.

part que de coutume à la formation de l'arcade plantaire, et alors l'artère plantaire externe est moins grosse.

J'ai vu ce qu'indique Theile, c'est-à-dire la plantaire interne constituer avec des branches de l'externe et le rameau anastomotique de la pédieuse, une sorte d'arcade plantaire superficielle située entre les muscles et l'aponévrose. La figure 5 de la planche 37 de Tiedemann nous montre la plantaire interne se continuant en avant ainsi que la première interosseuse plantaire. Sous la figure 7 de la même planche, on voit la plantaire, après s'être divisée en rameaux multiples, s'anastomoser avec les artères du gros orteil.

Plantaire externe. — Ayant égard au calibre de la plantaire externe, c'est elle qui continue la tibiale postérieure ; on sait qu'arrivée à la partie postérieure du cinquième espace interosseux, elle constitue l'arcade plantaire variable sous le double rapport de la situation et de la composition ; tantôt on la trouve en bas et en arrière des os métatarsiens, tantôt sous leur partie moyenne. J'ai possédé un pied gauche injecté sur lequel la plantaire externe, très réduite, se perdait dans l'abducteur du petit orteil et restait entièrement étrangère à l'arcade plantaire peu développée et due seulement à la pédieuse. La péronière antérieure a été observée comme prenant part à la formation de l'arcade. Parfois la plantaire externe n'y concourt que par quelques ramuscules grêles, et toujours son calibre paraît en raison indirecte de celui de la pédieuse.

La première se montre-t-elle beaucoup plus grosse que de coutume, une telle disposition peut dépendre, comme le mentionne E.-A. Lauth, de ce que l'anastomotique profonde, et sur le sujet dont il parle elle se détachait de la péronière antérieure, est très ténue, et en semblable occurrence les artères collatérales plantaires émergent presque toutes de la plantaire externe.

Les artères des orteils offrent des variétés quant à leur naissance. D'après Meckel, l'arcade plantaire fournit le plus généralement les deux plantaires des trois orteils externes et la branche péronière du second ; rarement produit-elle sa tibiale, plus rarement encore les branches plantaires du gros orteil. J'ai démontré ce mode d'aberration existant bi-latéralement. Je ne suivrai point les artères des orteils dans toutes les déviations relatives à leur origine ou distribution, me bornant à rappeler que la plantaire du gros orteil et la branche interne du second sont celles qui varient le plus souvent. Il est une anomalie que j'ai vainement cherchée sur un grand nombre de pièces sèches, anomalie que je désirais surtout constater, alors que Meckel assure ne l'avoir jamais vue, tandis que Theile (1) et Cruveilhier l'ont observée.

La disposition artérielle du pied se présente d'abord normale, mais la branche sortant de l'arcade plantaire tout au voisinage du petit orteil, se divise en ses collatérales interne et externe ; à côté se détache, isolément de l'arcade, la collatérale externe du quatrième orteil. Comme doit le faire présumer la nature du sujet, j'ai peu à dire sur les artères plantaires dans leur rapport avec les applications pratiques ; ici il n'y

(1) *Encyclopédie anatomique*, t. III, *Myologie et Angéiologie*, par F.-G. Theile. Paris, 1843, in-8.

a de ligature immédiate à poser sur les vaisseaux que lorsque la blessure les a mis à nu et qu'ils sont peu profonds, circonstance dans laquelle la compression doit suffire ordinairement pour arrêter l'écoulement du sang. Inciser profondément la plante du pied, afin de découvrir le vaisseau ouvert, serait agir peu rationnellement, à cause de la nature des parties sur lesquelles on opère, et aussi des anastomoses des plantaires avec la pédieuse, communications vasculaires qui ramèneraient l'hémorrhagie : celle-ci est-elle inquiétante et même incoërcible, après l'emploi des moyens préalables il faut, sans hésiter, lier la tibiale postérieure.

PARALLÈLE

ENTRE LES

ANOMALIES ARTÉRIELLES

DES MEMBRES INFÉRIEURS ET SUPÉRIEURS,

SUIVI D'UN RÉSUMÉ DES PRINCIPALES VARIÉTÉS.

Comparer certaines régions du corps humain, saisir entre elles quelques traits de similitude, c'est poursuivre un but utile et offrir une sorte d'attrait à l'esprit. N'oublions pas surtout qu'analogie n'est point identité. Dans un temps déjà loin de nous, on fut conduit à établir un parallèle entre le squelette des membres supérieurs et inférieurs. Bornée d'abord à ces parties osseuses, la comparaison s'étendit assez naturellement aux muscles et aux vaisseaux. Je retracerai avec rapidité les analogies qui existent pour les artères des extrémités, tout en ayant soin d'indiquer les dissemblances. Je récapitulerai aussi quelques anomalies importantes, afférentes à ces vaisseaux.

Trois artères, à droite le tronc brachio-céphalique, la carotide primitive et la sous-clavière ; à gauche les homonymes de ces dernières, émettent les artères destinées pour la téte et les membres thoraciques, tandis que l'on ne compte que quatre troncs principaux, fournis par les iliaques primitives, et d'où émanent les branches qui se rendent au bassin et aux extrémités abdominales. Voilà donc une différence numérique, à moins que, forçant l'analogie, on ne considère la sous-clavière et la carotide commune comme formant un tronc unique. La brachio-céphalique, tronc impair, ne ressemble qu'à elle, et n'a pas d'analogie, du moins dans l'espèce humaine. On sait que cette artère offre de nombreuses déviations relatives à sa dualité, son absence, son inversion à gauche, etc.

Prétendrait-on découvrir quelques points de comparaison entre la carotide primitive se distribuant à la tête, et l'hypogastrique se portant au bassin et aux organes intra-pelviens. Je n'aperçois là, je l'avoue, aucune correspondance, et sous le rapport des anomalies, une grande distance sépare ces vaisseaux; par exemple, quant à l'origine, qui ne sait que celle de l'hypogastrique, émergeant de l'iliaque primitive, est constante? Il en est parfois autrement de la carotide droite, soumise aux fréquentes variétés de l'innominée. D'autre part, une fixité, sur laquelle on compte heureusement dans quelques circonstances opératoires, appartient à la carotide primitive indivise dans un long trajet. Quelle artère plus variable, dans son étendue, son mode de distribution, que l'hypogastrique? Renonçons à poursuivre l'analogie, quand elle n'est point même apparente.

Un rapprochement ostéologique facile à admettre, est celui existant entre la ceinture pelvienne et l'épaule; mais il n'y a point à en inférer de similitude dans le système artériel de ces régions. Si l'on croit voir dans la sous-clavière, pour l'épaule, la représentation de l'iliaque externe, pour le bassin, il importe, afin que ce parallèle ait quelque justesse comme le fait observer le professeur Cruveilhier (*Anatomie descriptive*, tome II, page 748), de faire un emprunt aux principales branches pelviennes de l'hypogastrique ; à l'instar du scapulum, l'os coxal est circonscrit par un cercle artériel. La comparaison n'a rien que d'exact entre les sus-sous-scapulaires et les ischiatiques, fessière, obturatrice; mais celles-ci sont des branches de l'iliaque interne. Si nous passons aux aberrations d'origine, de volume, de distribution intéressant la sous-clavière et l'iliaque externe, nous ne rencontrons rien qui lie ces vaisseaux ou les rapproche. Naissance régulière, trajet étendu, sans division, dualité ou parfois unité des branches qui s'en détachent, tels sont les caractères propres à l'iliaque externe, conditions anatomiques qui préparent le succès en cas de ligature. Origine variable de la sous-clavière droite, venant quelquefois, à gauche, de l'aorte thoracique descendante, et passant au-devant de la trachée-artère, multiplicité des branches émergeant de la sous-clavière, et variabilité, voilà des traits significatifs d'une dissemblance qu'il n'est guère permis de méconnaître.

J'aborde une division de l'arbre artériel, où l'analogie des vaisseaux n'est plus équivoque, analogie s'étendant même à plusieurs aberrations.

L'axillaire et l'humérale correspondent à la fémorale et à la poplitée. La portion poplitée du tronc crural rappelle celle de la brachiale, située au pli du coude. L'humérale profonde est l'analogue de la fémorale profonde. A l'occasion de la plus ou moins grande fréquence des variétés de ces artères, la statistique donne le résultat suivant. La bifurcation

prématurée de la fémorale en superficielle et profonde, ou mieux la présence de deux artères fémorales succédant immédiatement à l'iliaque externe,
est plus rare que la dualité de la fin de l'axillaire,
donnant ainsi deux brachiales.

Quant à cette insolite dichotomie se manifestant
dans le tronc artériel de la cuisse et du bras, il arrive,
pour celui-ci, que la séparation reste marquée dans la
continuité du membre, avec communications vasculaires plus ou moins larges, alors que dans le
membre inférieur on a vu s'opérer la fusion des
deux vaisseaux anormaux, et l'unité, qui constitue la
règle, succéder à la dualité, qui établit l'exception.

Cette disposition, dont j'ai mentionné deux cas,
est rare. Je parle ici d'une crurale superficielle double
indépendante de la profonde. Un phénomène digne
d'attention, c'est que lors de la bifidité prématurée
de l'humérale, comme de la fémorale, il y a presque
parité de calibre entre les deux vaisseaux.

Le lieu de division, si variable, de cette dernière
artère, établit des chances de succès bien différentes,
quand il s'agit de sa ligature pratiquée dans le triangle
inguinal. Il n'en est plus ainsi pour l'humérale profonde, dont l'origine plus ou moins élevée n'exerce
point la même influence sur la ligature de la brachiale.

Nous avons dit que cette artère, au pli du coude,
pouvait être comparée à la poplitée ; mais il convient
d'ajouter que les déviations arrivent beaucoup plus
souvent à l'artère du bras qu'à celle du jarret. La
première est bifide, superficielle, ce qui ne s'observe que très exceptionnellement chez l'autre.

La division de l'humérale se rapproche de celle de la poplitée en tibiale antérieure et tronc tibio-péronier, à la différence que les artères de l'avant-bras, assez habituellement en rapport de volume, se détachent au même niveau, ce qui n'est pas pour les artères de la jambe. La tibiale antérieure représente la radiale, et toutes deux ont cette concordance d'anomalie, en vertu de laquelle elles diminuent de calibre : tôt après leur émergence, elles s'arrêtent subitement, l'une au pied, l'autre à la main, mode d'aberration plus fréquent pour la tibiale antérieure que pour la radiale.

Poussant plus loin la comparaison entre ces artères et les envisageant sous le rapport de la médecine opératoire, on reconnaît qu'elles ne peuvent guère être liées que vers leur partie inférieure, sauf la circonstance de lésion traumatique qui les met à découvert.

C'est au tronc de la cubitale que correspond le tronc tibio péronier, la cubitale à la tibiale posté-rieure, et l'interosseuse de l'avant-bras à la péro-nière. Étendant la comparaison jusqu'aux anomalies, on voit que cette dernière artère naît quelquefois vers un endroit très élevé de la poplitée, de même on observe l'interosseuse provenant à une grande hauteur de la cubitale, voire même de l'humérale. Quelques faits montrent la péronière produisant la pédieuse, ainsi que la cubitale fournit accidentelle-ment la portion carpienne de la radiale. Il est une remarquable anomalie atteignant la péronière, et qui est sans analogue au membre supérieur, je veux parler de l'accroissement extrême du vaisseau ;

quand il en est ainsi, il remplace la tibiale posté_
rieure, dont on ne rencontre plus que quelques ves_
tiges sans continuité. Jamais l'interosseuse ne se
substitue ainsi à la cubitale, dont elle peut égaler
la capacité. En résumé, les variétés se manifestent
plutôt dans l'interosseuse que dans la péronière.
Faut-il rappeler que la thérapeutique chirurgicale
n'a que peu d action sur ces artères, en raison de
leur situation profonde ?

La pédieuse est sans analogue sur la face dorsale de la main, tandis que deux arcades en occupent
la face palmaire, et qu'une seule se rencontre à la
plante du pied. Les crosses palmaires et plantaires
sont sujettes à plus d'un genre d'aberrations, peu
comparables entre eux, et se montrant plus souvent
dans les premières.

Il est difficile d'établir d'une manière absolue la
fréquence des anomalies envahissant plutôt les
artères des membres supérieurs que des inférieurs,
ou réciproquement ; pour les uns, tel mode d'anomalie est plus souvent observé, pour les autres il
l'est moins : prenant pour exemple les artères de
l'avant-bras, la déviation, comme l'a constaté Lauth
fils, intéresse spécialement le lieu de leur origine
plus que leur calibre, et le contraire advient pour
les artères de la jambe. Ces caractères ne sont plus
les mêmes pour le bras et la cuisse. On peut néanmoins avancer que les aberrations sont plus fréquemment le partage des artères de l'extrémité thoracique
que de l'abdominale, assertion qui n'est guère applicable qu'aux vaisseaux d'un certain calibre.

Moins intéressantes, au point de vue des déductions pratiques, que les anomalies des artères des membres, celles des vaisseaux destinés pour les cavités splanchniques n'ont point été étudiées avec le même soin. De ces artères, les unes se rendent aux parois du tronc, les autres aux organes renfermés dans les grandes cavités, et de là la dénomination de pariétales et de viscérales. A l'occasion des premières, s'il est une frappante analogie, dans quelques parties du système vasculaire à sang rouge, c'est celle que présentent les intercostales et les lombaires. Naissance, volume, trajet, terminaison, tout ici se réunit pour ajouter à la ressemblance et la rendre plus parfaite. La différence tient uniquement à la conformation des parois du thorax et de l'abdomen. Les artères pariétales se distinguent par leur disposition régulière; je n'en excepte même pas la méningée moyenne ou sphéno-épineuse, véritable artère pariétale intra-crânienne. Je n'omettrai pas de mentionner une exception concernant l'origine d'une artère pariétale, l'épigastrique, dont la naissance variable est d'une haute importance dans la pratique chirurgicale. A part l'émergence de l'épigastrique, elle rentre dans la règle applicable aux vaisseaux se distribuant aux parois des cavités splanchniques. Les artères viscérales manquent des caractères que nous venons d'assigner aux précédentes ; elles ne peuvent se comparer entre elles ; ici l'analogie cesse.

Les variétés artérielles intéressent les viscères creux, membraneux ou les parenchymateux glandulaires. Pour les premiers, les déviations sont, en général, moins multipliées et moins étranges. Elles portent le plus souvent sur l'origine qui a lieu à une hauteur différente ; elles naissent isolément ou en communauté. Les organes qui président aux sécrétions constituent une tout autre catégorie ; les variétés artérielles s'y montrent communes et paraissent se multiplier en raison de la capacité des vaisseaux , comme on peut le voir pour les reins. Il en est de même quant aux autres viscères impairs appartenant à la vie organique.

J'arrive au terme de l'exposition raisonnée de cette longue série de variétés, anomalies artérielles, recueillies par moi sur le cadavre, communiquées ou empruntées aux auteurs qui se sont occupés du même sujet. Au milieu de nombreux et parfois arides détails, la pensée que j'accomplissais peut-être une œuvre de quelque utilité est venue soutenir et ranimer mon zèle. En présence d'une masse considérable de faits, j'ai bientôt senti qu'ils n'étaient qu'une richesse factice, sans le moyen de les féconder, c'est-à-dire de les rendre profitables à la science. Elle est trop haut placée pour ne relever que des faits seuls. Quelque compactes qu'on les suppose, a dit l'immortel auteur de la Mécanique céleste , ils conduisent à une nomenclature, et c'est tout. Un fait n'a de valeur réelle qu'à la condition de l'idée qu'il révèle, et c'est avec raison que l'on a avancé que celle-ci dépend autant de l'intelligence observatrice que du fait observé. Les faits n'ont enfin d'importance qu'à la condition d'en épuiser les conséquences et de les traduire en principes ou lois. Ne voit-on pas les mêmes faits devenir le texte d'interprétations différentes et souvent opposées ?

J'ai cherché à me garantir de ce sentiment naturel

qui , malgré nous , exagère l'importance du sujet que nous traitons, et qui , comme un mirage trompeur, fascine et fausse le jugement. Le professeur Velpeau l'a dit avec raison, là où il y a changement dans la situation d'une artère, la blessure survenant dans son lieu ordinaire ne peut l'atteindre , alors qu'lle l'intéressera, dans la région où naturellement elle ne se rencontre point. Il faut, avant d'entreprendre une opération de quelque gravité, que l'homme de l'art explore la partie sur laquelle il doit agir, que le souvenir ou l'histoire des anomalies observées dans cet endroit du corps lui donnent l'éveil contre celles qui pourraient le surprendre: tel lieu éloigné du voisinage d'une grosse artère peut en être pourvu. Ces préceptes n'ont pas besoin de commentaires : aussi me suis-je attaché à ce que le médecin opérateur ne fût pas surpris, autant que possible, par ce qu'on appelle hasard. Qu'il me soit permis d'insister encore sur la nécessité de découvrir dans une certaine étendue le tronc artériel que l'on se propose de lier, afin de reconnaître si une branche volumineuse se détache près du point qui recevra la ligature. A côté des règles, j'ai dû citer des exemples pour les confirmer. Ceux-ci rappellent des insuccès, utiles enseignements qui ne sauraient passer inaperçus. Exhumant quelques revers après des opérations chirurgicales, j'ai eu présent à l'esprit cet ancien et bienveillant adage : « Indulgeamus aliis, ut nobis indulgeant. »

Les anomalies artérielles paraissent se manifester avec une sorte d'affinité ou de liaison les unes pour les autres, et c'est par gradation qu'on est conduit des plus simples aux plus extraordinaires. Toutefois, une des déviations les plus étranges, et qui semble se refuser à toute explication, est celle reproduite dans ce livre. Il s'agit de la crurale rejetée à la partie postérieure de la cuisse, de la crurale naissant de l'ischiatique et la continuant. Ne dirait-on pas qu'une sorte d'instinct porte les principales artères des membres à suivre le trajet, à se rapprocher des troncs nerveux? Ici la fémorale était accolée au grand nerf sciatique.

Il y a ordinairement dans les déviations artérielles une véritable subordination : c'est ainsi que le changement d'origine, de direction, entraîne d'autres modifications. Néanmoins quelques variétés, par leur nature même, sont indépendantes : ainsi paraissent celles bornées à l'extrémité périphérique du vaisseau.

La plupart des anomalies soumises à notre observation ont leur siége dans le seul système artériel. C'est un tronc bifide au lieu d'être unique, un changement d'origine, de volume, de position, de direction et de rapports; c'est l'absence complète d'une artère remplacée par des vaisseaux normaux ou aberrants.

Il est un autre ordre d'anomalies plus complexes qui cessent d'être limitées à un système vasculaire unique, puisqu'elles mettent en communication l'artériel et le veineux. Voilà une évidente exception à la loi d'affinité du soi pour soi, créée par notre vénérable maître Geoffroy Saint-Hilaire. Qu'il me suffise de rappeler l'observation d'un adulte chez lequel les deux veines pulmonaires droites s'ouvraient dans l'oreillette de ce côté, sans trouble dans la circulation et la respiration.

A ce fait, j'annexerai celui d'un enfant mort-né, sur lequel la veine cave supérieure allait aboutir dans l'oreillette gauche. N'a-t-on pas constaté qu'une branche vasculaire insolite mettait en communication directe l'artère pulmonaire et l'aorte? Ces embranchements dissimilaires se manifestent assez rarement, et, grâce aux travaux modernes en organogénie, ils semblent passibles d'explications plus ou moins plausibles par le mode d'évolution du cœur, des gros vaisseaux qui en partent ou s'y rendent. L'avouerai-je ici? pour rester fidèle au but que je m'étais proposé, j'ai fait comme violence à quelque tendance scientifique qui me portait à étudier les aberrations vasculaires au point de vue de la théorie de la monstruosité ou tératogénie. J'aurais pu ajouter de nombreuses preuves à celles qui démontrent qu'on a trop accordé au système artériel en le considérant comme une sorte de régulateur. L'auteur de l'*Histoire générale et particulières des anomalies* a démontré qu'on ne saurait retrouver dans les aberrations vasculaires les causes primordiales de difformités, mais simplement les modifications initiales, d'où peuvent provenir consécutivement toutes les autres.

FIN.

TABLE ANALYTIQUE

DES MATIÉRES.

moïdes aortiques. La valvule surnuméraire plus petite que les autres: 39 à 40. — Anomalies des artères cardiaques; elles naissent au-dessus, au niveau ou au-dessous des valvules sygmoïdes; elles proviennent d'un tronc commun. Présence de trois artères cardiaques; 40 à 43.

Chapitre II. Anomalies du tronc brachio-céphalique. Des tentatives malheureuses de ligature de cette artère ont conduit à une détermination plus exacte de son histoire anatomique. L'opération a démontré l'organisation d'un caillot malgré le voisinage du plus grand courant sanguin de l'économie. Incertitude des cas qui semblent réclamer la ligature de l'innominée. Longueur différente du tronc. Terme au-delà duquel existe la variété. Le tronc plus élevé chez la femme. Brièveté de l'artère. Absence complète. Dualité. Inversion sans transposition des viscères. Tronc trachéo-céphalique émettant la mammaire interne droite, tántôt la thyroïdienne inférieure de ce côté, même la moyenne dite de Neubauër ; 43 à 55.

Chapitre III. Anomalies des carotides primitives et de leurs branches. La disposition longtemps indivise de ces artères explique le succès de leur oblitération artificielle. Variétés d'origine des carotides. Lorsqu'elles se détachent d'un même tronc, il se trouve placé entre les artères sous-clavières ou à leur droite, si le tronc innominé manque. Les carotides émanent de la crosse aortique. Absence des carotides primitives, les carotides externes et internes sortant immédiatement de l'aorte. Déviations dans les rapports de la carotide primitive avec le nerf pneumo-gastrique. La région du cou où les carotides se divisent offre des variétés suivant l'âge, le sexe. Curieuse aberration résultant de la non-division d'une carotide primitive, et ici les branches habituellement données par la carotide externe viennent du tronc carotidien , dans l'ordre de leur succession naturelle. Conséquences pratiques de la non-bifurcation de la carotide primitive, 56 à 37.

Artères carotides externe et interne. Il n'est pas toujours facile de les distinguer à leur point d'émergence ; l'observation clinique le prouve. Variétés dans la naissance de la carotide externe ; 73 à 76.

Artère thyroïdienne supérieure. Quand elle n'existe pas, l'homo-

clavière gauche, que supplée une artère fournie par la vertébrale. Connexions des sous-clavières avec les parties voisines.
Ectopie de la veine sous-clavière droite passant entre les deux
scalènes. Fait observé sur un sujet soumis à la ligature de
l'artère sous-clavière ; issue funeste de l'opération. Comme la
veine, l'artère peut être déplacée et se trouver au-devant du
scalène antérieur. Sous-clavière droite traversant les fibres de
ce muscle. Fasciculations multiples des scalènes vers leurs insertions costales, modifiant ainsi les rapports avec les sous-
clavières ; 99 à 111.

Artères vertébrales. Anomalies embrassant leur origine et le lieu
de leur introduction dans le canal formé par la suite des
anneaux de la base des apophyses transverses des vertèbres
cervicales. Vertébrale gauche naissant fréquemment de la
crosse aortique ; disposition contraire de la vertébrale droite.
Double origine des vertébrales, 111 à 116.

Artères thyroïdiennes inférieures. Variétés numériques. Les thyroïdiennes proviennent quelquefois d'un tronc commun. On a
vu une des thyroïdiennes naissant avec la mammaire interne
et l'intercostale supérieure. Absence d'une ou des deux thyroïdiennes inférieures. Troisième thyroïdienne ou surnuméraire
se portant à droite, mais n'étant pas celle de Neubauër ; 116
à 122.

Artère scapulaire supérieure. Peut être lésée dans la ligature de
la sous-clavière quand elle vient de la thyroïdienne inférieure,
ou que leur origine est commune. La scapulaire produit parfois
une branche qui s'accole à la partie antérieure de la jugulaire
interne ; 122 à 123.

Artère cervicale profonde, 123 à 124.

Artère mammaire interne. Peu d'artères sont aussi constantes
qu'elle dans son trajet et son mode de distribution ; son origine
est variable. La mammaire interne peut naître de la crosse
aortique. Les anomalies de la mammaire se traduisent plutôt
par des branches multiples que moindres de celles qui sont
ordinaires. Présence de deux mammaires internes d'un seul
côté ; 124 à 125.

Chapitre V. Artère axillaire et branches qui s'en détachent. Rarement l'axillaire est double au lieu où elle succède à la sous-
clavière, mais bien à sa terminaison. Bifurcation de l'axillaire

émettant deux artères brachiales, se continuant à l'avant-bras pour former la radiale et la cubitale. Deux artères occupant la région de l'aisselle. Il n'existe cependant qu'une axillaire unique, l'autre vaisseau aberrant étant destiné à multiplier les anastomoses au pourtour de l'articulation huméro-cubitale. Résultats pratiques de la dualité de l'axillaire. Variétés des organes confrontant avec elle. L'absence complète des insertions claviculaires du muscle grand-pectoral la rend superficielle. Tronc veineux axillaire double. Les veines brachiales et la basilique s'ouvrant dans l'aisselle plus haut que de coutume, l'artère se trouve entourée d'un plexus veineux qui ajoute aux dangers de la ligature de l'artère. Déviations dans ses rapports avec les cordons nerveux du plexus brachial; 126 à 135.

Artère acromiale, 135 à 136.

Artère scapulaire commune. Son volume diffère en raison de l'élévation de son origine. Elle peut venir de l'humérale. Antagonisme entre la scapulaire commune et la scapulaire supérieure; la première fournit anormalement la collatérale interne et supérieure du bras. Observation d'une scapulaire commune donnant la plupart des branches qui naissent de l'axillaire; 136 à 139.

Artère circonflexe antérieure. Manque ou est double. Dans le premier cas, elle est suppléée par des rameaux de l'axillaire ou de l'acromiale.

Artère circonflexe postérieure. Sort-elle directement de l'axillaire, sa situation inférieure fait qu'elle devient une véritable récurrente; quelquefois elle tire son origine de l'humérale profonde, et réciproquement; 139 à 140.

CHAPITRE VI. De l'artère brachiale et de ses branches. Coup d'œil rapide sur l'histoire anatomique de ce vaisseau. On considéra longtemps comme régulier ce qui est l'anomalie, c'est-à-dire la division précoce de l'artère. Indication de quelques variétés dans les parties en connexité avec elle. Modifications dans ses rapports avec le nerf médian. Principales déviations des veines de l'avant-bras et relations qu'elles peuvent ainsi affecter avec l'artère brachiale. Anomalies dont elle offre l'exemple, comprises sous quatre chefs principaux : division précoce du tronc; aberration des artères collatérales et récurrentes; existence de vaisseaux aberrants; anomalies multiples. Exemples mentionnés à l'occasion de chacune des catégories précédentes. Fréquence de la bifurcation prématurée de l'humérale, en radiale et cubitale. Conséquence attachée à la duplicité de l'humérale, dans les circonstances d'anévrisme ou de lésion traumatique d'un de ces vaisseaux; 141 à 149. — Quand la brachiale est double, c'est ordinairement la radiale qui s'en détache la première, à des hauteurs diverses. Situation superficielle des deux artères remplaçant l'unité du tronc. La naissance élevée de la radiale produit au pli du bras des changements importants à connaître; située quelquefois en dedans du bras, elle reprend sa place et ses connexions habituelles arrivée à l'avant-bras; la sphère d'extension de la radiale s'agrandit, soit qu'elle émette en haut le tronc interosseux, soit qu'inférieurement elle donne un nombre insolite d'artères digitales; 149 à 162. — La cubitale vient plus souvent de l'axillaire que la radiale; le contraire se remarque, lors de la division précoce de la brachiale. Brièveté de la cubitale; 162 à 168. — Le tronc des artères interosseuses naît exceptionnellement de la bifurcation prématurée de l'humérale Exposition de quelques cas semblables. L'émergence hâtive du tronc interosseux établit en pratique une circonstance difficile, quant à l'emploi des moyens de thérapeutique chirurgicale. Le tronc interosseux provient de la radiale. Absence de l'interosseuse antérieure, remplacée par une artère radiale rudimentaire. Branche satellite du nerf médian; variété de cette artère; son volume a été trouvé égalant celui de la radiale. L'artère du médian peut s'étendre jusqu'à la paume de la main et s'aboucher avec la crosse palmaire superficielle; 172 à 176.

Artères collatérales et récurrentes; 176 à 179.

Artères aberrantes. Elles ont pour usage de renforcer un vaisseau principal, en lui donnant comme une double origine, après laquelle il recouvre son calibre naturel; 179 à 181.

Anomalies multiples. On désigne sous cette dénomination celles, plus ou moins nombreuses, dont la coexistence ne détermine point toujours la subordination; celles qui ne sauraient guère être soumises à une classification méthodique. Exemples; 181 à 184.

Arcades palmaires. L'antagonisme observé entre la radiale et la cubitale à l'avant-bras, se continue dans les arcades palmaires. La superficielle est-elle rudimentaire ou vient-elle même à manquer entièrement, la profonde la supplée et fournit les collatérales digitales. Considérations sur les méthodes hémostatiques à employer dans les hémorrhagies de la paume de la main ; 184 à 191.

CHAPITRE VII. Anomalies de l'aorte thoracique. Opinions diverses des auteurs sur la fréquence des aberrations qu'elle peut présenter. Variétés principales de l'aorte pectorale, bornées au tronc lui-même. Différence observées relativement à la longueur, la largeur et la direction de la crosse aortique. Bifidité du vaisseau à sa sortie du ventricule gauche, et division en deux troncs. Absence complète de la crosse aortique ; 192 à 217.

Artères bronchiques. S'anastomosent avec les artères pulmonaires, ainsi que l'ont annoncé Haller, Sœmmering et Reissessen, etc. Doutes à cet égard ; 217 à 223.

Artères thymiques. Difficulté, quant à leur origine, de formuler la règle, au milieu des variétés. Une thymique provient de la mammaire interne, avec la diaphragmatique supérieure. On a suivi une thymique émergeant de la carotide primitive : 222 à 223.

Artères péricardiques. Se détachent assez communément de la mammaire interne, de la thyroïdienne inférieure. La bronchique droite fournit une péricardique postérieure, 223 à 224.

Artères œsophagiennes. On en compte de trois à six et au-delà. Leur naissance régulière se rapporte à l'aorte, au-dessous des bronchiques ; 224.

Artères médiastines. Nombre variable. Les postérieures sont les plus considérables, elles sont quelquefois en communauté d'origine avec les péricardiques ; 224 à 225.

Artères diaphragmatiques supérieures. Indépendamment de celles dues à la mammaire interne, il existe assez souvent des diaphragmatiques supérieures qu'il convient d'appeler moyennes, pour les distinguer des premières. Toutefois, les moyennes doivent figurer dans les anomalies ; 225.

Artères intercostales postérieures et inférieures. Leur nombre ordinaire est de neuf, l'intercostale supérieure fournissant aux deux premiers espaces intercostaux. Diminution des artères intercostales plus fréquente que leur augmentation. Rarement les branches homonymes des deux côtés ont la même origine : 225 à 228.

un angle variable. Lors de l'existence avérée d'un troisième rein, l'artère ou les artères qui s'y rendent viennent de l'aorte ou d'une iliaque primitive. La multiplicité des artères rénales semble la conséquence de la réduction des branches en troncs distincts, émanés immédiatement de l'aorte. La dualité artérielle, bornée à un rein, établit la catégorie la plus ordinaire. Les rénales ne sont point constantes, quant à leur origine aortique. Exemple d'une disposition curieuse d'une rénale : elle traverse l'épaisseur de l'organe, elle se divise en deux branches, que je désigne sous le nom de perforantes ; 250 à 254.

Artères spermatiques. Variétés d'origine. Elles proviennent anormalement des rénales, des lombaires moyennes, de l'iliaque primitive, de l'hypogastrique et même de l'épigastrique. Existence de deux spermatiques d'un seul côté, et la naissance de chacune est alors différente. Absence de ces artères. Rameaux artériels qui les remplacent. Les branches de l'artère spermatique sont quelquefois lésées dans l'opération de l'hydrocèle. Observations à l'appui de cette assertion; 254 à 259.

Artères utéro-ovariques. Exposition de quelques faits relatifs aux vaisseaux de l'ovaire atteint d'hydropisie. Ponction de l'organe, dangereuse en cette circonstance, alors qu'elle n'est point soumise à des règles fixes ; 259 à 262.

Artères diaphragmatiques inférieures. Proviennent, par un tronc unique, de l'aorte ou de la cœliaque. La droite, plus variable dans son origine, naît plus bas que la gauche. Quelquefois les sons diaphragmatiques viennent des capsulaires, de la première lombaire, de la rénale et de la coronaire stomachique ; 262 à 263.

Artères lombaires. Nombre variable. Les différences d'origine tiennent au développement plus ou moins considérable de l'iléolombaire ; 263 à 264.

Artère sacrée moyenne, 264 à 265.

CHAPITRE IX. *Artères iliaques primitives* et branches qui s'en détachent. Causes du plus ou moins de longueur des iliaques. La gauche est plus verticale que la droite. La division de l'iliaque commune s'opère rarement vers la symphise sacro-iliaque. L'iliaque gauche se divise plus haut que l'artère opposée, et spécialement chez la femme. Absence de l'iliaque primitive droite. Iliaque gauche émettant les spermatiques, l'iléo-lombaire. Iliaque droite donnant la rénale. La science ne possède pas d'exemple d'anévrisme de l'iliaque primitive ; 265 à 269.

Iliaques externes. Leur longueur subordonnée à la hauteur de la bifurcation des iliaques communes. Difficulté d'établir avec exactitude la connexité du nerf génito-crural avec l'iliaque externe. La compression de l'artère offre quelques chances sur les sujets maigres ; 269 à 273.

Artères épigastriques. Elles sont liées par leurs aberrations à l'histoire des hernies. Variétés de naissance de l'épigastrique. Dualité unilatérale du vaisseau ; 273 à 280.

Artères circonflexes iliaques ; 280 à 281.

CHAPITRE X. *Artères iliaques internes ou hypogastriques.* Placées comme une sorte d'intermédiaire entre les artères du tronc et celles des membres. La situation profonde de l'hypogastrique et l'inconstance de ses branches ne sont pas des obstacles à sa ligature. Tableau comparatif de la longueur de l'artère jusqu'à la première branche qui en provient, et qui ordinairement est l'iléo-lombaire. Division la plus ordinaire de l'hypogastrique en deux troncs secondaires : le premier donne l'ombilicale, l'obturatrice, l'hémorrhoïdale moyenne, les vésicales, la honteuse interne et l'ischiatique. Le tronc postérieur fournit l'iléo-lombaire, la sacrée latérale, la fessière, et, chez la femme, l'utérine et la vaginale ; branches dont la naissance régulière est attachée à un des troncs et venant fréquemment de l'autre ; 281 à 291.

Artères ombilicales. Absence d'une d'elles observée sur des enfants morts en naissant ou peu de temps après. Anomalie de l'ombilicale sur un adulte atteint d'extroversion de la vessie ; 291 à 294.

Artères obturatrices. Leur naissance anormale les montre se détachant quelquefois du tronc fessier, disposition indiquée comme naturelle par quelques anatomistes. L'obturatrice provient de l'épigastrique ou de l'iliaque externe unies à des hauteurs diverses. Elle naît aussi en communauté d'origine avec l'iléo-lombaire, l'ombilicale, la honteuse interne et l'ischiatique. Statistique empruntée au professeur Clocquet et résumant les diverses origines de l'obturatrice. Durant la vie embryonnaire

Tégumenteuse abdominale. Son existence aussi constante que son volume est variable.

Honteuses externes. Ordinairement leur nombre est de deux , s'élève jusqu'à trois , ou est unique. La honteuse externe inférieure, plus sujette aux variétés que la supérieure; 353 à 356.

Artère fémorale profonde. Est restée longtemps inconnue. Fournissant les branches intrinsèques de la cuisse, elle peut en être regardée comme l'artère propre, alors que la fémorale , grande ou superficielle, représente celle de la jambe. La profonde peut naître de tous les points de la circonférence de la fémorale , même de son côté antérieur. Mode d'émergence nié par Haller. Importance de la détermination précise relative à la hauteur de laquelle se détache la profonde , quand on pratique la ligature de la crurale , dans le triangle inguinal. Recherches du docteur Viguerie sur la hauteur différent suivant laquelle la profonde naît de la crurale. Résultat d'investigations faites sous nos yeux et sur cent huit sujets. Les variétés d'origine de la profonde , offrant l'artère plutôt rapprochée qu'éloignée de l'arcade crurale. Conséquences applicables à la pratique. Observations. Entre-croisement de l'artère fémorale superficielle et de la profonde. Aberration qui advient seulement quand l'origine de cette dernière est élevée ; 356 à 380.

Artère circonflexe interne de la cuisse. Variable quant à sa naissance. Généralement, si la profonde sort de la fémorale plus bas que de coutume , c'est cette dernière qui produit la circonflexe interne.

Circonflexe externe. En cas d'hémorrhagies , à la suite de la ligature de la fémorale. les circonflexes jouent le même rôle que la crurale profonde, en bas comme en haut. Observation de ligature de la crurale. Les deux circonflexes proviennent de la crurale superficielle ; 380 à 386.

Artères perforantes. Variables dans le nombre. Leur origine assez régulière. Une d'elles peut néanmoins émerger de la fémorale superficielle , quand elle traverse le troisième adducteur ; 386 à 387.

CHAPITRE **XII**. *Artère poplitée*. Rapports rarement changés entre l'artère et la veine. Anomalie dans laquelle celle-ci occupe la place de l'artère, et réciproquement. Dualité de la veine

à la formation de l'arcade plantaire, et alors l'artère plantaire externe est moins grosse. — *Plantaire externe.* Eu égard à son calibre, elle continue la tibiale postérieure. Toutefois la plantaire externe ne concourt que par quelques grêles ramuscules à la formation de l'arcade plantaire; 428 à 431.

Parallèle entre les anomalies artérielles des membres supérieurs et inférieurs, suivi d'un résumé des principales variétés, 432 à 442.

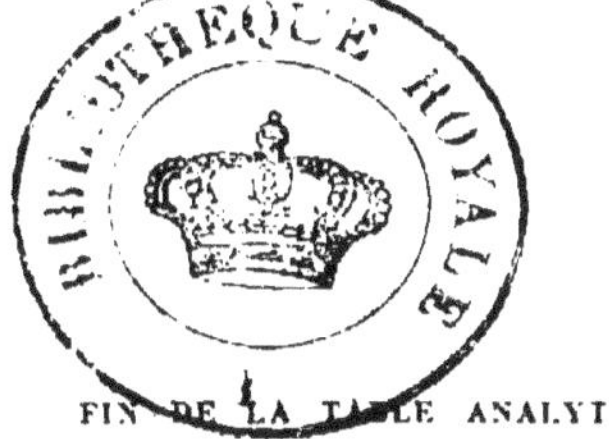

ERRATA.

—

Pag.   98 , lig. 10, *au lieu de :* par un fil sur, *lisez :* par un fil, la carotide commune.

117, —   7, *au lieu de :* sous la sous-clavière, *lisez :* sur la sous-clavière.

123, —   7, *au lieu de :* sus-capulaire , *lisez :* sus-scapulaire.

158, —   9, *au lieu de :* dorsale du corps, *lisez :* dorsale du carpe.

159, — 16, *au lieu de :* qui leur, *lisez :* qui lui.

176, —   2, *au lieu de :* Vide, *lisez :* Vidi.

180, —   2, *au lieu de ·* au-dessus de celui, *lisez :* au-dessous de celui.

246, —   6, *au lieu de :* éprouvé, *lisez :* éprouvée.

252, — 20, *au lieu de :* bronches, *lisez :* branches.

264, — 23, *au lieu de :* la droite, *lisez :* de la droite.

277, —   5, *au lieu de :* d'inégal équilibre, *lisez :* d'inégal calibre.

280, — 22, *au lieu de :* située, *lisez :* situé.

292, —   3, *au lieu de :* Radicales, *lisez :* Radicules.

327, —   6, *au lieu de :* tronc, *lisez :* trou.

350, — 17, *au lieu de :* se bifurquait , *lisez :* se trifurquait.

363, —   6, *au lieu de :* pour, *lisez :* par.

393, — 10, *au lieu de :* régulières, *lisez :* réguliers.

406, —   6, *au lieu de :* par l'extrémité , *lisez :* vers l'extrémité.

412, — 23, *au lieu de :* un tibio-péronier, *lisez :* un tronc tibio-péronier.